Intervenções Assistidas por Animais com a Mediação de Cães

Práticas, Pesquisas e Afetos

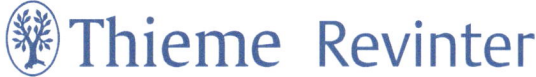

Carolina Lisbôa Mezzomo
Graduada em Fonoaudiologia pela Universidade Federal de Santa Maria (UFSM)
Especialista em Motricidade Oral (CEFAC/CRFa)
Especialista em Linguagem (PUCRS)
Mestre e Doutora em Letras, Área de Concentração em Linguística Aplicada, pela PUCRS
Professora-Associada, Nível 3, do Curso de Graduação em Fonoaudiologia e no Programa de Pós-Graduação em Distúrbios da Comunicação Humana da UFSM
Experiência na Área de Linguagem Infantil e Motricidade Orofacial, com Enfoque nos Temas: Aquisição Fonológica Típica e Atípica, Consciência Fonológica, Análise Acústica, Linguagem Oral, Terapia Assistida por Animais (Cinoterapia) e Práticas Integrativas e Complementares

Luana Zimmer Sarzi
Graduada em Educação Especial pela Universidade Federal de Santa Maria (UFSM)
Especialista em Educação Física Escolar pela UFSM
Especialista em Educação Especial pela Universidade Federal do Ceará (UFC)
Especialista em Psicopedagogia Clínica e Educacional pelo Centro Universitário Internacional (UNINTER)
Mestre em Educação pela UFSM
Professora de Educação Especial no Colégio de Aplicação da Universidade Federal de Santa Catarina (UFSC)
Experiência nas Áreas de Intervenções Assistidas por Animais, Educação Especial, Tecnologia Assistiva e Comunicação Suplementar e/ou Alternativa

Renata Gomes Camargo
Graduada em Educação Especial e em Fonoaudiologia pela Universidade Federal de Santa Maria (UFSM)
Especialista em Educação Especial pela Universidade Federal do Ceará (UFC)
Mestre em Educação pela UFSM
Doutora em Distúrbios da Comunicação Humana pela UFSM
Professora de Educação Especial no Colégio de Aplicação da Universidade Federal de Santa Catarina (UFSC)
Coordenadora do Projeto "Proposta de Atividades Mediadas por Animais no Colégio de Aplicação a partir da Cinoterapia"
Experiência nas Áreas de Linguagem, Intervenções Assistidas por Animais, Educação Especial e Altas Habilidades/Superdotação

Intervenções Assistidas por Animais com a Mediação de Cães

Práticas, Pesquisas e Afetos

Carolina Lisbôa Mezzomo
Luana Zimmer Sarzi
Renata Gomes Camargo

Thieme
Rio de Janeiro • Stuttgart • New York • Delhi

Dados Internacionais de Catalogação na Publicação (CIP)

M617i

    Intervenções Assistidas por Animais com a Mediação de Cães: Práticas, Pesquisas e Afetos/Carolina Lisbôa Mezzomo, Luana Zimmer Sarzi, Renata Gomes Camargo. – Rio de Janeiro: Thieme Revinter Publicações Ltda., 2021.

    164 p.: 16 cm x 23 cm.
    Inclui Índice Remissivo
    ISBN   978-65-5572-097-6
    eISBN 978-65-5572-096-9

    1. Medicina. 2. Intervenções Assistidas por Animais (IAA). I. Sarzi, Luana Zimmer. II. Camargo, Renata Gomes. III. Título.

                                        CDD: 610
2021-2561   CDU: 61

Contato com a autora:
Renata Gomes Camargo
renata.g.c@ufsc.br

© 2021 Thieme. All rights reserved.

Thieme Revinter Publicações Ltda.
Rua do Matoso, 170
Rio de Janeiro, RJ
CEP 20270-135, Brasil
http://www.ThiemeRevinter.com.br

Thieme USA
http://www.thieme.com

Design de Capa: © Thieme
Créditos Imagem da Capa: © Thieme

Impresso no Brasil por Forma Certa Gráfica Digital Ltda.
5 4 3 2 1
ISBN 978-65-5572-097-6

Também disponível como eBook:
eISBN 978-65-5572-096-9

Nota: O conhecimento médico está em constante evolução. À medida que a pesquisa e a experiência clínica ampliam o nosso saber, pode ser necessário alterar os métodos de tratamento e medicação. Os autores e editores deste material consultaram fontes tidas como confiáveis, a fim de fornecer informações completas e de acordo com os padrões aceitos no momento da publicação. No entanto, em vista da possibilidade de erro humano por parte dos autores, dos editores ou da casa editorial que traz à luz este trabalho, ou ainda de alterações no conhecimento médico, nem os autores, nem os editores, nem a casa editorial, nem qualquer outra parte que se tenha envolvido na elaboração deste material garantem que as informações aqui contidas sejam totalmente precisas ou completas; tampouco se responsabilizam por quaisquer erros ou omissões ou pelos resultados obtidos em consequência do uso de tais informações. É aconselhável que os leitores confirmem em outras fontes as informações aqui contidas. Sugere-se, por exemplo, que verifiquem a bula de cada medicamento que pretendam administrar, a fim de certificar-se de que as informações contidas nesta publicação são precisas e de que não houve mudanças na dose recomendada ou nas contraindicações. Esta recomendação é especialmente importante no caso de medicamentos novos ou pouco utilizados. Alguns dos nomes de produtos, patentes e design a que nos referimos neste livro são, na verdade, marcas registradas ou nomes protegidos pela legislação referente à propriedade intelectual, ainda que nem sempre o texto faça menção específica a esse fato. Portanto, a ocorrência de um nome sem a designação de sua propriedade não deve ser interpretada como uma indicação, por parte da editora, de que ele se encontra em domínio público.

Todos os direitos reservados. Nenhuma parte desta publicação poderá ser reproduzida ou transmitida por nenhum meio, impresso, eletrônico ou mecânico, incluindo fotocópia, gravação ou qualquer outro tipo de sistema de armazenamento e transmissão de informação, sem prévia autorização por escrito.

APRESENTAÇÃO

As Intervenções Assistidas por Animais (IAA) mediadas com cães são práticas que têm nos cachorros os principais mediadores das interações estabelecidas entre seres humanos e estes animais. Essas podem acontecer em diferentes espaços e com pessoas de qualquer faixa etária. A diversidade também está presente no que diz respeito aos profissionais envolvidos, com destaque para aqueles que atuam na educação e na saúde, bem como os que trabalham com comportamento e/ou saúde animal[1].

Em 2019, em uma reunião de planejamento das professoras do Colégio de Aplicação da Universidade Federal de Santa Catarina (CA/UFSC), Luana Zimmer Sarzi e Renata Gomes Camargo, em um comentário surgiu a ideia de organizar um livro em parceria com as pesquisadoras da Universidade Federal de Santa Maria (UFSM). A proposta deste livro, intitulado *Intervenções Assistidas por Animais com a Mediação de Cães: Práticas, Pesquisas e Afetos*, iniciou com a equipe do CA/UFSC, convidando inicialmente a professora Carolina Lisbôa Mezzomo para compor e organizar a obra. A partir deste convite, foram convidados(as) a participar desta publicação os(as) demais profissionais formados(as) e pesquisadores(as) em formação, da educação e da saúde e, os condutores/tutores dos cães mediadores das ações. Os capítulos ilustram o trabalho que vem sendo realizado na UFSM e na UFSC ao longo de oito anos, salientando o que é necessário e como se efetivam as IAA com cães, bem como ampliam a divulgação dos benefícios dessas práticas.

Este livro reúne para além de conhecimentos e saberes, os sentimentos das autoras que muitas vezes se emocionaram, se impactaram ou se silenciaram diante do efeito da ação do cão sob as crianças ou adolescentes, com os quais estavam trabalhando, em prol da minimização das suas dificuldades. Assim, convidamos os leitores a desfrutar desses relatos.

"É necessário se espantar, se indignar e se contagiar, só assim é possível mudar a realidade", disse a Dra. Nise da Silveira, precursora das IAA no Brasil. Acreditamos que as pessoas envolvidas nesta obra tiveram todas ou algumas dessas motivações para trabalharem com as IAA mediadas com cães, no intuito de trazer qualidade no atendimento terapêutico e/ou educacional que ofereciam ou acompanhavam, com a participação em pesquisas acadêmicas. Na sequência apresentamos uma breve descrição do conteúdo de cada capítulo, com vistas a instigar a sua leitura.

O primeiro capítulo intitulado "A trajetória da intervenção assistida por animais mediada pelo cão na Fonoaudiologia da UFSM e no Colégio de Aplicação da UFSC" aborda o histórico da parceria interinstitucional entre Universidade Federal de Santa Maria e Universidade Federal de Santa Catarina, por meio da apresentação das ações via projetos de pesquisa e de extensão no âmbito das Intervenções Assistidas por Animais (IAA). Das ações e trabalhos científicos realizados em ambas as instituições é constituído este livro.

No Capítulo 2, cujo título é "Conceitos e saberes sobre as intervenções assistidas por animais mediadas com cães", as autoras apresentam e discutem os principais pressupostos e constructos teóricos sobre as Intervenções Assistidas por Animais (IAA) realizadas com a participação do cão. Além disso, foram descritas e caracterizadas as três formas de IAA: a Terapia Assistida por Animais (TAA), a Educação Assistida por Animais (EAA) e a Atividade Assistida por Animais (AAA). Ao longo do capítulo ainda, foram retratados alguns projetos e pesquisas sobre IAA desenvolvidos no Brasil e, em outros países, com foco na importância e nos benefícios dessas práticas em diferentes espaços.

No capítulo 3 "A participação do cão nas Intervenções Assistidas por Animais" foi apresentada a entrevista realizada com o Senhor Dartanhan Baldez Figueiredo, professor aposentado da Universidade Federal de Santa Maria (UFSM) e tutor dos cães que fizeram parte das pesquisas realizadas na UFSM, relatadas neste livro. Essa entrevista foi idealizada a fim de se saber um pouco mais a respeito do papel dos cães nas Intervenções Assistidas por Animais (IAA).

A pesquisa apresentada no Capítulo 4 intitulado "Terapia assistida por animais mediada pelo cão no caso de gêmeos univitelinos com alteração de linguagem oral" teve o objetivo de verificar quais os benefícios da TAA mediada por cães no desenvolvimento da linguagem e comparar o desenvolvimento da linguagem dos dois pacientes após a terapia fonoaudiológica, um com e outro sem a mediação da TAA. Como resultado principal verificou-se o melhor desenvolvimento da linguagem no paciente que teve a participação da TAA mediada pelo cão na terapia fonoaudiológica.

Ao longo do Capítulo 5, intitulado "As múltiplas possibilidades de favorecimento da linguagem verbal por meio das intervenções mediadas com cães" são retratados e discutidos teoricamente os resultados de três práticas, nas quais se instigou prioritariamente as habilidades relacionadas à linguagem verbal: fala, leitura e escrita, desenvolvidas no projeto "Proposta de atividades mediadas por animais no Colégio de Aplicação a partir da Cinoterapia". Também, neste mesmo capítulo são apresentados os resultados de um estudante em processo de letramento, em avaliações pré e pós-participação nesse projeto, com vistas a elucidar os benefícios para as suas aprendizagens, vinculados à essa participação.

O Capítulo 6, nomeado "A terapia assistida por animais, mediada pelo cão, no tratamento dos transtornos fonológicos", recorte da dissertação de uma das autoras, ressalta a importância dessa terapia no tratamento de alterações de fala, como o transtorno fonológico. São apresentados os benefícios da terapia mediada pelo cão, para além do transtorno fonológico, pois foram constatadas evoluções nas habilidades sociocomunicativas de maneira geral, principalmente no nível pragmático da língua.

O Capítulo 7, intitulado "Transtorno fonológico e terapia assistida por animais com a mediação de cães – relações possíveis" advém do trabalho de conclusão de curso de uma das autoras, no qual são explorados os benefícios da Terapia Assistida por Animais (TAA), utilizada como modalidade terapêutica no atendimento de uma criança com transtorno fonológico, comparada com a terapia fonoaudiológica convencional. A partir da TAA com a mediação de cães conseguiu-se observar a melhora desta criança em diversos aspectos, o que não foi possível verificar na terapia fonoaudiológica convencional.

No Capítulo 8, denominado "Terapia assistida por animais e as funções executivas" são apresentados os atuais conceitos de Funções Executivas com ênfase em duas dessas habilidades: atenção e memória, bem como, alguns instrumentos de avaliação. As autoras trazem um compilado de pesquisas relacionadas aos benefícios da TAA mediada por cães e a relação com as FE, além de reflexões acerca do assunto. Ainda, são abordados resultados de uma dissertação de mestrado de uma das autoras, na qual apresentam-se resultados da participação de um grupo de crianças com transtorno fonológico em TAA, por meio da estimulação de habilidades pré-escolares, com o objetivo de se mensurar quais habilidades das FE seriam beneficiados com a presença do cão.

Ao longo do Capítulo 9, intitulado "A intervenção assistida por cães como possibilidade para o desenvolvimento das funções executivas de atenção e memória" são apresentadas as descrições de duas atividades desenvolvidas em um projeto de pesquisa e extensão, com foco no favorecimento da qualificação das funções executivas, evidenciando as aproximações e as diferenças entre dois grupos de estudantes participantes. Além disso, o capítulo expõe o processo de avaliação, de cada encontro do projeto, na perspectiva desses estudantes.

O Capítulo 10, nomeado como "Intervenções assistidas por animais inserida na clínica fonoaudiológica e no ambiente hospitalar", abrange os resultados encontrados em duas pesquisas sobre a percepção e a aceitabilidade da população em relação à inserção do animal nesses ambientes. Ainda, são relatadas as dificuldades encontradas, no Brasil, para a inserção do cão nesses locais e algumas contribuições de como a IAA mediada pelo cão se apresenta em outros países.

O Capítulo 11, denominado "A escola para além da sala de aula", traz um panorama geral da construção da educação em solos brasileiros, evidenciando os agentes e os fatos históricos que foram importantes nessa estruturação. O capítulo também também aborda a função social da escola, partindo do princípio de que esse é um importante sítio de socialização e que a centralidade do estudante na produção de conhecimento é fundamental, bem como apresenta as contradições observadas na prática dentro desse espaço. A partir disso e, embasado no trabalho do projeto de "Proposta de atividades mediadas por animais no Colégio de Aplicação a partir da Cinoterapia", promove a discussão da inserção das IAA no âmbito escolar, trazendo à luz as possibilidades de trabalho, os percalços a serem superados e as potencialidades dessa prática, ilustrando-as com exemplos empíricos observados dentro do projeto citado.

Para fechar com excelência o livro, apresentam-se quatro depoimentos de condutores dos cães que atuaram nas ações de IAA, que são registradas em alguns dos capítulos deste livro e, uma sessão de fotos, com registros de atividades de IAA realizadas no CA/UFSC e no Serviço de Atendimento Fonoaudiológico (SAF/UFSM). Espera-se que a leitura deste livro para além de aprendizagens, proporcione momentos de alegria e quem sabe desperte o interesse em alguns(mas) de estudar, trabalhar com IAA! Boa leitura a todos!

Carolina Lisbôa Mezzomo
Luana Zimmer Sarzi
Renata Gomes Camargo

COLABORADORES

ANA PAULA BLANCO-DUTRA
Graduada em Fonoaudiologia pela Universidade Federal de Santa Maria (UFSM)
Mestre em Distúrbios da Comunicação Humana pela UFSM
Doutora em Letras, Área de Concentração em Linguística Aplicada pela Pontifícia Universidade Católica do Rio Grande do Sul (PUC-Rio)
Pós-Doutora em Motricidade Orofacial pela UFMS
Professora Adjunta, Locada no Departamento de Fonoaudiologia da Universidade Federal de Santa Catarina (UFSC)
Experiência nas Áreas de Linguagem e Motricidade Orofacial

ANDERSON ROBERTO SOARES PORTO
Bacharel em Jornalismo pela Universidade Federal de Santa Catarina (UFSC)
Bombeiro Militar em Santa Catarina
Graduando de 3º Sargento BM
Cursos: Bombeiro Educador pelo SENASP, Curso de Formação de Bombeiro Cinotécnico pelo CBMSC, 2015 e Curso de Operações de Busca Terrestre pelo CBMSC

ÁUREA ALVES GUIMARÃES
Educadora Especial e Psicopedagoga
Graduada pela Universidade Federal de Santa Maria (UFSM)
Pós-Graduada em Psicopedagogia Clínica e Institucional pela Universidade Franciscana de Santa Maria (UFN)
Pós-Graduanda em Neuropsicopedagogia na Faculdade Dom Alberto de Santa Cruz do Sul
Mestre e Doutoranda em Distúrbios da Comunicação Humana na UFSM

BIANCA DOS SANTOS GALLIANI
Fonoaudióloga Graduada pela Universidade Federal de Santa Catarina (UFSC)
Atua nas Áreas de Linguagem, Motricidade Orofacial e Audiologia

CAMILLA FERNANDES DINIZ
Licenciada em Matemática pelo Instituto Federal Catarinense
Especialista em Orientação e Supervisão Escolar pela UNILINS
Professora Substituta na Rede Estadual de Educação em Santa Catarina e da Rede Privada em Florianópolis

DARTANHAN BALDEZ FIGUEIREDO
Licenciado em Física pela Universidade Federal de Santa Maria (UFSM)
Licenciado em Matemática pela UFSM
Professor Aposentado Adjunto IV do Departamento de Física da UFSM
Voluntário Condutor de IAA, Iniciando no Lar das Vovozinhas
Participação em Intervenções Assistidas por Animais Mediadas com Cães em Escolas de Ensino Fundamental de Santa Maria e em Itaara e na Fonoaudiologia da UFSM no SAF

COLABORADORES

DAYANE STEPHANIE POTGURSKI
Acadêmica do Curso de Graduação em Fonoaudiologia pela Universidade Federal de Santa Catarina (UFSM)
Bolsista do Programa Institucional de Bolsas de Iniciação Científica (PIBIC) pelo Projeto "Proposta de Atividades Mediadas por Animais no Colégio de Aplicação a partir da Cinoterapia"

DIÉSSICA ZACARIAS VARGAS-LOPES
Graduada em Fonoaudiologia pela Universidade Federal de Santa Maria (UFSM)
Mestre e Doutora em Distúrbios da Comunicação Humana pela UFSM
Intérprete de Libras na UFSM
Pós-Graduanda em Docência em Libras pela Uníntese

JÚLIO CÉSAR SALDANHA GONÇALVES
Graduado em Direito pelo Complexo de Ensino Superior de Santa Catarina
Pós-Graduado em Gestão de Segurança Pública pela Universidade do Sul de Santa Catarina
Agente de Polícia Civil
Presta Suporte Técnico à Direção da Academia de Polícia Civil/SC (Assuntos Administrativos e Jurídicos)
Professor da Disciplina de Uso Diferenciado da Força em Cursos de Formação Inicial e Continuada da Polícia Civil/SC
Colaborador no Desenvolvimento de Projetos na Área de Segurança Pública
Integrante do Canil Central da Polícia Civil/SC, com Atuação na Área de Cinotecnia

LUÍSA MACHADO DALCIN
Graduada em Fonoaudiologia pela Universidade Federal de Santa Maria (UFSM)
Mestre em Distúrbios da Comunicação Humana pela UFMS
Fonoaudióloga na Ouve Bem Clínica e Aparelhos Auditivos – Santa Maria, RS

MARIA BEATRIZ PALUDO PIZZOLOTTO
Estudante da 5ª Fase de Graduação em Pedagogia, no Centro de Ciências da Educação na Universidade Federal de Santa Catarina (CED/UFSC)
Bolsista de Extensão pelo Programa PROBOLSAS, da Pró-Reitoria de extensão PROEX-UFSC no Projeto "Proposta de Atividades Mediadas por Animais no Colégio de Aplicação a partir da Cinoterapia"

NOÉ MEDEIROS BATISTA
Graduado em Pedagogia pela Universidade Federal de Santa Catarina (UFSC)
Cinotécnico Formado pelo Corpo de Bombeiros Militar de Santa Catarina (CBMSC)
Cabo do CBMSC no Quartel de Canasvieiras – Florianópolis, SC

ODILON OLIVEIRA CUNHA
Adestrador de Cães
Especialista em Comportamento Canino, Obediência, Guarda e Proteção, Faro de Odor Específico e Cães de Busca e Resgate
Parte do Projeto "Proposta de Atividades Mediadas por Animais no Colégio de Aplicação a partir da Cinoterapia" da Universidade Federal de Santa Catarina (UFSC)
Apoio à Segurança Pública com os Cães de Detecção

PAOLA LEONARDI
Graduada em Fonoaudiologia pela Universidade Federal de Santa Maria (UFSM)
Mestre em Distúrbios da Comunicação Humana pela UFSM
Pós-Graduada em Neurociências do Desenvolvimento e da Cognição pela Universidade Franciscana (UFN)
Fonoaudióloga Clínica na Secretaria Municipal de Saúde de São Sepé e no no Centro Municipal de Atendimento ao Autista Daniela Neves Righi de São Sepé, RS
Experiências nas Áreas de Linguagem Infantil, TEA e Saúde Pública

TAINÁ LUIZA SCHOTT
Fonoaudióloga Graduada pela Universidade Federal de Santa Maria (UFSM)
Pós-Graduanda em Fonoaudiologia no Transtorno do Espectro Autista
Formação em Reiki Usui e Tibetano Nível 3
Atua nas Áreas de Linguagem Oral e Fala, Atendendo Crianças com TEA e outros Transtornos do Neurodesenvolvimento

VÍTOR ALMEIDA SILVA
Graduando em Ciências Sociais pela Universidade Federal de Santa Catarina (UFSC)
Graduando em Pedagogia pela Universidade Católica de Santa Catarina
Bolsista de Extensão pelo Programa PROBOLSAS da Pró-Reitoria de Extensão PROEX-UFSC no projeto "Proposta de atividades mediadas por animais no Colégio de Aplicação a partir da Cinoterapia"
Integrante do Núcleo de Estudos Sobre a Deficiência (NED/UFSC)

SUMÁRIO

1. A TRAJETÓRIA DAS INTERVENÇÕES ASSISTIDAS POR ANIMAIS MEDIADAS PELO CÃO NA FONOAUDIOLOGIA DA UFSM E NO COLÉGIO DE APLICAÇÃO DA UFSC 1
   Renata Gomes Camargo • Carolina Lisbôa Mezzomo

2. CONCEITOS E SABERES SOBRE AS INTERVENÇÕES ASSISTIDAS POR ANIMAIS MEDIADAS COM CÃES 11
   Diéssica Zacarias Vargas-Lopes • Luana Zimmer Sarzi • Renata Gomes Camargo

3. A PARTICIPAÇÃO DO CÃO NAS INTERVENÇÕES ASSISTIDAS POR ANIMAIS 25
   Dartanhan Baldez Figueiredo • Carolina Lisbôa Mezzomo • Renata Gomes Camargo
   Maria Beatriz Paludo Pizzolotto

4. TERAPIA ASSISTIDA POR ANIMAIS MEDIADA PELO CÃO NO CASO DE GÊMEOS UNIVITELINOS COM ALTERAÇÃO DE LINGUAGEM ORAL 39
   Tainá Luiza Schott • Carolina Lisbôa Mezzomo

5. AS MÚLTIPLAS POSSIBILIDADES DE FAVORECIMENTO DA LINGUAGEM VERBAL POR MEIO DAS INTERVENÇÕES MEDIADAS COM CÃES 51
   Dayane Stephanie Potgurski • Renata Gomes Camargo

6. A TERAPIA ASSISTIDA POR ANIMAIS, MEDIADA PELO CÃO, NO TRATAMENTO DOS TRANSTORNOS FONOLÓGICOS 65
   Paola Leonardi • Diéssica Zacarias Vargas-Lopes

7. TRANSTORNO FONOLÓGICO E TERAPIA ASSISTIDA POR ANIMAIS COM A MEDIAÇÃO DE CÃES – RELAÇÕES POSSÍVEIS 75
   Bianca dos Santos Galliani • Ana Paula Blanco-Dutra • Renata Gomes Camargo

8. A TERAPIA ASSISTIDA POR ANIMAIS E AS FUNÇÕES EXECUTIVAS 85
   Áurea Alves Guimarães • Carolina Lisbôa Mezzomo

9. AS INTERVENÇÕES ASSISTIDAS POR CÃES COMO POSSIBILIDADE PARA O DESENVOLVIMENTO DAS FUNÇÕES EXECUTIVAS DE ATENÇÃO E MEMÓRIA 95
   Camilla Fernandes Diniz • Dayane Stephanie Potgurski • Maria Beatriz Paludo Pizzolotto
   Luana Zimmer Sarzi • Renata Gomes Camargo

10. INTERVENÇÕES ASSSISTIDAS POR ANIMAIS INSERIDAS NA CLÍNICA FONOAUDIOLÓGICA E NO AMBIENTE HOSPITALAR 107
    Luísa Machado Dalcin • Carolina Lisbôa Mezzomo

xiii

11 A ESCOLA PARA ALÉM DA SALA DE AULA 117
Maria Beatriz Paludo Pizzolotto ▪ *Vítor Almeida Silva* ▪ *Camilla Fernandes Diniz*
Luana Zimmer Sarzi ▪ *Renata Gomes Camargo*

12 DEPOIMENTOS DOS CONDUTORES DOS CÃES 129

SESSÃO DE FOTOS 135

ÍNDICE REMISSIVO 145

Intervenções Assistidas por Animais com a Mediação de Cães

Práticas, Pesquisas e Afetos

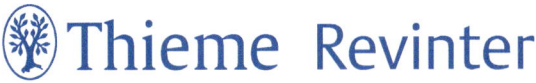

A TRAJETÓRIA DAS INTERVENÇÕES ASSISTIDAS POR ANIMAIS MEDIADAS PELO CÃO NA FONOAUDIOLOGIA DA UFSM E NO COLÉGIO DE APLICAÇÃO DA UFSC

CAPÍTULO 1

Renata Gomes Camargo ▪ Carolina Lisbôa Mezzomo

"Aqueles que mais nos ensinam sobre humanidade nem sempre são humanos"
Donald L. Hicks

INTRODUÇÃO

O relacionamento entre o homem e os animais, de uma forma geral, proporciona um potencial para os benefícios da saúde física e mental, bem como da qualidade de vida. Animais não humanos presentes em lares (ex.: cães, gatos, peixes, *hamsters*) e em ambiente rural (ex.: cavalo, ovelhas, vacas) são capazes de perceber nosso estado emocional, reconhecendo nossa linguagem corporal.[1] Portanto, cada vez mais a presença deles vem ganhando espaço nas nossas vidas, em ambientes públicos, privados, institucionais e clínicos.

Do desejo em unir a Fonoaudiologia ao amor pelos animais, iniciou-se a história das Intervenções Assistidas por Animais (IAA) no Curso de Fonoaudiologia da Universidade Federal de Santa Maria (UFSM). Esta iniciativa somente foi possível pelo trabalho voluntário de um professor aposentado do Departamento de Física, da mesma Universidade, que trabalhava na Associação de Voluntários com Cães de Busca e Resgate (AVOC-BR), o Professor Dartanhan Baldez Figueiredo.

O professor Dartanhan ofereceu seus serviços em uma reunião de Conselho do Centro de Ciências da Saúde (CCS) da UFSM em 2013, e foi acolhido no Departamento de Fonoaudiologia por mim, fonoaudióloga Carolina Lisbôa Mezzomo, professora da área de linguagem desse Departamento. O início das atividades se deu nas semanas seguintes, mediante reuniões, a fim de definirmos as condições necessárias para iniciarmos os trabalhos. As reuniões culminaram na elaboração de um projeto que iniciou no mesmo ano.

Além do desejo de vinculação entre áreas, a motivação maior que impulsionou a realização do trabalho era de aprimorar o método terapêutico na área de alterações de linguagens oral e escrita. Apesar de difundido no Brasil, poucos pesquisadores haviam até o momento divulgado seus resultados cientificamente a respeito dos benefícios das IAA mediadas pelo cão. A restrita literatura sobre o uso de cães na terapia de linguagem sugeria a necessidade de intensificação de pesquisas sobre o tema, com sistematização de método, a fim de se ter participação mais ativa nas discussões sobre IAA, ampliando seu campo de atuação.

Conforme o capítulo que segue, iremos contar um pouco da história que se estabeleceu com as IAA na Fonoaudiologia da UFSM e que deu frutos com a parceria de trabalho estabelecido no Colégio Aplicação da Universidade Federal de Santa Catarina (CA/UFSC), coordenado pela professora e fonoaudióloga Renata Gomes Camargo. Essa trajetória da parceria interinstitucional entre UFSM e UFSC será elucidada no capítulo, principalmente, por meio das ações via projetos de pesquisa e de extensão.

FASE INICIAL DAS IAA MEDIADAS POR CÃES, NO DEPARTAMENTO DE FONOAUDIOLOGIA DA UFSM

A fase inicial das IAA foi caracterizada pelo estabelecimento de objetivos e definição de conceitos para a escrita do projeto. Este foi intitulado de "Cinoterapia: uma proposta de intervenção em linguagem" e tinha como objetivo estudar o efeito das IAA mediadas pelo cão no desenvolvimento da linguagem oral e escrita de crianças com alguma patologia de linguagem que estavam em atendimento no Serviço de Atendimento Fonoaudiológico. Inicialmente, participaram do projeto alunos da graduação em Fonoaudiologia e pós-graduandos do Programa de Distúrbios da Comunicação Humana da UFSM.

Como parte da proposta, alguns cuidados metodológicos e teóricos foram tomados. O projeto passou pelo registro e aprovação no Gabinete de Projetos do CCS, pelo Comitê de Ética em Pesquisa com Seres Humanos (CEP), e Comitê de Ética no Uso de Animais (CEUA) da instituição de origem. Os cuidados com os cães, uma fêmea da raça Pastor Alemão, Cilla da Pedra, e uma fêmea Border Collie, Foxy Lady da Pedra foram fundamentais. Eles foram preparados para a intervenção buscando sempre aqueles com características afetivas, preparados para lidar com situações estressantes com respostas mais positivas ao toque e com atestado veterinário de suas capacidades biológicas e fisiológicas.

Também houve a preocupação com o ambiente de terapia, para que este fosse ventilado, com água e que possuísse local para descanso do animal, a fim de não causar estresse. O tempo da sessão não ultrapassava 60 minutos, e, normalmente, o cão fazia uma caminhada antes da sessão para apresentar temperamento calmo durante a atividade.

Cuidados com os pacientes também foram tomados, pois sabe-se que nem todas as crianças recebem os efeitos positivos da presença do cão. Dessa forma, os pais eram questionados sobre algum tipo de restrição: cultural, emocional, saúde física, que impedisse a presença do animal. Salienta-se que histórico de fobia ou maus-tratos com animais por parte dos pacientes eram fatores que contraindicavam a realização da terapia.

Após toda essa verificação, buscava-se realizar, como a atividade inicial, uma conversa com as crianças relacionada à visita do cão, sua aceitabilidade/motivação, as necessidades dos cães e suas características: o que comem, frequência de banho, escovação, raças/cores/tamanhos, diferenças em relação aos humanos (presença de pelo ou cabelo; pata ou pé, nariz ou focinho, entre outros). Os materiais utilizados nas sessões terapêuticas configuraram-se pelo caráter lúdico (brinquedos) como: cães de pelúcia ou miniaturas; jogo Super Trunfo Cães; livros de estórias infantis, desenhos; bolas de tamanhos variados; pente, escova, cama e bebedor, assim como, ração e petiscos para cães.

No intuito de buscar conhecimento e capacitação para a realização das terapias, buscou-se no mesmo ano de início do projeto eventos que pudessem fundamentar as ações que gostaríamos de realizar. Foi com esse propósito que participei do II Simpósio Internacional de Atividade, Terapia e Educação Assistida por Animais (II SINTAA), realizado em Niterói/RJ. O evento foi tão motivador que dois anos mais tarde eu e o professor Dartanhan comparecemos no Simpósio Internacional de Atividade, Terapia e Educação Assistida por Animais (III SINTAA) & II Encontro da Rede Nacional de Atividade, Terapia e Educação Assistida por Animais (REATAA), realizado no Rio de Janeiro/RJ para atualização, aprofundamento de conhecimentos, bem como, para apresentarmos os trabalhos já realizados durante os dois anos passados. É importante referir que este é o principal evento realizado no Brasil com caráter interdisciplinar.

EFEITOS DAS IAA E DESDOBRAMENTOS DO PROJETO INICIAL
Como resultado do trabalho realizado no setor de linguagem, observou-se maior intenção comunicativa, isto é, as crianças iniciavam mais a conversa. Verificou-se maior colaboração e interação efetiva entre as crianças e o cão e as terapeutas. Percebeu-se maior uso do meio verbal, construção de frases com mais elementos e maior precisão fonológica. Acredita-se que o *input* auditivo parece ser fortalecido pelos outros sentidos como o tato e o olfato, estabelecendo uma aquisição linguística estável. Isso parece ser possível, mediante motivação desencadeada pela presença do cão, e, consequentemente, maior atenção e memorização dos aspectos trabalhados em terapia. Por último, uma mudança no comportamento de terapeutas, familiares e pacientes foi percebida quando o cão chegava no SAF. Quase a totalidade das pessoas que interagiam com o cão na sala de espera, corredores do SAF e na sala de terapia pareciam mais alegres e relaxadas, dispostas a estabelecer trocas comunicativas.

Na sequência do projeto inicial, outros estudos foram realizados como desdobramentos do estudo inicial, somando até o momento três trabalhos de conclusão de curso concluídos, e três dissertações de mestrado finalizadas. O primeiro Trabalho de Conclusão de Curso versava sobre o tema de IAA mediadas pelo cão na intervenção de linguagem.[2] O segundo TCC teve como foco a investigação do conhecimento de pais e terapeutas a respeito das IAA mediadas por cães.[3] O terceiro TCC defendido até o momento teve como título: "Efeitos da Cinoterapia em um caso de gêmeos univitelinos com distúrbio de linguagem oral".[4]

Já as dissertações versaram sobre temas como os efeitos da terapia assistida por animais (TAA) mediada por cães como forma complementar na intervenção dos desvios fonológicos[5] e a percepção e conhecimento dos usuários e servidores de um Hospital Universitário em relação às IAA mediadas por animais.[6] Por último, o terceiro trabalho enfoca os efeitos das IAA nas funções executivas (FE) em crianças com transtorno fonológico.[7] Esses estudos serão mais bem detalhados nos capítulos que seguem neste livro.

DA UFSM PARA E COM A UFSC: O PROJETO "PROPOSTA DE ATIVIDADES MEDIADAS POR ANIMAIS NO COLÉGIO DE APLICAÇÃO A PARTIR DA CINOTERAPIA"
Em 2013, cursando o último ano do Curso de Fonoaudiologia da UFSM eu, Renata Gomes Camargo, fui convidada a trabalhar no projeto de IAA mediadas com cães, nos atendimentos realizados no Estágio Curricular em Linguagem pela professora e fonoaudióloga Carolina Lisbôa Mezzomo. Naquela oportunidade, eu que tinha certo medo e anteriormente raros contatos com cães, inicialmente tive dúvidas em aceitar o convite, mas decidi me desafiar e experimentar essa atuação até então desconhecida para mim.

Encantei-me com os benefícios que as IAA com o cão geravam aos pacientes. No ano seguinte, então como Doutoranda no Programa de Pós-Graduação em Distúrbios da Comunicação Humana da UFSM, continuei atendendo o paciente e participando dos atendimentos em grupo. Muitos terapeutas e educadores podem ter uma experiência semelhante a minha. Neste sentido, as pesquisas têm mostrado que os receios e desconfianças em relação as IAA com cães têm diminuído e, pelo contrário, esses profissionais em sua maioria mostram-se favoráveis à implementação das IAA no seu ambiente de trabalho.[6]

Em 2014, alguns meses após iniciar o trabalho como professora de Educação Especial no CA/UFSC, a professora e fonoaudióloga Carolina me propôs uma parceria, com a criação de um projeto de IAA com cães no CA/UFSC. Essa iniciativa tinha o intuito de ampliar e qualificar as pesquisas realizadas, bem como, dar maior visibilidade às ações das IAA com o cão e aos seus benefícios. Assim, surgiu o projeto de pesquisa e extensão "Proposta de atividades mediadas por animais no Colégio de Aplicação a partir da Cinoterapia", no qual é desenvolvido um trabalho conjunto e articulado entre pesquisa e extensão, uma vez que, via projeto de pesquisa, são realizadas as avaliações dos participantes e investigadas as atividades e os benefícios que advêm do trabalho extensionista desenvolvido.

Desde a idealização, a professora de Educação Especial do CA/UFSC, Luana Zimmer Sarzi, esteve presente, e continua compondo a equipe do projeto, compartilhando a coordenação e encaminhamentos das ações. Durante os trâmites legais, que envolveram a apreciação e aprovação no Colegiado do CA/UFSC, no Comitê de Ética e Pesquisa (CEP-UFSC) e na Comissão de Ética no Uso de Animais (CEUA-UFSC), iniciamos a busca pela parceria com um voluntário que fosse tutor de cães.

Esses trâmites estenderam-se durante o ano de 2015, pois surgiram muitas dúvidas que deveriam ser respondidas para garantir a confiabilidade e aceitação de um projeto que era totalmente novo no CA/UFSC. Por exemplo, sobre espaços a serem utilizados para a realização das atividades e segurança dos estudantes durante o contato com o cão.

Ao participar de reuniões com pais e responsáveis das turmas em que trabalhávamos, chegou-se à informação sobre um pai de uma estudante que atuava no Corpo de Bombeiros, o qual passou o contato de um colega que estava iniciando um trabalho com cães na corporação. Assim, por meio desse contato, nosso primeiro binômio parceiro, em 2016, foi o Bombeiro Militar Anderson Roberto Soares Porto e o Geba, cão macho da raça Labrador. Ao longo dos anos de atuação do projeto, um tutor foi indicando a participação do outro, assim tivemos vários parceiros voluntários durante a sua existência.

No CA/UFSC, as IAA educacionais e terapêuticas desenvolvidas com cães, promovidas pelo projeto, acontecem há cinco anos e iniciaram-se apenas após sua aprovação nas instâncias já citadas. Os encontros têm periodicidade semanal, as atividades ocorrem nas dependências do CA/UFSC com a anuência da Direção, por meio da autorização institucional, com início às 18 h, logo após o término do horário de aula, e perduram até às 19 h.

Para as ações do projeto nessa instituição, atualmente, conta-se com a parceria de voluntários que são: os condutores dos cães, professores da UFSC e de outras instituições e acadêmicas(os) dos cursos de Fonoaudiologia, Pedagogia e Serviço Social da UFSC. Destaca-se que os condutores dos cães apresentam experiência no treinamento de cães e fazem a condução desses nas atividades com os estudantes.

O projeto teve início no CA/UFSC em 2015 e fez-se o pedido de prorrogação das atividades do projeto que teve sua continuidade aprovada até 2017. De 2016 a 2017, o trabalho foi realizado pelas professoras Luana e Renata e os condutores dos cães, voltado para os estudantes que frequentavam os anos iniciais do ensino fundamental, de 1º a 5º ano. Eles tinham idades entre seis e dez anos, logo eram crianças com base nos critérios propostos pela Organização Mundial da Saúde[8] e apresentavam alterações de fala e/ou dificuldades de aprendizagem em leitura e escrita.

As docentes do CA/UFSC compartilharam com duas professoras do Curso de Fonoaudiologia da UFSC a realização das avaliações dos estudantes indicados pelos professores para participação no projeto: Ana Paula Blanco-Dutra e Angela Ruviaro Busanello-Stella. Essa avaliação envolveu teste de fala, atividades de leitura e escrita e consciência fonológica, bem como avaliação de motricidade orofacial e triagem auditiva escolar, em caso de resultados com identificação de alterações, constituíram critérios de exclusão de participação e também como encaminhamento pela equipe para o tratamento adequado. Foram realizadas devolutivas quanto a essas avaliações tanto para os professores, quanto para os pais ou responsáveis das crianças.

Após a conclusão das avaliações, foram chamados para participar do projeto 10 estudantes, a maioria deles frequentou os encontros durante um ano e seis meses. No final do primeiro semestre de 2016, algumas crianças saíram do projeto, por mudança de escola e por incompatibilidade de horário para a sua participação. Um exemplo interessante de desistência foi de um estudante que pediu para se retirar do projeto pois percebeu que as suas dificuldades tinham sido sanadas, o que resultou em uma proposta nova para o projeto, chamada "Amigos da Cinoterapia", na qual passou-se a promover encontros especiais periódicos com ex-participantes e outros convidados, como amigos, colegas e familiares dos estudantes participantes. Em 2017, foram chamados dois novos estudantes para participarem do projeto.

Em 2017 e 2018, tivemos o envolvimento de uma família muito especial de cães labradores no projeto: Rescue, Chocolate, Fredy e Diamante, substituindo o trabalho do "irmão" Geba, primeiro cão mediador que trabalhou no projeto, juntamente com o seu tutor o Bombeiro Militar Noé Medeiros Batista. Em 2017, a participação dos cães da família foi alternada com o companheiro Jhonny também da raça labrador e seu tutor o Policial Civil Júlio Saldanha. Em outubro de 2018, o cão Argos, da raça American Staffordshire, e o seu tutor, o adestrador de cães Odilon da Cunha, iniciaram a sua atuação no projeto. Além disso, a docente Luana, por vezes, atua como condutora com o seu cão Teobaldo, da raça Pequinês, carinhosamente apelidado de Téo, para a realização das atividades. Os cães fazem a mediação das atividades sempre com a participação conjunta de seus tutores, que desenvolvem o trabalho em caráter voluntário.

A diversidade de características físicas, comportamentais e temperamentais, descrita por Horowitz (2013),[9] era muito evidente nos cães mediadores e, em muitos momentos, ao término de um encontro, tendo observado as interações entre os estudantes e cachorros, surgiam muitas ideias para planejamento de atividades futuras. Sempre foi evidente a singularidade de cada cão, apesar de a maioria dos cães participantes ser da mesma raça (Labrador) e essa era uma provocação positiva para a criatividade da equipe na elaboração das propostas de práticas a serem realizadas.

Desde o início, o projeto segue rigorosamente os termos dos Comitês de Ética envolvidos, sempre prezando pelo bem-estar de todos os participantes e dos cães. Os cães que vêm atuando com a equipe conseguem adaptar-se aos fatores estressores, uma vez que foram adestrados, bem como são previamente preparados para as atividades. Eles são saudáveis, têm acompanhamento veterinário periódico, são socializados em áreas públicas, apresentam comportamento dócil e respondem corretamente aos comandos do seu tutor.

Dentre as atividades desenvolvidas nesse período (2016-2017), têm-se: preenchimento de fichas de identificação e características dos cães mediadores da "Família canina", com informações escritas e desenho, a partir da apresentação do condutor do cão e posterior diálogo para comparações; atividade sobre saúde do cão e saúde dos seres humanos, como, comparação entre vacinas e remédios. Ainda, figuração com o cão, que consiste em fazer um som específico, que era selecionado a partir das dificuldades de fala dos estudantes, associado a movimentos corporais para chamar a atenção do animal, logo após, a pessoa esconde-se e o cão deve encontrá-la; escrita e apresentação de cartas feitas pelos estudantes para os cães mediadores, sendo que a entrega envolveu uma brincadeira de esconde-esconde, em que cada um escondia-se, portando um brinquedo e a sua carta e, o cão, por meio do faro, devia lhe encontrar. Nos registros em fotos e filmagens fica evidente a participação e motivação dos estudantes, para realizar as atividades propostas da melhor forma possível, alguns desses registros estarão na sessão de fotos deste livro.

Os cães mediadores, ao desempenharem o seu trabalho, também são recompensados, principalmente com uma das principais predileções do cão em relação aos humanos: a atenção.[9] A atenção recebida pelo cão, acontece praticamente durante todo o tempo da atividade e assim, humanos e cães, ficam felizes mutuamente.

A comunidade escolar começou a identificar a presença das IAA com cães no CA/UFSC e observar os benefícios proporcionados aos estudantes participantes. A repercussão do projeto foi tão positiva que os professores e estudantes começaram a solicitar também a participação daqueles que estavam frequentando os anos finais. Após a prorrogação mencionada em 2018, o projeto foi submetido à apreciação e teve nova aprovação no Colegiado no CA/UFSC, para a continuidade das ações até 2022, bem como nos comitês de ética já citados no texto. O projeto de pesquisa e extensão foi apresentado com mesma proposta de trabalho, porém ampliando o público para estudantes dos anos iniciais e finais do Ensino Fundamental, com alteração de linguagem verbal, incluindo avaliações de atenção e memória, bem como o trabalho com essas capacidades nas atividades educacionais e terapêuticas de IAA com cães.

Em 2018, realizou-se mais uma vez processo de identificação e avaliação para viabilizar a participação de novos estudantes para a participação no projeto, bem como dois encontros para aproximação e aprendizagens iniciais com o cão Argos e seu tutor Odilon Cunha. Então, em 2019 o grupo se tornou grupos, uma vez que passou-se a ter um de estudantes dos anos iniciais e outro de estudantes dos anos finais e Ensino Médio, pois uma estudante iniciou a participação quando estava nos anos finais e continuou ao ingressar no Ensino Médio.

Durante o ano letivo de 2019, foram realizadas oficinas para instrumentalização da equipe, com demonstração de possibilidades de atividades mediadas pelos cães, dessas somente os profissionais e acadêmicos que atuavam no projeto participaram. Exemplos de atividades desenvolvidas durante esse ano serão apresentadas nos Capítulos 5, 9 e 11.

Ao longo desses anos de trabalho realizado pelo projeto, por meio da experimentação das diferentes maneiras de desenvolver a oralidade, a leitura, a escrita e a consciência fonológica, além das funções executivas de atenção e memória, sabe-se que essas habilidades e capacidades são extremamente qualificadas em virtude da mediação do cão. Ademais desses benefícios, percebe-se, em cada encontro realizado, o notável bem-estar e satisfação sentidos pelos estudantes, que refletem positivamente em outras habilidades, como as socioemocionais e as sociointeracionais, logo nas suas aprendizagens e no seu desenvolvimento global.

Para além da oferta de IAA realizadas com cães, a extensão também se configura a partir da troca com a comunidade e a divulgação destes benefícios através de eventos formativos, eventos científicos, palestras e oficinas sobre a temática educação e terapias assistidas por animais, com foco na Cinoterapia. Durante a vigência do projeto, foram propostas oficinas voltadas à comunidade escolar durante a Mostra Pedagógica do Colégio de Aplicação, na Semana Estudantil da Pedagogia da UFSC e no Seminário de Pesquisa e Extensão da UFSC. Nestas oportunidades, foi possível divulgar o trabalho de Terapia e Educação mediada com cães, realizado no CA/UFSC, bem como, proporcionar a formação dos estudantes interessados e a interação desses com os cães.

Também, foram realizados encontros de formação das equipes que atuam nas duas instituições, para troca de experiências e saberes, no intuito de qualificar as ações de IAA desenvolvidas tanto em Santa Maria/RS quanto em Florianópolis/SC. No início do projeto no CA/UFSC, o Professor Dartanhan realizou uma visita para conversar sobre as IAA envolvendo o cão com os estudantes participantes do projeto e seus responsáveis e, nessa oportunidade, também foi realizado um encontro de formação para a equipe. Em 2020, o projeto foi contemplado em um edital de formação de professores da UFSC, vinculado ao Programa de Formação Continuada (PROFOR), tendo como um dos objetivos ministrar uma oficina de quatro horas para os docentes interessados na temática.

As reuniões com pais ou responsáveis também tinham caráter formativo para a comunidade escolar, principalmente naquelas realizadas semestralmente, para devolutiva quanto ao desempenho e desenvolvimento dos estudantes no projeto. Nessas oportunidades, a equipe do projeto explicava as práticas e os seus benefícios, dialogando com os familiares, que também apresentavam as suas percepções sobre o projeto. Além disso, pais ou responsáveis tiveram a oportunidade de participar de atividades idênticas àquelas realizadas por seus filhos, sempre demonstrando muito interesse e entusiasmo nesses momentos.

No âmbito da pesquisa participou-se, apresentou-se e publicou-se artigos e resumos em eventos e periódicos científicos, que são frutos do trabalho realizado. A participação em eventos nacionais e internacionais objetiva a formação dos profissionais que atuam com Cinoterapia, assim como, buscou-se nestes espaços apresentar a amplitude das ações de pesquisa e extensão do projeto, além dos benefícios para o público envolvido e às parcerias estabelecidas no e para o desenvolvimento das IAA com cães.

Em todos os eventos, o projeto foi muito prestigiado, tendo uma grande adesão às atividades e/ou um número expressivo de perguntas que fomentaram as discussões e significaram os trabalhos. A valorização de atividades como esta, se dá também pela lacuna que se tem nas pesquisas relacionadas a atividades mediadas por animais em espaços escolares, sendo esta, pioneira em muitos aspectos referentes ao processo de qualificação das habilidades de fala e da leitura e escrita em uma proposta educacional/terapêutica.

As publicações científicas conferem visibilidade às ações de pesquisa e extensão do projeto, o que é de extrema importância para o conhecimento e o reconhecimento das IAA com cães. Essas ações também têm sido divulgadas em outros meios, como notícias publicadas no site do CA/UFSC, bem como via reportagem realizada pela Telejornal produzido por acadêmicos do curso de Jornalismo da UFSC, o TJ UFSC, em 2019.

Além da parceria interinstitucional quanto à formação da equipe e qualificação das atividades desenvolvidas, na primeira etapa do projeto (2015-2017) foram comparados os dados dos estudantes do CA/UFSC e de pacientes em atendimento no SAF/UFSM, pela pesquisadora Paola Leonardi,[5] todos com desvio fonológico. Essa análise mostrou que as IAA com o cães contribuiu para a extinção ou minimização do desvio fonológico, dentre outros benefícios observados, nas práticas realizadas em ambas as instituições, UFSC e UFSM. Atualmente, a intenção é investigar dados sobre funções executivas, essas pesquisas ainda estão em andamento.

A IMPORTÂNCIA DA PARCERIA COM OS CONDUTORES DOS CÃES

Cabe lembrar que essa história que estamos contando não teria ocorrido se não fosse o papel dos condutores/tutores dos cães, que se dispuseram voluntariamente a trabalhar conosco. Em ambas as instituições as ações se deram mediante voluntariado de pessoas extremamente capacitadas, que apresentavam amplo conhecimento sobre comportamento, saúde e adestramento animal para a realização das intervenções propostas. Nesta fronteira de territórios, estabeleceu-se este belíssimo trabalho.

As professoras/pesquisadoras ratificam a sua gratidão e reconhecimento do trabalho desenvolvido por essas pessoas, que doaram muito mais que o seu tempo para o desenvolvimento das IAA com cães voltadas às crianças e aos adolescentes, com alterações de linguagem verbal e/ou dificuldades de aprendizagem. Espera-se que a retribuição da interação e do afeto proporcionado pelas atividades desenvolvidas com pacientes, estudantes e equipe tenha sido profícua o bastante para tutores/condutores e os cães.

DESAFIOS DAS IAA MEDIADAS PELO CÃO

Consideramos ainda o caminho percorrido como um embrião que precisa muito se desenvolver. Apesar do estágio inicial desses oito anos de trabalhos e pesquisas, verificamos alguns desafios e limitações na sua implantação e implementação.

Na implantação, as principais dificuldades observadas foram as de que nem todas as pessoas que fazem parte de um serviço de saúde ou educação são simpáticas à presença de cães, seja lá qual for sua razão: fobia, o cheiro do cão desagrada, considera animais sujos, entre outros. Também, como o caráter do trabalho é essencialmente voluntário, tem-se uma atenção especial, principalmente, no que condiz a parceria com os tutores dos cães, pois sabe-se da exigência do envolvimento de tempo e cuidados necessários com o cão para cooperarem com o projeto. Nesse sentido, as equipes gostariam de contribuir para além dos benefícios que a participação nas IAA propiciam aos cães.

Quanto à implementação, verificou-se a dificuldade de recrutar grandes amostras de pacientes e/ou estudantes para pesquisa em virtude do controle metodológico rigoroso, a fim de não se criar viés e os benefícios alcançados serem realmente atribuídos as IAA, bem como as exigências de número de participantes das ações para preservar o conforto do cão. Com amostras pequenas, consequentemente, a possibilidade de generalização de dados fica difícil. Na tentativa de ampliação das amostras e de ganhar forma nos resultados alcançados com as práticas envolvendo as IAA, o estudo multicêntrico entre UFSM e UFSC se estabeleceu.

Neste sentido, Squilasse e Squilasse Júnior sugerem o desenvolvimento de "[...] investigações que adotem metodologias experimentais e observacionais, com acompanhamento em longo prazo".[10] Com essa citação, retoma-se o início deste tópico do capítulo, afirmando que apesar do tempo considerável de ações de IAA com cães, sendo desenvolvidas na UFSM e na UFSC, ainda se tem a continuidade dos trabalhos em andamento e novas perspectivas de atuação.

PLANOS FUTUROS

Ao mesmo tempo que com a escrita deste capítulo, voltamos o nosso olhar para o passado, para a história, analisa-se os passos dados e os caminhos que podem ser trilhados. Assim, destaca-se inicialmente a proposição deste livro, intitulado "Intervenções assistidas por animais com a mediação de cães: práticas, pesquisas e afetos", em 2020, ao registrar-se o trabalho que vem sendo realizado na UFSM e na UFSC ao longo de oito anos, salientando como propor as IAA com cães e o que é necessário para sua implementação e, também, expandir a divulgação dos benefícios das IAA mediadas pelo cão. Nesse sentido, a equipe do CA/UFSC propôs a elaboração do mesmo, convidando inicialmente a professora Carolina para compor e organizar a obra. A partir desse convite, os demais profissionais e pesquisadores formados e em formação, da educação e da saúde e os tutores dos cães mediadores das ações foram convidados a participar e contribuir com os seus saberes.

A equipe de profissionais envolvida nos projetos, ao visualizar a sua experiência e conhecimento, por meio da escrita dos capítulos que compõem o livro, pensam na viabilização e proposição de formações ampliadas sobre IAA com cães, para pessoas interessadas na temática, com participação de profissionais de ambas as instituições e outros parceiros voluntários. Essa ideia também vem ao encontro da ampliação das ações de IAA no Brasil. Essa demanda tem surgido, principalmente, por meio da divulgação dos trabalhos via redes sociais, como o Instagram.

Por fim, outra ação que se almeja é dar início à participação de estudantes que frequentam o ensino médio do CA/UFSC, na forma de tutoria, atuando com o grupo formado pelos estudantes dos anos iniciais que participam do projeto. As intenções demonstradas neste subtítulo do capítulo são apenas exemplos das possibilidades que florescem do trabalho já realizado com IAA, espera-se que com as ações do projeto, dentre estas, a publicação deste livro, o trabalho seja próspero e encontre novas pessoas motivadas a conhecer e estudar, ao mesmo tempo em que se encanta com as IAA desenvolvidas com cães.

REFERÊNCIAS BIBLIOGRÁFICAS

1. Silva CMBL. Atividade Assistida por Animais: uma proposta de inclusão educacional com a utilização de animais de estimação. Brasília, 2011.
2. Leonardi P. Terapia assistida por cães: uma proposta de intervenção em linguagem. Trabalho de Conclusão de Curso. UFSM, 2014.
3. Dalcin L. Terapia Assistida por Animais: o conhecimento de pais e terapeutas a respeito da cinoterapia. Trabalho de Conclusão de Curso. UFSM, 2016.
4. Schott T. Efeitos da cinoterapia em um caso de gêmeos univitelinos com distúrbio de linguagem oral. Trabalho de Conclusão de Curso, UFSM, 2018.
5. Leonardi P. Os efeitos da terapia assistida por animais (TAA) mediada por cães como forma complementar na intervenção dos desvios fonológicos Dissertação de Mestrado. UFSM, 2017.
6. Dalcin L. O conhecimento e a aceitabilidade de usuários e servidores do hospital universitário de santa maria em relação à inserção da atividade assistida por animais mediada por cães. Dissertação de Mestrado. UFSM, 2019.
7. Guimarães AA. As funções executivas em crianças com transtorno fonológico que participaram da terapia assistida por animais. Dissertação de Mestrado. UFSM, 2020.
8. WHO Multicentre Growth Reference Study Group. WHO Child Growth Standards: length/height-for-age, weightfor- age, weight-for-lengthweight-for-height and body mass index-for-age: Methods and development. Geneve: World Health Organization, 2006.
9. Horowitz A. A cabeça do cachorro. 3. ed. Rio de Janeiro: Best Seller; 2013.
10. Squilasse AF, Squilasse Junior FT. Intervenções assistidas por animais: considerações gerais. Educação Continuada em Medicina Veterinária e Zootecnia do CRMV-SP. São Paulo: Conselho Regional de Medicina Veterinária, 2018;16(2):30-35.

CONCEITOS E SABERES SOBRE AS INTERVENÇÕES ASSISTIDAS POR ANIMAIS MEDIADAS COM CÃES

CAPÍTULO 2

Diéssica Zacarias Vargas-Lopes ▪ Luana Zimmer Sarzi
Renata Gomes Camargo

> *Cães e gatos são coterapeutas, amigos fiéis capazes de dar e receber afeto a quem nem era capaz de se comunicar. Os cães e gatos ensinam o amor com independência. Relacionamento animal e homem, ser humano, é de grande importância.*
>
> Nise da Silveira

CONSIDERAÇÕES INICIAIS

As Intervenções Assistidas por Animais (IAA) constituem-se a partir da interação entre seres humanos e animais, sendo os animais os principais mediadores do processo. As intervenções podem acontecer em diversos contextos e com pessoas de diferentes faixas etárias a depender do objetivo que se propõe.[1] Em âmbito geral, são desenvolvidas por uma equipe de profissionais que pode ser composta por educadores, profissionais da saúde, e profissionais que trabalham com comportamento e/ou saúde animal.[2]

Estudos[3,4] têm demonstrado que as IAA promovem uma série de benefícios para a saúde, educação e comportamento humano. Além disso, a interação com diferentes animais, dentre esses o cão, propicia o desenvolvimento da comunicação, interação social e até mesmo de aspectos físicos, como por exemplo, a minimização do estresse, a redução dos níveis da pressão arterial e a consequente melhora na saúde cardiovascular.[5,6]

Rubio *et al.* (2017),[7] Fine (2003)[8] e Dotti (2005)[9] destacam os animais que mais têm participado das IAA: cães, gatos, cavalos e golfinhos. As IAA mediadas com cães é a forma de intervenção mais amplamente realizada, dentre outros motivos, pelas características desse animal, com destaque para a afinidade com as pessoas e reação positiva ao toque,[10] que propicia a diversificação de atividades efetivadas e dos benefícios proporcionados aos participantes.

Chelini (2016)[2] e Okjin (2015)[11] definem as três formas de IAA que serão discutidas neste capítulo: atividade, educação e terapia. A Terapia Assistida por Animais (TAA) tem como base o processo terapêutico da relação estabelecida entre humano e animal, sendo que a Educação Assistida por Animais (EAA) também tem como base essa relação, porém o processo é pedagógico. Ambas, TAA e EAA são organizadas e supervisionadas por profissional(is) da área da saúde e da educação, respectivamente, bem como têm objetivos específicos predeterminados e as ações são registradas para posterior avaliação das intervenções.

Em contrapartida, as Atividades Assistidas por Animais (AAA) não requerem a supervisão de um profissional da saúde e/ou educação. O objetivo das AAA é, principalmente, promover a qualidade de vida dos participantes, logo os resultados dessa prática nem sempre são avaliados. O objetivo deste capítulo é apresentar e discutir os constructos e pressupostos teóricos acerca das IAA e os seus desdobramentos: TAA, EAA e AAA realizadas com a mediação de cães.

BREVE HISTÓRICO DAS INTERVENÇÕES ASSISTIDAS POR ANIMAIS

A relação do homem com os animais ocorre há muitos séculos e o processo de domesticação ocorreu de maneira natural. No entanto, as práticas de IAA de maneira sistemática e organizada iniciaram-se por volta dos séculos XVIII e XIX na Europa.[1,12-14]

Nos Estados Unidos, a organização multidisciplinar *Delta Society*, atualmente nomeada como *Pet Partners*, é uma entidade de referência para implementação de programas com IAA. Essa organização americana iniciou o seu trabalho na década de 1970 e foram visionários quanto à importância de reconhecer o vínculo humano-animal.[13-15]

No Brasil, a equoterapia é a prática terapêutica mediada por animais mais conhecida. Nessa modalidade, utiliza-se o cavalo e técnicas de equitação. Embora ainda seja considerada recente, há relatos de sua realização com fins terapêuticos desde a antiguidade (458-370 a.C.). Somente por volta de 1900 as condutas terapêuticas foram descritas na Alemanha. No Brasil, em 1971, as fisioterapeutas Kogler e Walter foram as primeiras a relatarem suas experiências com cavalos. Com a fundação da Associação Nacional de Equoterapia[16] em 1989, essa terapia foi formalizada e em 1997 o Conselho Federal de Medicina a reconheceu como método terapêutico.[17]

A organização *Pet Partners* recomenda a terapia mediada por animais com cães, gatos, porquinhos-da-índia, coelhos, ratos domesticados, cavalos, lhamas, dentre outros. Já animais silvestres, exóticos ou animais de produção (como vacas, galinhas, patos) não são reconhecidos como potenciais animais para terapia.[2]

Nise da Silveira foi precursora das práticas e estudos em IAA no Brasil. O trabalho da Dr.ª Nise iniciou anteriormente e continuou paralelamente àqueles desenvolvidos por pesquisadores nos Estados Unidos, como Boris Levinson.[12,13] Ela iniciou esse trabalho terapêutico no ano de 1955, com cães e gatos, no tratamento de pacientes psiquiátricos. No entanto, Nise sofreu preconceito de seus colegas e a administração do hospital foi bastante resistente, pois seu trabalho não era reconhecido como um método terapêutico.[13,18]

As primeiras pesquisas realizadas no Brasil surgiram no final da década de 1980, ocorrendo um aumento gradativo de estudos. Jerson Dotti compilou em sua obra,[9] que é a primeira brasileira a abordar as IAA no Brasil, os saberes de profissionais de diferentes áreas, logo diferentes saberes, que estão envolvidos nas IAA.

Ainda sobre os documentos legais, ressalta-se que no Brasil há a Lei n. 11.794,[19] que regulamenta o inciso VII do § 1o do art. 225 da Constituição Federal e diz respeito à participação de animais na pesquisa e no ensino. Essa lei revoga a Lei no 6.638, de 8 de maio de 1979 e aponta aspectos importantes relacionados ao Conselho Nacional de Controle de Experimentação Animal (CONCEA).

INTERVENÇÕES ASSISTIDAS POR CÃES: ASPECTOS GERAIS

Ao longo da história das IAA, essa forma de trabalho foi identificada por diversas nomenclaturas e pode ser observada nos trabalhos científicos publicados em diferentes países e, inclusive, no mesmo país. Tais nomenclaturas condizem com o contexto histórico, bem como com as características das práticas realizadas, que inicialmente eram de cunho experimental, generalista e recreacionista, sem objetivos e métodos de avaliação estabelecidos, como são previstos atualmente nos subtipos TAA e EAA.

Pet terapia, zooterapia, terapia facilitada por animais[9,20] são exemplos de nomenclaturas que relacionam-se com IAA. No caso das IAA realizadas com a mediação de cães, outro termo muito utilizado é Cinoterapia, muitas vezes incluído também para identificar práticas que que se referem à AAA ou EAA e, não apenas à TAA, uma vez que muitas das suas características são compartilhadas.

Desde a década de 1990 até o presente momento, a nomenclatura mais utilizada e reconhecida como aquela que melhor identifica as práticas com a mediação de animais é Intervenções Assistida por Animais (IAA). Tanto em órgãos e instituições internacionais como a International Association of Human Animal Interaction Organizations (IAHAIO) e a Delta Society, atualmente chamada de *Pat Partners,* quanto em órgãos nacionais como o Conselho Nacional de Controle de Experimentação Animal (CONCEA), a nomenclatura utilizada é IAA e, no trabalho desenvolvido com cães, Intervenção Assistida por cães.

Uma problematização interessante em relação à terminologia atual diz respeito à substituição da palavra "assistidas" pela palavra "mediadas", pois intervenções mediadas por animais, melhor representariam o trabalho que é realizado por eles, passando de uma conotação passiva desse trabalho para ativa. Porém, a nomenclatura IAA, utilizada e difundida nos trabalhos científicos, contém o termo "assistidas".

O cão apresenta diferentes formas de se comunicar que lhe são próprias. Algumas dessas formas trazem a possibilidade de analogias com a comunicação não verbal dos seres humanos, dentre essas, a postura corporal e as expressões faciais.[21]

Em contrapartida, a comunicação, compreensão e expressão, por meio de odores, nos cães é muito superior e diferenciada em relação aos humanos, além das vocalizações que podem expressar, por exemplo, contentamento, medo ou raiva. Na realização de IAA com cães é fundamental conhecer essas características para conseguir mobilizá-las nas intervenções, valorizando o potencial e as características dos animais nas atividades propostas e, concomitantemente, proporcionar bem-estar e aprimoramento das suas habilidades.[21,22]

Quanto à saúde geral do cão, é necessário que tenha acompanhamento regular de um veterinário e que receba as vacinas e demais cuidados pertinentes.[22] Além disso, realize atividades físicas e tenha diferentes oportunidades de socialização com outros cães e com seres humanos, promovendo o seu bem-estar e, concomitantemente, possa desenvolver as suas habilidades sociais que são essenciais para a sua participação nas IAA.

Os cães que trabalham com os seus condutores em ações de busca e resgate e identificação de odores específicos, geralmente vinculados às instituições públicas, como o Corpo de Bombeiros Militar e a Polícia Civil podem, também, mediar práticas de IAA. São exemplos de atividades uma brincadeira de esconde-esconde com crianças, que simula a busca de uma pessoa em situação de perigo ou uma atividade de adivinhar onde está o objeto, que ao ser colocado junto ao brinquedo do cão, que tem um odor próprio, faz com que ele o encontre.

O envolvimento desses cães nessas práticas possibilita que eles acessem a diversidade de comportamentos e odores dos seres humanos que estão participando das ações, o que é benéfico para o aperfeiçoamento da sua atuação no trabalho, que também compreende a preparação para o contato com tal diversidade. Na Regulamentação do Emprego dos Cães de Salvamento nas Atividades dos Corpos de Bombeiros Militares[23] tem-se a definição de binômio, a qual corresponde a dupla formada pelo condutor e o cão.

A pessoa responsável pelo cuidado pré e pós-IAA com a mediação de cães e, pelo direcionamento e acompanhamento deles durante essas intervenções, é chamado de condutor, porém, principalmente nos estudos que abordam a relação entre seres humanos e animais de estimação, também são chamados de tutores.[24] A nomeação "tutor" surge no sentido de desvincular a posse do animal e, ressaltar a importância desse convívio entre seres humanos e cães e a responsabilidade pelo seu cuidado. Destaca-se também que o condutor nem sempre é o tutor do cão, ou seja, a pessoa que conduz e acompanha o cão nas IAA pode não ser a pessoa responsável pelos seus cuidados.

Roma[22] descreve que:

> O condutor é o profissional responsável pelo cão, que, sob o ponto de vista comportamental e sanitário, deve apresentar condições adequadas para o trabalho. Ele deve cuidar para que o cão receba os cuidados de higiene e saúde e deve estar apto para identificar quando o cão está confortável ou apresenta sinais que indicam desconforto, atuando no sentido de favorecer o estabelecimento de interações positivas entre o cão e o paciente.

O condutor do cão atua em conjunto com o(s) profissional(is) que trabalha(am) no desenvolvimento das IAA com cães, sendo que esses também devem apresentar conhecimentos específicos relacionados a essa prática, para além daqueles relacionados a sua formação acadêmica de origem na educação e/ou na saúde, no caso da TAA e da EAA.[22,25] Ambos, condutores e profissionais, necessitam conhecer as características e habilidades dos cães e do público com o qual irão trabalhar, com destaque para as dificuldades que objetivam ser minimizadas e as potencialidades a serem desenvolvidas com a participação nas IAA com cães.

DIFERENCIAÇÃO DAS INTERVENÇÕES ASSISTIDAS POR CÃES

As IAA, segundo Chelini e Otta (2016),[2] são práticas de atividades recreativas, terapêuticas e/ou educacionais muito difundidas no mundo todo e, nos últimos anos, vêm ganhando força no Brasil. Diferentes espaços, como clínicas, consultórios, escolas e instituições especializadas vêm lançando mão da presença do cão como mediador de processos terapêuticos e/ou educacionais.

Cada forma de IAA diferencia-se de acordo com a natureza de seu objetivo, assim como de acordo com a atuação do animal ao longo da intervenção.[26] Nesse sentido, Chelini e Otta (2016)[2] apresentam a classificação desse tipo de intervenção em três grandes grupos: TAA, EAA e a AAA. Na Figura 2-1, é apresentada uma síntese dessa diferenciação.

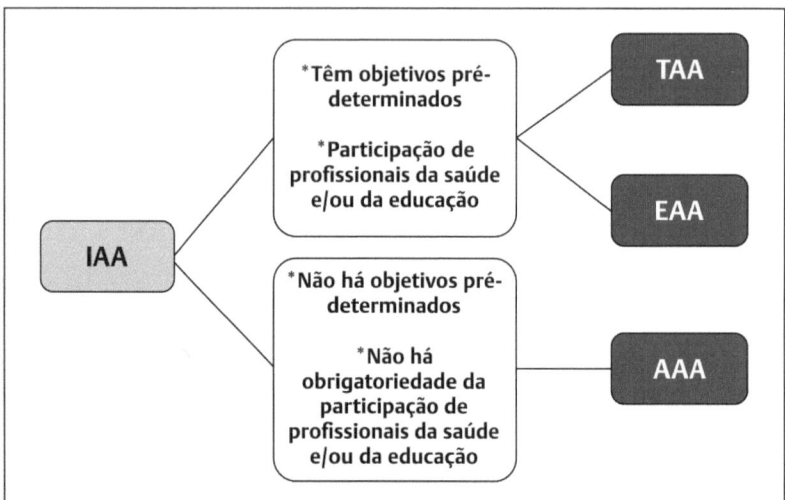

Fig. 2-1. Diferenciação das Intervenções Assistidas por Animais. (Fonte: Elaborada pelas autoras.)

TERAPIA ASSISTIDA POR ANIMAIS MEDIADA COM O CÃO

Pode-se definir a TAA como uma intervenção formal em que o animal atua como coterapeuta, ou seja, o animal participa como parte do trabalho ou tratamento. Dessa maneira, o cão auxilia o profissional da saúde, pois ocorre a interação do paciente ou do grupo com os animais de terapia.[27] Com o crescimento de instituições e pesquisadores interessados nessa forma de terapia, a TAA tem-se difundido cada vez mais, respaldando práticas qualificadas que comprovam a eficácia desse tratamento.[28]

Após o diagnóstico estabelecido, é traçado um planejamento com objetivos delineados e específicos, a terapia pode ser realizada em atendimentos individuais ou em grupo. Na TAA, é necessária a presença de profissional da área da saúde e pode ser realizada por uma equipe multidisciplinar.[3,29]

Assim, nessa equipe é interessante que atuem profissionais de diferentes áreas, como psicólogos, médicos, enfermeiros, pedagogos, fonoaudiólogos, fisioterapeutas, veterinários, terapeutas ocupacionais, dentre outros.[30] O tratamento é estabelecido de acordo com o perfil do paciente. Além disso, espera-se que a motivação com a presença do animal favoreça o vínculo com o terapeuta.[31]

O processo terapêutico da TAA deve ser previamente planejado e, após o seu término, avaliado.[7] A TAA proporciona um ambiente favorável, bem como diminui sentimentos como ansiedade, depressão e medo.[32] A TAA não é simplesmente levar o animal até as pessoas no local de terapia, é necessário que os objetivos das atividades realizadas sejam planejados previamente. O diferencial da terapia mediada pelo cão está na motivação gerada pela presença desse animal em terapia.

A TAA pode ocorrer em diferentes contextos, como consultórios, hospitais e asilos.[1,31] Essa intervenção pode proporcionar diminuição de dor e desconforto pela participação do cão, uma vez que deixa o local descontraído, assim o paciente esquece a dor, e também porque diminui a ansiedade e a tensão.[33]

Não existem restrições em relação ao público com o qual a TAA com a mediação de cães será realizada. Porém, neste capítulo, serão abordados prioritariamente os estudos relacionados à crianças e adolescentes, uma vez que são esses dois grupos com os quais foram realizados os trabalhos abordados nos demais capítulos do livro.

Na terapia mediada pelo cão, observam-se resultados como benefícios relacionados à saúde física, emocional e cognitiva dos participantes. Verifica-se ainda que os pacientes tornam-se motivados e assíduos, bem como aderem à terapia e orientações realizadas pela equipe de profissionais.[28] Além dos benefícios quanto à saúde geral, como diminuição da dor, melhora da memória e sensação de bem-estar, as pesquisas realizadas evidenciam evoluções nos aspectos comunicativos tanto em linguagem oral quanto na escrita, bem como melhoria nas interações sociais de crianças e adolescentes.[14,28,31-34]

Dessa forma, é possível dizer que a terapia mediada pelo cão contribui para uma melhoria na qualidade de vida dos participantes. Ressalta-se novamente a importância dos critérios avaliativos e de mensuração durante o período de acompanhamento dos pacientes, a fim de verificar a evolução dos participantes no decorrer do tratamento. A observação dos terapeutas também é importante para verificar o progresso do paciente após o início da intervenção com o animal.[28]

EDUCAÇÃO ASSISTIDA POR ANIMAIS MEDIADA COM O CÃO

A TAA apresenta uma história recente, porém mais amplamente reconhecida no Brasil, enquanto isso, a inserção de animais nas instituições educacionais, embora ainda pouco difundida, vem ganhando espaço por meio da EAA.[35,36] Para crianças e adolescentes, a presença do animal no contexto escolar pode representar a motivação e significação para a aprendizagem.[36]

De acordo com Petenucci,[37] a EAA caracteriza-se como:

> [...] uma ação pedagógica ampla que envolve a utilização de animais em todo cenário educacional e com diversos públicos. Ela pode utilizar cães, cavalos e outros animais no atendimento de crianças, com ou sem necessidades especiais, na pedagogia hospitalar ou na andragogia – área da educação que se ocupa do processo ensino-aprendizagem de adultos. A EAA visa difundir a utilização dos animais como recursos pedagógicos. Sendo assim, ela é a utilização dos animais nas interações pedagógicas, em um cenário educacional que pode ser dentro ou fora da escola e pode ser voltada para todas as idades.

Segundo a autora,[37] diferentemente da TAA, a EAA apresenta atividades de caráter pedagógico e educacional, pautando-se em bases teóricas e metodológicas da área que orientam essa prática. Nesse sentido, diferentes estudos[18,37-39] apontam que as atividades pedagógicas envolvendo animais, dentre estes os cães, permitem ganhos significativos no que condiz à interação, ao desenvolvimento psicomotor e psicossocial e a qualificação das habilidades de fala, leitura e escrita.

Há pouco tempo, a EAA acontecia juntamente com a TAA ou era associada diretamente a ela. Tal vinculação ocorria, pois, alguns objetivos traçados para as atividades em projetos desenvolvidos por profissionais da saúde, também convergem com as propostas de uma intervenção com caráter pedagógico.[37]

Petenucci (2016)[37] defende a presença das IAA com cães em espaços exclusivamente pedagógicos como por exemplo, escolas. Essas ações podem fomentar e qualificar as aprendizagens, através de atividades significadas pela presença do cão, que se torna uma referência social e emocional para a criança.[18] No entanto, no Brasil ainda são pontuais os projetos que trabalham com a EAA nesses espaços, sendo este, um campo frutuoso para atuação e pesquisas para a área da educação.

Com a presença dos cães em ambientes educacionais, como comediadores da aprendizagem, podem ser citados e explorados os conhecimentos sobre estes nas atividades, como por exemplo, sua saúde, seus hábitos de alimentação e comportamentos.[38] Esses conhecimentos, estimulam a vontade de aprender das crianças e adolescentes, além de estabelecer situações em que possam fortalecer sua autoconfiança, ampliar as interações sociais, favorecer, principalmente, a comunicação através da expressão e oportunidade de relatarem suas vivências pessoais em conjunto com as experiências de contato com os animais.[18,38,40]

Sendo assim, autores e pesquisadores na área[36,41] reconhecem que a EAA mediada com cães interfere qualitativamente e positivamente no desenvolvimento educacional da criança. A presença do animal na escola proporciona, de forma lúdica, a aproximação de diferentes áreas do saber por meio de atividades, jogos e brincadeiras que favoreçam às aprendizagens formais como, por exemplo, as habilidades de leitura e escrita.[39,40,42]

Além disso, essa forma de intervenção aprimora a formação e a conscientização para o respeito, responsabilidade e preservação da vida de todos os seres vivos. Tal aprimoramento é viabilizado ao currículo escolar a discussão de temas transversais pertinentes à educação como o meio ambiente, a ética e a expressão de sentimentos.[36]

Dotti (2014)[43] destaca que os animais, principalmente os cães, sempre estiveram presentes e trouxeram significado para a vida dos seres humanos em qualquer idade tanto das crianças quanto dos idosos, muitas vezes em forma de companhia e/ou cuidado ou ainda como foco de atenção, histórias e vivências. Frente a isso, as possibilidades de EAA mediada com cães podem ser diversas e ampliarem-se para além da escola, abrangendo também espaços pedagógicos hospitalares ou, ainda, apresentarem uma abordagem de ensino e aprendizagem para adultos a partir de suas histórias de vida.[37]

Com objetivos pedagógicos, alguns pesquisadores[5,44,45] apontam que a EAA mediada por cães pode contemplar atendimentos individualizados a estudantes com Deficiência, Transtorno do Espectro Autista e/ou com dificuldades de aprendizagem. Esses estudos[5,44,45] apontam os benefícios que os estudantes tiveram no que se refere à estabilidade emocional e aprendizagem de conteúdos acadêmicos, além da qualificação das habilidades de atenção e memória.

Além disso, pesquisas como a de Fidler (2016)[46] demonstram os benefícios da presença do cão no Atendimento Educacional Especializado (AEE). Esses benefícios incidem na promoção da aprendizagem e do desenvolvimento das funções psicológicas superiores[47] de percepção, atenção, memória e da linguagem em estudantes, público-alvo da educação especial.

ATIVIDADES ASSISTIDAS POR ANIMAIS MEDIADAS COM O CÃO

As Atividades Assistidas por Animais (AAA) são o tipo de IAA que mais se diferencia entre as três formas de trabalho apresentadas neste capítulo. Tal diferenciação relaciona-se tanto aos objetivos, quanto aos pré-requisitos das pessoas que irão organizar e executar essas atividades.

Quanto aos objetivos, as AAA centram-se de forma geral na promoção e melhora da qualidade de vida das pessoas envolvidas. Essas atividades não requerem a obrigatoriedade de que a coordenação e/ou supervisão do trabalho seja realizada por profissionais da saúde e/ou da educação, como na TAA e EAA, respectivamente. Chelini (2016)[2] e Okjin et al. (2015)[11] apontam que as AAA mediadas com cães, por meio de práticas recreativas, proporcionam benefícios interacionais, motivacionais e de bem-estar, que incidem positivamente sobre a qualidade de vida dos participantes. As AAA podem ocorrer em ambientes diversos, com a presença de tutores* ou condutores que acompanham os cães e/ou outras pessoas voluntárias que irão atuar junto ao público-alvo a ser contemplado com essas práticas.

A sensação de bem-estar proporcionada pelas AAA mediadas com cães é verificada nos públicos de diferentes idades, desde crianças até idosos, que participam dessas atividades, bem como nos condutores dos cães.[24,48,49] A comprovação desse bem-estar é realizada em algumas pesquisas, nessas são feitas aferições, antes e após experienciar práticas de AAA com cães, que demonstram as alterações fisiológicas proporcionadas, como dos níveis hormonais, com destaque para a diminuição do cortisol, relacionado ao estresse e, o aumento da ocitocina, que tem efeito calmante e, da pressão arterial, demonstrando benefícios cardiovasculares.[24,48,49]

Para além dos benefícios relacionados ao bem-estar geral dos participantes das AAA, alguns investigadores têm encontrado resultados mais específicos vinculados a essa

---

* Vide explicação no subtítulo 3.

prática. Oliveira, Ichitani e Cunha (2016)[50], a partir do estudo de caso de uma criança com extrema dificuldade de interação com os colegas, relatam uma experiência de AAA com a mediação de cães, incorporadas na rotina de uma creche-escola. As autoras reconheceram[50] que a participação nessa atividade proporcionou o favorecimento da interação social dessa criança, minimizando a sua dificuldade.

Pesquisas apontam que as AAA podem ampliar a capacidade de atenção dos sujeitos.[24,50-52] Gee *et al.* (2010)[51] explicam que isso possivelmente está relacionado ao fato de que a criança normalmente não imita as ações do cão ou tem a mediação desse animal para desenvolver atividades, logo teria que estar mais atenta para desenvolvê-las, contribuindo assim para a qualificação dessa capacidade.

A IMPORTÂNCIA DOS TRABALHOS TRANSDISCIPLINARES E EXEMPLOS DE PROJETOS DE IAA MEDIADAS COM CÃES NO BRASIL

Diferentes áreas do saber podem incorporar em suas práticas as IAA mediadas por cães. Como já abordado neste capítulo, na literatura encontram-se publicações de TAA, AAA e EAA relacionadas às áreas da saúde, como, por exemplo, fonoaudiologia, psicologia, fisioterapia e terapia ocupacional; na educação, com ações em escolas e espaços pedagógicos de atendimento especializado, assim como, nas áreas que abrangem o comportamento, saúde e bem-estar animal, como a veterinária e cinotecnia.[5,10,18,38,53]

O caráter multiprofissional, interdisciplinar ou transdisciplinar das IAA com cães, pode proporcionar uma articulação entre as diferentes áreas do saber. Os profissionais que atuam nesse âmbito contribuem com elementos de suas áreas para planejamento, estabelecimento de objetivos, ampliação da comunicação e complementaridade de práticas que vão qualificar as intervenções realizadas.[22,54]

Essas trocas entre os profissionais são de extrema relevância para compartilhamento de experiências sobre as IAA com a mediação de cães. No entanto, o que se percebe frente às ações dessa forma de intervenção, é a possibilidade de constituir-se uma prática transdisciplinar, que supere a fragmentação e compartimentação dos saberes e se fortaleça na fluência de conhecimentos e ações conjuntas entre as diferentes áreas.[55]

Nesse sentido, segundo Roma (2016),[22] as IAA com cães, permitem que os objetivos da intervenção com o sujeito ou com o grupo atendido, sejam constituídos observando o desenvolvimento global desses. Os conhecimentos específicos das áreas, muitas vezes são aplicados em prol de um mesmo objetivo, como por exemplo, a educação, a fonoaudiologia e a psicologia buscam o aprimoramento de habilidades que implicam na qualificação da linguagem verbal, na comunicação e desenvolvimento das interações. Da mesma forma, o trabalho dessas áreas, aliadas à fisioterapia, se beneficiam do desenvolvimento psicomotor dos sujeitos atendidos.

Considera-se que as IAA mediadas por cães apresentam exequibilidade no que se refere ao caráter transdisciplinar. Essas práticas mediadas por cães podem ocorrer com a presença de profissionais de diferentes áreas do conhecimento. No entanto, mostra-se importante a articulação desses no planejamento das ações, na condução coletiva das atividades, assim como, no registro dos resultados, de forma que os paciente(s) e/ou estudante(s) possa(m) ser compreendido(s) em seu desenvolvimento global.

Roma (2016)[22] aponta que o condutor do cão e o terapeuta atuam lado a lado, coordenando e avaliando o trabalho, atentos às relações estabelecidas nesse espaço. Muitas vezes, a interlocução entre a equipe que está atuando em caráter transdisciplinar servirá de modelo para as relações que o próprio paciente estabelecerá no atendimento e/ou em outros espaços.

As articulações no trabalho com TAA e EAA, entre as áreas da Fonoaudiologia e Educação, são descritas e defendidas por pesquisadoras, quando apresentam ações desenvolvidas no projeto que ocorre no Colégio de Aplicação, da Universidade Federal de Santa Catarina (CA/UFSC).[56] As profissionais do projeto perceberam que, em caráter transdisciplinar, os conhecimentos das diferentes áreas tornam-se indissociáveis durante as IAA com a mediação de cães e vêm qualificando o desenvolvimento das habilidades que são trabalhadas.[25]

Para além das ações desenvolvidas no CA/UFSC e no SAF/UFSM, que são vinculadas a instituições federais, existem outros exemplos de programas e/ou projetos de IAA mediadas por cães que acontecem no Brasil nas áreas de recreação, saúde e educação. Dentre essas, tem-se a Associação Patas do Bem*, que atua como uma organização não governamental (ONG) e desenvolve ações, desde 2009, na cidade de Florianópolis/SC. Esse projeto realiza AAA mediadas por cães em hospitais e espaços de acolhimento para crianças, adolescentes e idosos.

Uma experiência enriquecedora, que foi pioneira em EAA no Brasil, é a da ONG Zooterapia, da professora Marisa Martinez Solano Pereira, que em 2005 desenvolveu projetos de intervenções mediadas por cães em escolas do interior de São Paulo. Segundo Petenucci (2016),[37] o projeto Crescendo Juntos, coordenado pela pedagoga apresentava o intuito de envolver e qualificar as aprendizagens acadêmicas de estudantes com alguma dificuldade.

Em Campinas, São Paulo, tem-se ainda o Instituto para Atividades, Terapia e Educação Assistida por Animais de Campinas (ATEAC)**. A ONG, fundada em 2004, trabalha hoje com a TAA, AAA e EAA em hospitais, instituições especializadas e espaços de acolhimento.

Outra instituição que desenvolve um trabalho com expressão nacional na área das IAA é o Instituto Nacional de Ações e Terapia Assistida por Animais (INATAA)***. A organização não governamental fundada em 2008 realiza TAA com cães, objetivando a melhora da saúde física, emocional e mental de idosos e crianças.

As ações desses projetos e/ou organizações vêm confirmando os benefícios que as IAA proporcionam à diferentes públicos. Segundo Dotti (2005)[9], esses benefícios podem ser observados no contato do ser humano com o cão, uma vez que, esse animal torna-se uma referência social e emocional durante as interações, tornando as atividades mais significativas.

CONSIDERAÇÕES FINAIS

Todas as formas de IAA mediadas com cães podem ser aplicadas de maneira simultânea, porém é necessário que os objetivos sejam definidos de acordo com o tipo de prática a ser realizada, para se alcançar os resultados esperados. Sendo assim, neste capítulo procurou-se evidenciar os construtos relacionados à TAA, EAA e AAA mediadas por cães, para que os leitores consigam apropriar-se dos conhecimentos envolvidos em todas e em cada uma dessas formas de trabalho com cães.

A investigação dos estudos utilizados para a elaboração e embasamento teórico deste capítulo, demonstrou que o número e a diversidade de pesquisas no campo da TAA e AAA com a mediação de cães são superiores àquelas relacionadas à EAA. Sendo assim, destaca-se

---

* Site: http://www.patasdobem.org.br/
** Site: http://ateac.org.br/
*** Site: https://www.inataa.org.br/

a importância do desenvolvimento de pesquisas que envolvam todas as formas de IAA com a mediação de cães e, especialmente, relacionadas às práticas educacionais e pedagógicas.

Acredita-se que o reconhecimento e a evolução das práticas de IAA, principalmente, a TAA e a EAA tenham muito a contribuir. Destacam-se esses dois tipos de IAA, porque geram evidências dos benefícios dessas práticas, uma vez que se tem os objetivos definidos, avaliação do processo e análise dos seus resultados.

O conteúdo deste capítulo abordou os conceitos e saberes relacionados às IAA mediadas com cachorros. Nos demais capítulos, serão detalhadas práticas de TAA e EAA realizadas com cães, nos quais será possível vislumbrar as múltiplas possibilidades relacionadas a essas formas de intervenção.

REFERÊNCIAS BIBLIOGRÁFICAS

1. Nogueira MTD, Nobre MO. Terapia assistida por Animais e seus benefícios. Revista PubVet. Maringá, 2015;9(9):400-428. [Acesso em 24 Jun 2020]. Disponível em: <https://www.pubvet.com.br/artigo/332/terapia-assistida-por-animais-e-seus-benefiacutecios>.
2. Chelini MOM, Otta E. Terapia Assistida por Animais. Barueri: Manole; 2016.
3. Pereira MJF, Pereira L, Ferreira ML. Os benefícios da terapia assistida por animais: uma revisão bibliográfica. Revista Enfermagem em Foco. Conselho Federal de Enfermagem, 2017;8(1):07-1. [Acesso em 26 Jun 2020]. Disponível em: <http://revista.cofen.gov.br/index.php/enfermagem/article/view/831/371>.
4. Muñoz POL. Terapia assistida por animais – interação entre cães e crianças autistas. Dissertação de Mestrado do Programa de pós-graduação em Psicologia. Instituto de Psicologia da Universidade de São Paulo. São Paulo, 2014.
5. Lima CM, Nunes DM, Krug FDM, Nobre M. O. Educação assistida por animais: estratégia promissora no âmbito escolar Animal. Rev Bras Educ Saúde. 2018;8(4):54-57. Disponível em: <https://doi.org/10.18378/rebes.v8i4.5946> Acesso em 07 Set/2020.
6. Almeida, E. A. Educação, atividade e terapia assistida por animais: revisão integrativa de produções científicas brasileiras. Dissertação (Mestrado em Psicologia). São Paulo: Pontifícia Universidade Católica de São Paulo, 2014.
7. Rubio RD, Loscertales AA, Obís MMB, Obís PB, López APS. Terapia asistida por animales. Rev Esp Comun Salud. 2017;8(2):254-271.
8. Fine AH. Manual de terapia asistida por animales: Fundamentos teóricos y modelos prácticos. Barcelona: Fondo editorial de la Fundación Affinity, 2003.
9. Dotti J. Terapia & animais. São Paulo: Noética; 2005.
10. Squilasse AF, Squilasse Junior FT. Intervenções assistidas por animais: considerações gerais. Educação Continuada em Medicina Veterinária e Zootecnia do CRMV-SP. São Paulo: Conselho Regional de Medicina Veterinária, 2018;16(2):30-35.
11. Okjin K, Sunhwa H, Hyun-A L, Yung-Ho C, Si-Jong L. Animal Assisted Intervention for Rehabilitation Therapy and Psychotherapy. In: Saad M. (Ed.). Complementary Therapies for the Body, Mind and Soul, 2015. p. 147-159. IntechOpen.
12. Marinho JSR, Zanho RS. Terapia assistida por animais e transtornos do neurodesenvolvimento. Estud Pesqui Psicol. Rio de Janeiro. 2017;17(3):1063-1083. [Acesso em 19 Nov 2020]. Disponível em: <http://pepsic.bvsalud.org/pdf/epp/v17n3/n17a15.pdf>.
13. Rocha CFP, Muñoz POL, Roma RPS. História do relacionamento entre animais humanos e da TAA. In: Chelini MOM, Otta E. (Coords.). Terapia assistida por animais. Barueri: Manole; 2016.
14. Domingues CM. Terapia Fonoaudiológica Assistida por Cães: Estudo de Casos Clínicos. (Dissertação de Mestrado) Pontifícia Universidade Católica de São Paulo – PUC, São Paulo, 2007. [Acesso em 12 Set 2020]. Disponível em: <https://sapientia.pucsp.br/handle/handle/12156>.
15. Pet Partners (US). Pet Partners Program. [On-line]. [Acesso em 09 Set 2020]. Disponível em: <https://petpartners.org/>.
16. Associação Nacional de Equoterapia (ANDE-BRASIL). Disponível em: <http://equoterapia.org.br/>

17. Cunha AB, Sacramento BC, Ferrari LA, Favaro HFL, Haddad CM. Equoterapia. In: Chelini MOM, Otta E. Terapia Assistida por Animais. Barueri: Manole; 2016.
18. Abrahão F, Carvalho MC. Educação Assistida por Animais como recurso pedagógico na educação regular especial – uma revisão bibliográfica. Revista Científica Digital da FAETEC, Rio de Janeiro. 2015;1(1).
19. Brasil. Lei 11.794, de 8 de outubro de 2008. Regulamenta o inciso VII do § 1º do art. 225 da Constituição Federal, estabelecendo procedimentos para o uso científico de animais; revoga a Lei nº 6.638, de 8 de maio de 1979; e dá outras providências. Brasília, 2008. [Acesso em 31 Ago 2020]. Disponível em: <http://www.planalto.gov.br/ccivil_03/_ato2007-2010/2008/lei/l11794.htm>.
20. Garcia MP, Botomé SP. Da domesticação à terapia: o uso de animais para fins terapêuticos. Interação em Psicologia. 2008;12(1):165-167.
21. Horowitz A. A cabeça do cachorro. 3. ed. Rio de Janeiro: Best Seller; 2013.
22. Roma RPS. A relação entre o terapeuta, o condutor e o cão no contexto da terapia assistida por animais. In: Chelini MOM, Otta E. Terapia Assistida por Animais. Barueri, SP: Manole; 2016. p. 131-148.
23. LIGABOM. Regulamentação do Emprego dos Cães de Salvamento nas Atividades dos Corpos de Bombeiros Militares. Conselho Nacional dos Corpos de Bombeiros Militares do Brasil, 2015. [Acesso em 10 Set 2020]. Disponível em: <https://attitudepromo.iweventos.com.br/upload/cartas/files/Regulamento_Certificao_Nacional_de_Ces_da_LIGABOM-Binmio.pdf>.
24. Savalli C, Ades C. Benefícios que o convívio com um animal de estimação pode promover para a saúde e bem-estar do ser humano. In: Chelini MOM, Otta E. (Coords.). Terapia Assistida por Animais. Barueri: Manole; 2016. p. 23-43.
25. Diniz CF, Potgurski DS, Weber FCS, Camargo RG, Sarzi LZ. Cinoterapia: práticas transdisciplinares em Educação e Fonoaudiologia. In: Monteiro SAS (org.). A educação no Brasil e no mundo. Ponta Grossa: Editora Atena; 2020. p. 39-48. [Acesso em 10 Set 2020]. Disponível em: <https://www.atenaeditora.com.br/post-ebook/2942>.
26. Mandrá PP, Moretti TCF, Avezum LA, Kuroishi, RCS. Terapia assistida por animais: revisão sistemática da literatura. CoDAS, 2019;31(3):1-13. [Acesso em 12 Set 2020]. Disponível em: <https://www.scielo.br/pdf/codas/v31n3/2317-1782-codas-31-3-e20180243.pdf>.
27. Rodrigues CVM. Pesquisa científica em terapia assistida por animais. In: Chelini MOM, Otta E. (Coords.). Terapia Assistida por Animais. Barueri: Manole; 2016.
28. Ramos CM, Dylewski V. Reabilitação e terapia assistida por animais. In: Chelini MOM, Otta E. (Coords.). Terapia assistida por animais. Barueri: Manole; 2016. p. 289-296.
29. Matusek S. Animal-facilitated therapy in various patient populations: systematic literature review. Holistic Nursing Practice. 2010; 24:187.
30. Machado JDAC, Rocha JR, Santos LM, Piccinin A. Terapia Assistida por Animais (TAA). Revista Científica Eletrônica de Medicina Veterinária. 2008;8(10):1-7. [Acesso em 04 Set 2020]. <http://faef.revista.inf.br/imagens_arquivos/arquivos_destaque/yBDakPBzygjagIw_2013-5-28-12-0-12.pdf>.
31. Ferreira APS, Gomes JB. Levantamento Histórico da Terapia Assistida por Animais. Revista Multidisciplinar Pey Këyo Científico. 2017;3(1):71-92.
32. Leonardi P. Os efeitos da terapia assistida por animais (TAA) mediada por cães como forma complementar na intervenção dos desvios fonológicos. (Dissertação de Mestrado). Santa Maria, RS: Universidade Federal de Santa Maria, 2017.
33. Vaccari AMH, Almeida FA. A importância da visita de animais de estimação na recuperação de crianças hospitalizadas. Einstein. 2007;5(2):111-116.
34. Dalcin LM. O conhecimento e a aceitabilidade de usuários e servidores do hospital de Santa Maria em relação à inserção da atividade assistida por animais mediada por cães. (Dissertação de Mestrado); Santa Maria, RS: Universidade Federal de Santa Maria, 2019.

35. Garcia, G. No Brasil, zooterapia ainda é incipiente. Viver Mente e Cérebro, n. 152, set. 2005. Reportagens. [Acesso em 16 Set 2020]. Disponível em < http://www2.uol.com.br/vivermente/conteúdo/materia/materia_32html >.
36. Martins MF. Animais na escola. In: Dotti J. Terapia & Animais. São Paulo: Noética; 2005.
37. Petenucci AL. Educação assistida por animais. In: Chelini MOM, Otta E. Terapia Assistida por Animais. Barueri, SP: Manole; 2016. p. 297-312.
38. Borba JMP. Contribuições da Educação Assistida por Animais – EAA para a Psicologia da Educação: uma análise fenomenológica. InterEspaço: Revista de Geografia e Interdisciplinaridade. Edição Especial - Diálogos Interdisciplinares em Psicologia da Educação, 2017;3(11). [Acesso em 07 Set 2020]. Disponível em: <http://dx.doi.org/10.18764/2446-6549.v3n11p187-210>.
39. Le Roux MC, Swartz L, Swart E. The effect of an animal-assisted reading program on the reading rate, accuracy and comprehension of grade 3 students: A randomized control study. Child Youth Care. 2014;43:655–673. [Acesso em 10 Set 2020]. Disponível em: <https://link.springer.com/article/10.1007%2Fs10566-014-9262-1>.
40. Beetz A. Socio-emotional correlates of a school-dog-teacher team in the classroom. Front. Psychol. 2013. [Acesso em 10 Set 2020]. Disponível em: <https://www.frontiersin.org/articles/10.3389/fpsyg.2013.00886/full>.
41. Lima CM, Krug FDM, Bender DD, Rodrigues MRM, Mechereffe BM, Vieira ACG, et al. Intervenções Assistidas por Animais realizadas em ambiente hospitalar na promoção do cuidado com a vida. Revista Expressa Extensão. Universidade Federal de Pelotas. Mai-Ago 2018;23(2):89-95. [Acesso em 24 Jun 2020]. Disponível em: <http://dx.doi.org/10.15210/ee.v23i2>.
42. Bassette LA, Taber-Doughty T. The effects of a dog reading visitation program on academic engagement behaviour in three elementary students with emotional and behavioural disabilities: A single case study. Child Youth Care Forum 2013;42:239–256. [Acesso em 05 Set 2020]. Disponível em: <https://link.springer.com/article/10.1007%2Fs10566-013-9197-y>.
43. Dotti J. Terapia & Animais. São Paulo: Livrus; 2014.
44. Althausen S. Adolescentes com síndrome de Down e cães: compreensão e possibilidades de intervenção. Dissertação (Mestrado em Psicologia Escolar e do Desenvolvimento Humano) - Instituto de Psicologia, Universidade de São Paulo, São Paulo, 2006. tde-13092006-154744. [Acesso em 05 Set 2020]. Disponível em: <https://www.teses.usp.br/teses/disponiveis/47/47131/tde-13092006-154744/publico/ALTHAUSEN.pdf>.
45. Anderson KL, Olson MR. The value of a dog in a classroom of children with severe emotional disorders. Anthrozoös. 2006;19:35–49. [Acesso em 10 Set 2020]. Disponível em: <https://www.tandfonline.com/doi/abs/10.2752/089279306785593919>.
46. Fidler DM. A educação mediada por animais desenvolvente no processo de aprendizagem de estudantes com deficiência. Dissertação de Mestrado; Santa Maria, RS: Universidade Federal de Santa Maria, 2016.
47. Vygotsky LS. Pensamento e Linguagem. São Paulo: Martins Fontes; 1993.
48. Allen K, Blascovich J, Mendes WB. Cardiovascular Reactivity and the Presence of Pets, Friends, and Spouses: The Truth About Cats and Dogs. Psychosomatic Medicine. 2002;64(5):727-39.
49. Hansen KM, Messinger CJ, Baun MM, Megel M. Companion Animals Alleviating Distress in Children, Anthrozoös. 1999;12(3):142-148.
50. Oliveira GR, Ichitani T, Cunha MC. Atividade Assistida por Animais: efeitos na comunicação e interação social em ambiente escolar. Distúrb Comum. São Paulo, Dez 2016;28(4):759-763.
51. Gee NR, Church MT, Altobelli CL. Preschoolers Make Fewer Errors on an Object Categorization Task in the Presence of a Dog, Anthrozoös. 2010;23(3):223-230.
52. Steves SW, Stokes T. Social effects of a dog's presence on children with disabilities. Anthrozoos. 2008;21(1):5-15.

53. Barros CT. Possibilidades de utilização da terapia assistida por animais (TAA) na terapia ocupacional. Trabalho de conclusão de curso - TCC. Belo Horizonte, 2008, p.57. Faculdade de Ciências Médicas de Minas Gerais- Fundação Educacional Lucas Machado-FELUMA Terapia Ocupacional.
54. Costa RP. Interdisciplinaridade e equipes de saúde: concepções. Mental. 2007;5(8):107-124. [Acesso em 07 Set 2020]. Disponível em: <http://pepsic.bvsalud.org/pdf/mental/v5n8>.
55. Ramos SB. Práticas transdisciplinares na rede pública de ensino. Dissertação - Mestrado em Ciências Sociais. Programa de Estudos Pós-Graduados em Ciências Sociais, Pontifícia Universidade Católica de São Paulo, São Paulo, 2016. [Acesso em 07 Set 2020]. Disponível em: <https://tede2.pucsp.br/handle/handle/19053>.
56. Potgurski DS, Sarzi LZ, Camargo RG. Cinoterapia: práticas transdisciplinares para a qualificação do atendimento em educação especial. Colóquio internacional de educação especial e inclusão escolar, 2019, Florianópolis. Anais eletrônicos. Campinas, Galoá, 2019. [Acesso em 10 Set 2020]. Disponível em: <https://proceedings.science/cintedes-2019/papers/cinoterapia--praticas-transdisciplinares-para-a-qualificacao-do-atendimento-em-educacao-especial>.

A PARTICIPAÇÃO DO CÃO NAS INTERVENÇÕES ASSISTIDAS POR ANIMAIS

CAPÍTULO 3

Dartanhan Baldez Figueiredo ▪ Carolina Lisbôa Mezzomo
Renata Gomes Camargo ▪ Maria Beatriz Paludo Pizzolotto

"O olhar atento para a natureza pode transformar nossas Vidas!"
Dartanhan Baldez Figueiredo

A entrevista apresentada a seguir, na forma de capítulo, foi idealizada a fim de se saber um pouco mais a respeito do papel dos cães nas Intervenções Assistidas por Animais (IAA). Para tanto, convidamos para participar de um encontro virtual o Sr. Dartanhan, professor aposentado da Universidade Federal de Santa Maria (UFSM), do departamento de Física e tutor dos cães que fizeram parte das pesquisas realizadas na UFSM, relatadas neste livro.

Esse encontro, no formato de entrevista, foi uma das ações realizadas através do Ciclo de Debates sobre Cinoterapia UFSC-UFSM. Assim como esse, encontros foram realizados em outros momentos, de forma remota, para a leitura e apreciação dos capítulos do livro. A equipe do projeto "Proposta de atividades mediadas por animais no Colégio de Aplicação a partir da Cinoterapia" tem como objetivo a construção interinstitucional do presente livro.

Esta entrevista foi concedida pelo professor Dartanhan Baldez Figueiredo, no encontro que aconteceu no dia 15 de julho de 2020, de forma *on-line* na Plataforma Google Meet. Estiveram presentes neste encontro como mediadoras/entrevistadoras as professoras Carolina Mezzomo (SAF/UFSM) e Renata Gomes Camargo (CA/UFSC), porém os demais participantes também poderiam fazer questionamentos. Juntamente, participaram dessa videochamada as demais autoras e autor do livro: Áurea Alves Guimarães, Bianca dos Santos Galliani, Camilla Diniz, Dayane Stephanie Potgurski, Diessica Vargas, Luana Zimmer Sarzi, Maria Beatriz Paludo Pizzolotto, Odilon Oliveira da Cunha e Paola Leonardi.

A seguir, apresentamos excertos da entrevista, principalmente, sobre os seguintes temas: características dos cães nas IAA, a mediação do cão nas Intervenções Assistidas por Animais, cuidados com a saúde e bem-estar do cão, a importância do trabalho do condutor do cão na Cinoterapia e ideias para o futuro da pesquisa com IAA com cães.

Renata: *Hoje teremos nosso honrado convidado, professor Dartanhan! Vou apresentar a nossa proposta, como eu e a Carol conversamos com o senhor, é fazer uma conversa, com algumas perguntas para que o senhor possa trazer a sua experiência, contar a sua trajetória na Intervenção Assistida com Cães e compartilhar conosco a sua experiência e o seu conhecimento! Professor, é uma honra tê-lo conosco neste encontro! Espero que seja o primeiro de muitos outros. Você pode começar contando um pouco da sua trajetória nesses anos de trabalho com IAA que o senhor tem realizado.*

Carolina: É uma satisfação tê-lo conosco hoje, e a ideia desta conversa é justamente isso, para quem não conheceu e não acompanhou de perto todo o trabalho, o processo "até aqui", começar justamente contando de onde surgiu essa ideia de preparar cães para esse tipo de trabalho?

Dartanhan: Eu sou um professor de Física, também sou criador de Pastor Alemão, há mais de 40 anos e que na realidade hoje, em função da minha idade e do falecimento da última cadela no início deste ano, que foi a Elis, parte da minha última ninhada de pastor alemão, resolvi ficar só com a Foxy e com o Guri, dois cães Border Collie. Mas minha trajetória começou há muito tempo, no momento que eu vim morar nesta casa, eu comecei a criar cães Pastor Alemão e, quando chegou próximo a minha aposentadoria, eu resolvi que eu iria fazer aquilo que eu mais gostava, que era essa interação com os animais, com o cachorro, para fazer um trabalho, não só sobre Cinoterapia, mas também um trabalho sobre o bem-estar animal. Ou seja, eu trabalhei três anos indo nas escolas conversar com crianças de quarta e quinta séries sobre bem-estar animal.

Na realidade, isso também está relacionado a essa minha proposta de começar a trabalhar com cães relacionados com terapia assistida ou terapia mediada. Me baseio na minha própria trajetória e no exemplo que eu tinha na minha casa. A minha mãe sempre trabalhou fora e depois quando ela se aposentou, passou a trabalhar na Liga Feminina de Combate ao Câncer. Os últimos 30 anos de vida dela foram dedicados ao trabalho social. Eu aprendi com ela isso! Eu, como funcionário público, que tenho algumas concepções, como socialista, eu espero uma sociedade melhor! Então, não tinha razão nenhuma de me aposentar na Universidade Federal de Santa Maria e procurar outro emprego, para acumular mais alguma coisa. Assim, eu resolvi que iria fazer esse tipo de trabalho. São mais de dez anos, fazendo trabalhos sociais, não só o trabalho com cães, mas também com a fotografia, divulgando movimentos sociais e culturais nesta cidade (Santa Maria).

A respeito dos cães, continuei durante esses três anos com esse trabalho que me propus nas escolas, e nos últimos dois ou três anos ainda dando aula de Física, eu passei a estudar sobre comportamento animal. Eu comecei a estudar sobre comportamento animal, mas principalmente relacionado com o cão, para eu poder fazer esse tipo de trabalho. Passei a me aproximar e a me envolver também, por exemplo, da Associação de Voluntários com Cães de Busca e Resgate. E então, eu passei a trabalhar com o Corpo de Bombeiros, com a Base Aérea, preparando cães para serem cães de busca e resgate, e esses cães eu também utilizei, depois na Cinoterapia.

O fundamental nessa trajetória é justamente a compreensão de que o cão é um animal, que é descendente do lobo e que é fundamentalmente um animal social, ou seja, essa interação do lobo com os humanos já faz alguns milhares de anos, e foi isso que levou à transformação do lobo em cachorro. O cão hoje tem em torno de 96% da sua composição genética igual à do lobo, mas a gente tem cães de várias raças, a gente tem cães desde 1 kg e pouco a cães que pesam mais de 40 kg.

Essa interação, essa relação entre homem e o cachorro desenvolveu muitas raças, inicialmente a maioria dessas raças para caça e depois na evolução, os cães de companhia.

Renata: *Professor, nesse processo de preparação dos cães, a gente gostaria que o senhor falasse um pouco da idade ideal que o cão precisa ter. Como é esse processo? Quais são as necessidades para que ele se torne um cão que trabalhe com essas intervenções?*

Dartanhan: Uma das coisas fundamentais é todo o processo de criação. Infelizmente hoje, muitas pessoas criam cães para vender. Normalmente, já querem se desfazer dessa ninhada até antes dos 60 dias, quando o ideal para um cão que vai atuar na Cinoterapia, ou mesmo qualquer cão, é que ele fique com sua ninhada por no mínimo três meses. Pois é durante este processo, que a mãe vai estabelecer os limites de seus filhotes, ou seja, eles vão conviver na ninhada, por no mínimo três meses com a mãe e ali pelos 38/40 dias quando ela já começa a ter dificuldade de alimentação, na amamentação, pois os filhotes já apresentam dentição e torna-se difícil para ela manter eles só com o leite, que passa a ser necessário começar a complementar a alimentação deles com ração, inicialmente líquida, e depois uma ração bastante quebrada, e até a ração normal.

É durante esse período de 60 dias até 90 dias que a mãe vai estabelecer o limite. O pessoal que está acostumado a trabalhar, eu uso aquilo que se chama "enforcador", mas que, na verdade, não enforca, ele impõe limite, e por analogia é o que a cadela faz com seus filhotes, quando eles estão passando do limite na brincadeira entre eles, ou com ela, ela vai lá e morde no pescoço. E essa mordida na realidade é uma pressão que ela faz do pescoço de um filhote para ele entender que ele está passando do limite na brincadeira com seus irmãos.

Isso é fundamental na formação de um cão, que vai ter depois uma interação saudável com os seres humanos e com os outros animais, do que ele vai aprender a ser. Ele vai ser socializado ali na própria ninhada. A mãe que faz esse papel. Quando não se faz isso, quem recebe o cachorro deveria ter informação de como ele pode fazer para estabelecer os limites. Nas minhas ninhadas, com os meus filhotes, quando eles começam a comer ração normal, na ninhada, eu já faço com que eles sentem para receber a ração. Esse processo é um processo muito simples de se fazer, basta, por exemplo, a gente aproximar o pote da ração dos filhotes na sua direção que eles sentam automaticamente. E aí então se oferece ração, o que na verdade se explica psicologicamente, o cão é totalmente diferente de nós humanos. Nós ficamos pensando no futuro e o cão, ele só vive o presente! Então, é isso que faz com que, por exemplo, quando a gente começa a ensinar um cão, temos que ter isso estabelecido, que eu não posso fazer uma correção ou dar um reforço positivo muito tempo depois da ação dele, a resposta tem que ser imediata!

Se eu quero estabelecer um determinado comportamento no cão, eu tenho que dar recompensa no momento em que ele exerça aquilo. Tem vários erros que são cometidos, quer-se fazer uma correção para um cachorro que fez alguma bagunça na casa e as pessoas chegam horas depois e ficam xingando o cachorro, repreendendo uma ação que o cachorro fez, mas fez muito antes e não é capaz de relacionar, ou seja, não sabe porque que ele está sendo xingado e repreendido, né?! O cão é capaz de fazer essa relação, se a resposta do tutor for imediata.

Renata: *Uma questão que apareceu ao longo do projeto, mas está sempre presente também nas discussões acerca das Intervenções Assistidas por Animais (IAA), é quanto à raça dos cães. São muitos os preconceitos (principalmente durante o primeiro ano do projeto). As pessoas questionam os riscos e perigos de determinadas raças. Encontramos muito frequentemente essas falas na população em geral. Você poderia comentar sobre isso? O professor também tem um trabalho com diversas raças: Pastor Alemão, Border Collie. Sendo assim, qual sua percepção enquanto estudioso e atuante do comportamento dos cães a respeito das diferentes raças para o trabalho com IAA?*

Dartanhan: A princípio não tem raça preferencial para se trabalhar em Cinoterapia. Qualquer raça pode ser utilizada. A questão é que existem algumas raças, e o problema não é da raça em si, mas, por exemplo, existem raças criadas a partir de uma seleção genética, para que fossem cães de rinha, então, se com esse cão o processo de socialização não for muito bem feito, pode não ser aconselhado para a Cinoterapia, porém, se o cão for bem socializado (com a ninhada, com o tutor) é possível.

Em relação à questão da Cinoterapia, é um trabalho que demanda diferentes formas de trabalho com o cão, não existe um adestramento específico para Cinoterapia. Uma característica fundamental, é a questão do cão ser muito bem socializado, ele deve aceitar o toque, suportar ser agarrado e empurrado, dentro de um certo limite. Outra questão fundamental na Cinoterapia é que o cão que vai trabalhar sempre acompanhado de seu condutor, ele vai estar com o seu tutor o tempo todo, então não existe Cinoterapia com o cão do terapeuta, ou seja, a Cinoterapia é um processo em que, tem que estar presente: o cão, o seu tutor, o terapeuta (professor/mediador da atividade) e o paciente/estudante (na educação mediada por animais). Porque quem vai estar centrado no comportamento do cão e quem sabe os seus limites é o seu tutor, enquanto o terapeuta tem que estar focado no seu trabalho e nos benefícios da prática, da ação do cão com o seu paciente.

A Cinoterapia é multidisciplinar, porque ela tem terapeuta e tem outra pessoa que vai intervir nesse processo, que é o condutor do cão, e aí quando eu digo que não tem um adestramento específico para o cão é porque a prática da Cinoterapia é muito diversa, ou seja, pode-se trabalhar com crianças com diferentes síndromes, então a ação que o cachorro vai participar, durante este processo terapêutico depende das necessidades dessa criança ou desse adulto que seja o paciente que está trabalhando.

Eu que trabalhei durante muito tempo, por exemplo, com a raça Pastor Alemão, agora estou trabalhando com outra raça, que é muito diferente. Eu tenho que respeitar as características dessa outra raça. Ou seja, o Border Collie, é um cão totalmente diferente do Pastor Alemão, ou de outras diferentes raças, eu sabia porque quando eu recebi a Foxy (Border Collie) e trouxe ela para minha casa, eu não tinha porque começar a brincar com ela com bolinha, para ela buscar bolinha, pois uma das características fundamentais dessa raça é a visão! Ela usa muito menos o olfato e muito mais a visão, isso se deve por ser um cão de pastoreio, e esse tipo de cão está centrado em ver qual é o animal que vai tentar sair do grupo para ele possa voltar com esse animal para o rebanho. É uma raça que usa muito mais a visão, ela faz muito mais leitura corporal do que qualquer outra raça!

Isso faz também com que essa raça seja usada hoje no esporte e que normalmente, quando ela participa dessas competições, que são *"Agility"*, ela tem vantagem em função das suas características, que é usar a visão e saber muito bem fazer leitura corporal. Se o condutor tem uma boa relação com o cão e compreende bem a raça ele vai ter muita vantagem: ele vai mostrar os gestos necessários (comandos) para ela passar por todos os obstáculos, ela vai ser muito mais rápida que normalmente os outros cães em função dessa leitura corporal tão enfática.

Renata: *Muito interessante, professor! E quem está trabalhando com treinamento e o adestramento do cão deve conhecer o potencial de cada raça para poder explorar esse potencial. Para mim, é muito importante, quando eu penso no nosso trabalho com a Cinoterapia, o que a gente tem buscado é trazer o cão para despertar esse potencial das crianças e adolescentes e, assim, poder minimizar as dificuldades deles! Quando eles estão frente a frente com o cão nas atividades, é isso que acontece. Eles instigam o que eles têm de potencial no desenvolvimento das atividades. Assim, as dificuldades ficam cada vez mais minimizadas. Muito importante e interessante essa fala para que a gente possa pensar também no planejamento! E como, conhecendo o potencial de cada cão, a gente pode explorar, utilizar e mobilizar, pensar as atividades, a partir dessas características né?!*

Luana: *Essas características que o professor traz, no que diz respeito ao preparo com os cães, começar lá com a mãe e seus filhotes e a importância dessa relação social para participar das IAA. Eu queria perguntar se existiria uma idade ideal para o cão começar nesse tipo de atividade, de Cinoterapia, para além do preparo. Quando seria esse início? E pensando também nessa questão que a Renata trouxe sobre o planejamento e as características do cão de cada raça, então, gostaria de saber se teria uma idade ideal para iniciar nesse tipo de atividade?*

Dartanhan: Eu tive filhotes, por exemplo, a Elis (a última cadela que trabalhei da raça Pastor Alemão). Grande parte do seu processo de socialização foi feito com ela atuando em atividades de ensino e Cinoterapia. Tem registros e vídeos dela trabalhando, como filhote, na escola com os alunos dando comandos. Essa é uma coisa que me emociona, né?! Porque quando entregava um filhote para essas crianças, mostrava o quanto a autoestima dessas crianças ficava elevada, quando ela conseguia fazer com que o cão fizesse aquilo que ela estava ensinando. Então, se a pessoa já tem uma experiência nesse tipo de trabalho, ela pode começar com esse cão com 90 dias, depende do quanto essa pessoa esteja preparada e trabalhando com Cinoterapia.

Essa pessoa que está se propondo a trabalhar com a Cinoterapia e se ela tem o conhecimento necessário, ela pode sim, começar a fazer esse processo durante a própria formação e socialização do cão, ou no caso, por exemplo, (Odilon) ele que trabalha como adestrador e o cão atua na detecção de odor específico, ou busca e resgate, esse cão necessariamente, é um cão muito bem socializado! Esse cão pode fazer aquilo que a gente chama de duplo trabalho. O cão ele pode ser um farejador de drogas e pode ser também um cão terapeuta; ele pode ser um cão de busca e resgate e também pode ser um cão de terapia; isso vai depender justamente da compreensão daquele que está se propondo a fazer esse trabalho.

Este trabalho não é um trabalho simples, o ponto que a Renata trouxe, da questão de planejamento, é o ideal na Cinoterapia, que o terapeuta e o condutor do cão, planejem juntos as atividades, aquilo que é possível fazer com aquele cão, no espaço que esse trabalho vai acontecer (nas escolas, clínicas, hospitais). Eu trabalho com esse grupo na Fonoaudiologia, mas também com a Professora Denise Medina Fidler, na sala de recursos multimeios da escola, no qual a gente trabalha com quatro a seis crianças ao mesmo tempo. É necessário saber o que é possível fazer com aquele cão, na relação com aquelas crianças que estão fazendo aquelas atividades. Na Fonoaudiologia, eu também posso trabalhar unicamente, com um paciente ou com um grupo de alunos, e aí tem que se estabelecer aquilo que é possível fazer com aquele cão, durante a minha experiência, dependendo daquilo que eu estava me propondo a fazer, eu levava um cão ou outro, dependendo das possibilidades das propostas.

Renata: *É muito importante esse planejamento compartilhado entre todos os profissionais que trabalham com IAA. Ele é muito rico! Aprendemos muito entre nós, nas áreas diferentes: educação, saúde, os condutores dos cães, que trazem a questão do comportamento animal. Então é muito rico, é uma oportunidade que a Cinoterapia nos traz e é muito importante e diverso esse contato com essas áreas de conhecimento envolvidas, é extremamente válido para todos que participam! Professor, em alguns momentos você trouxe diferentes terminologias, como: tutor, adestrador, Intervenções Assistidas por Animais. Eu gostaria que você comentasse um pouquinho sobre essas diferentes terminologias. Qual você considera mais adequada ou menos adequada? Ou se é indiferente. Como podemos utilizar a melhor forma que represente melhor as atividades e as pessoas que as realizam?*

Dartanhan: A Cinoterapia, para mim, é terapia mediada por animais e não é assistida. O problema é que, na realidade, a maioria da grafia, como é a tradução do inglês, o termo passa a ser utilizado como assistida, mas, na realidade, o que é o cão nessa relação? Ele é o mediador do processo! Ele vai fazer a mediação, então, por isso que eu defendo que seja utilizada como terapia mediada.

Eu não concordo com a tal da *"pet terapia"*. Quando se usa diferentes animais e sem considerar as características desses animais, para fazer esse tipo de trabalho. Por exemplo, nada me justifica, usar um pássaro para fazer terapia! Usar uma Calopsita, com a justificativa de que ela é exótica, e aí ela vive em uma gaiola e eu posso usar ela como um animal de terapia, para ela ir lá e dar picadinha nas orelhas, cantar, ou fazer alguma coisa. Na minha concepção, pássaro tem que estar voando!

No caso, a gente só utiliza o cachorro ou gato, porque esses animais passaram por todo um processo, no qual eles foram domesticados. Hoje, eles fazem parte da nossa vida como um benefício para nós, mas também um benefício para eles, desde que a gente não tenha objetivo só de ter benefício com o animal, mas devemos estar preocupados com os benefícios que levamos e garantimos para eles.

Tem uma revista aqui, que é de 2010, e tem um artigo que entende e defende o processo de domesticação do cão, a partir do lobo até ele se transformar em cão, como uma revolução para a humanidade! Da mesma forma que houve uma revolução quando o homem dominou o fogo, que foi a primeira revolução científica, né?! A partir de dominar o fogo, mudaram as condições de vida dos humanos, e isso também aconteceu com a evolução do cão. Foi só a partir desse processo de domesticação do lobo que o homem passou a ter um sono tranquilo, só depois que este processo se estabelece é que o cachorro passa a proteger o homem, dar sinal que outros animais se aproximavam, antes disso a gente não tinha sono tranquilo. Esse processo de aproximação do lobo com o homem trouxe benefícios para o homem e para o próprio lobo.

Nessa evolução, chegou-se ao cachorro, e trouxe benefício tanto para o homem quanto para o animal, e isso foi fundamental para que a gente pudesse desenvolver esses diferentes trabalhos hoje com o cão! E que, na realidade, muitos desses diferentes trabalhos realizados foi o próprio cachorro que nos mostrou que era possível! Por exemplo, um dos trabalhos reconhecidos é o cão de busca e resgate, ainda na Primeira Guerra Mundial, quando os cães foram utilizados como cães de correio, mas nessa função, eles indicavam que tinha gente ferida! Eles deveriam ir e voltar do *front* à retaguarda, levando e pegando correspondências, mas o que eles começaram a indicar é que tinha gente em algumas trincheiras, que tinham pessoas feridas e que não tinham condições de locomoção, então a partir daí foi possível se pensar no uso do cão como um Cão de Busca e Resgate.

E é da mesma forma, que o cão é usado hoje como guia/acompanhante, ou em casos de indicar crises de epilepsia, o primeiro cão que fez isso, fez voluntariamente! Ele passou a indicar para sua tutora que ela precisava tomar o remédio para não ter convulsões, ou seja, ele indicou, justamente pelas suas características, para além do faro, o cão é capaz de perceber que a pessoa vai entrar em crise epiléptica pelas mudanças, que ela, ao entrar em crise, muda de comportamento, emite odores diferentes, e outras raças que podem indicar não pelo faro, mas sim justamente pela observação das mudanças de comportamento facial ou a indicação da própria epilepsia, né?! Quando ela começar a se agitar, e dar esse indicativo que vai entrar em crise, o cão percebe isso e como ele tem essa relação, percebe que essa pessoa está entrando em sofrimento, o que que ele vai fazer? Ele vai tentar minimizar isso, tentando indicar para ela que ela tinha que tomar o remédio! Os meus cães percebem que eu vou sair de casa em função das minhas rotinas. O cão faz relação! O cão é na realidade muito mais inteligente do que a gente pensa!

No próprio adestramento, muitas vezes, as pessoas se enganam e há equívocos nos treinamentos, em que eles (os cães) estão tendo a plena compreensão, e eles (treinadores/adestradores) ficam fazendo e dando indicações aos cães. Tem muitos cães que são treinados para a detecção de odor específico (faro de drogas, por exemplo) que eles acham muito mais facilmente, quando o seu adestrador fica dando todas as indicações para eles de onde está a droga, claro que depois do treinamento, em função da sua capacidade olfativa, ele é capaz de indicar (de forma autônoma), mas principalmente em alguns locais que são característicos de encontrar droga, que é no carro ou numa "determinada" residência e aí, o cão não precisou das indicações e dicas que o adestrador deu durante os processos de treinamento, que fazia com que ele achasse muito mais rápido, mas como ele também recebe o estímulo depois que ele acha o droga, ele vai buscar ela e usar suas características fundamentais e principalmente o faro, para encontrar essas drogas.

Renata: *Professor, e quanto a nomenclatura utilizamos, "o adestrador", "o tutor", "o condutor". Estas palavras estão corretas para identificar a pessoa que prepara e acompanha as atividades mediadas pelos cães na Cinoterapia? Ou uma se difere da outra? Como o senhor vê essas diferentes nomenclaturas?*

Dartanhan: O ideal seria que se unificassem as nomenclaturas e que se usasse o termo tutor, porque na relação com o cão, a gente é tutor dele mesmo. Eu não sou o proprietário do cachorro, ou seja, eu não sou dono dele!

Eu gosto muito de usar um exemplo, na realidade, os pais são tutores dos seus filhos! A diferença significativa do "tutor pai" é que eu criei o meu filho e a minha filha para eles serem independentes, para que eles pudessem chegar a sua idade adulta e não dependessem mais de mim! Eu os criei para que fossem buscar as suas vidas e buscar a partir das suas experiências se construir como ser humano. Eu ensinei meus filhos a não quererem depender indefinidamente de mim.

Agora, dos cães, eu vou ter que ser tutor deles e vou ser tutor deles pelo resto da sua vida! Ou seja, eu não crio o cachorro, para depois abandonar ele! E eu também não abandonei os meus filhos, mas eles vivem independente de mim.

O adestrador é um profissional que faz um processo de treinamento para diferentes áreas e raças e, é um profissional que também pode fazer esse trabalho de voluntário, com um cão de terapia, mas na maioria das vezes, esses adestradores trabalham com os cães de outras pessoas. Esse profissional vive desse trabalho, já que muitas pessoas gostam muito de cachorro e não têm tempo, ou nunca se preocupou em estudar um pouco sobre aquele animal que eles resolveram ter em sua casa. Então, eles transferem essa responsabilidade para uma pessoa, o adestrador, que é quem vai fazer esse trabalho de socialização do animal.

Infelizmente, tem outras instituições que fazem o absurdo! As polícias militares e os corpos de bombeiros, eles usam os animais para fazer trabalhos para essas corporações e depois eles jogam a responsabilidade para o adestrador, quando é necessário aposentar esse animal. Um cão de Busca e Resgate, ou o Cão de Detecção, não vai trabalhar toda a sua vida! Esses animais trabalham no máximo, dependendo da raça, até 7 anos e depois ele tem que ser aposentado. Muitas vezes, nesse processo, as corporações descarregam a responsabilidade para o adestrador, que foi quem formou o cão para esse trabalho, e aí ele tem que cuidar dele para o resto da vida.

Renata: *Isso é bem complexo. Um dos nossos parceiros passou por toda essa dificuldade com os cães, que ficaram sob a responsabilidade dele, né?! E eram muitos! Não era um, eram* cinco cães aposentados, então precisamos repensar essas práticas e questionar, conversar com os profissionais que atuam nessa área.

Dartanhan: Para mim, é um absurdo! A corporação que usa o cão tem que ter responsabilidade, deveriam ter espaços para isso. Muitas vezes, essa responsabilidade fica não só para os adestradores, mas também passam a responsabilidade para outras pessoas, através de doações dos cães, e entregam para qualquer pessoa, mesmo que ela não esteja apta para isso.

O animal tem um vínculo e estabelece uma relação com seu adestrador. Na realidade, ele estabeleceu um vínculo com aquela atividade que ele desenvolveu durante sua vida e também com os outros animais que participavam do mesmo trabalho. Eles vivem em um canil comunitário, ou seja, vivem com outros cachorros e essas corporações cometem irresponsabilidade quando chega o período em que o animal já não satisfaz ao trabalho, os cães são descartados, junto com todo o trabalho que ele fez durante esse período, que quando a corporação pode retribuir e aposentá-lo, ele é jogado!

Odilon: *Na corporação, o cachorro "é um número para eles". Como trabalho no meio, sei que é dessa forma! Muitas vezes pelo fato do condutor não ter condições de ficar com o cão em sua residência, eles entregam os cachorros para pessoas que não têm conhecimento sobre o animal, sobre o que o cachorro faz, e nem tentam fazer uma continuidade do trabalho do cão para além do cão policial.*

Dartanhan: Na realidade ele não tem mais condições de continuar trabalhando, mas algumas atividades ele tem que continuar fazendo! Ele passa praticamente toda sua vida numa rotina de treinos e trabalho, e depois ele sai dessa rotina e vai participar de outra rotina totalmente diferente! É justamente aí, que muitas vezes não é só falta de conhecimento, é desrespeito mesmo! Desrespeito com aquele animal que foi usado, e nesse caso, ele foi usado mesmo!

Odilon: *É e, muitas vezes, nessa hora de aposentar, o condutor fica com o cão, mas na maioria das vezes, o condutor não pode, o cachorro está há oito anos em uma família e vai ter que aprender a conviver com outros. É muito difícil.*

Renata: *Eu fiquei imaginando. O professor falou que eles vivem em um canil comunitário. Assim como uma criança que mora com os irmãos e, repentinamente, não mora mais! Agora tem outra família, tentando assim pensar que, por ser esse animal extremamente sociável e todas as características do cão, a gente tenta vislumbrar o tamanho do sofrimento que deve ser, né?! Esse tema é polêmico, e já ouvi algumas falas do senhor sobre isso. Eu acho muito interessante a sua opinião e queria que você comentasse um pouco com nós sobre a questão da "humanização dos cães". Sobre o uso de roupas, os banhos excessivos, o uso de perfumes e lacinhos. Enfim, é um tema que é polêmico e vou te passar a palavra.*

Dartanhan: O cachorro tem que continuar sendo cachorro. Independente do serviço que ele for fazer, ele como cão de trabalho ele continua sendo um cão, então a gente tem que respeitar ele como um cão. Por exemplo, agora a Foxy está lá na caixa dela repousando e depois que a gente terminar aqui, eu vou soltar, vou dar ração e ela vai ficar mais um pouco no pátio e depois ela vai voltar para a caixa dela. A caixa para ela funciona como se fosse a toca lá para os lobos, é o local seguro para repouso e descanso.

Eu também cometi erros. Quando eu comecei a criar os cachorros, pastor alemão, eu também deixava os cachorros no pátio, como se eles servissem para cuidar do meu pátio, mas depois que eu comecei a estudar, e eu continuo aprendendo muito. Hoje eu espero ser um pouquinho melhor do que fui ontem. Os meus cães deixaram de necessariamente ficar no pátio para cuidar do meu patrimônio. Quando comecei realmente a desenvolver trabalhos sistemáticos, eles passaram a dormir dentro de casa na caixa!

Embora a gente viva num país que continua sendo racista e que muitas pessoas ainda vivem em condições de escravidão, a gente não pode fazer a mesma coisa na relação com os animais. Há muito tempo, meus cachorros deixaram de ser só um animal para ser de utilidade, só para me servir, eu sou quem sirvo a eles. Na realidade, eu também já estou adestrado em relação aos meus cachorros. O Guri, se eu abro a porta, ele entra e já senta para eu dar comida para ele, ou seja, aquilo que eu ensinei antes para ele comer, que tinha que sentar, hoje ele já chega e senta e aí eu que eu já estou adestrado e vou lá levar o prato de comida para ele.

Odilon: *Tem aquele meme no Facebook, que cachorro diz: "Eu adestrei meu dono! Eu sento e ele me dá um petisco"*

Tainá: *Professor, aconteceu a mesma coisa em casa! Eu tentava ensinar a minha cadela a esperar pacientemente enquanto eu dava comida para ela, fazendo ela sentar e agora, se eu como alguma coisa e ela vê, ela se senta porque ela também quer.*

Renata: *Que lindo, né?! A gente não sabe mais quem é quem nesse processo.*

Dartanhan: Na realidade, o cão é muito inteligente, aquilo que já foi dito, aquilo que as pessoas pensam, por exemplo, que o cachorro ficou esperando a pessoa chegar do trabalho. Não! Ele não fica esperando, ele percebe pelos seus sentidos que a pessoa está chegando, ou ainda, também em função da rotina, ele sabe mais ou menos o que que vai acontecer. Aquilo do cachorro, nas pessoas que moram em apartamento, ir correndo para a porta para receber a pessoa, na verdade ele percebe aquilo: ele já tem a rotina, ele sabe que está anoitecendo, ele sabe que seu tutor daqui a um pouquinho vai chegar, então ele estava lá tranquilamente no apartamento, ele só vai receber seu dono, porque percebe e sabe que ele está a chegar.

Renata: *O senhor comentou sobre os benefícios que há nessa troca que, nas Intervenções Assistidas por Animais, enquanto eles estão trabalhando conosco mediando a atividade, nós estamos também oferecendo a brincadeira, o bem-estar, toda essa interação, que traz benefícios para ambos os lados, né? Animais humanos e animais cães que estão envolvidos na atividade.*

Dartanhan: Em relação à Cinoterapia, é possível fazer uma comparação, por exemplo, quando se trabalha com crianças. O cão e a criança são semelhantes, ambos têm a necessidade de brincar. A maioria das atividades que se faz na Cinoterapia, para o cachorro, é uma brincadeira, existe uma relação grande no trabalho que o cachorro está fazendo, e é também em função disso, que se tem os benefícios. Porque aquelas atividades que ele está fazendo, quando uma criança escova o pelo do cachorro, para aquela criança, ela está se desenvolvendo motoramente e também está dando um benefício para o cachorro.

Então, aí entra parte da pergunta que a Renata tinha feito, ao invés de dar banho no cachorro uma vez por semana, eu tenho que escovar ele, no mínimo, uma vez por dia. Se o cachorro passa periodicamente por processos de escovação, ele não precisa ir para o *Pet Shop* para tomar banho e vim de lá perfumado. Aliás, se possível, e se ele vier perfumado e tiver uma grama, um pátio com areia, terra é lá que ele vai se esfregar, para tirar aquele odor artificial que para ele é sufocante.

Infelizmente, por exemplo, na Universidade Federal de Santa Maria, no curso de Graduação em Medicina Veterinária, não tem uma disciplina específica sobre comportamento animal e, principalmente, sobre o comportamento animal relacionado aos animais de pequeno porte como os cães e gatos. Falta estudo, então os veterinários ficam fazendo vários absurdos, os conselhos de ética dessas profissões tinham que ser mais eficientes. Um veterinário tem um *Pet Shop* e um consultório veterinário no mesmo lugar, isso não faz sentido, *Pet Shop* não tem nada a ver com a ação do veterinário como um médico veterinário, os cachorros que estão indo para o *Pet Shop* só para banho e tosa eles não são examinados, esses animais podem estar levando zoonose para dentro do consultório veterinário. Deveria ser proibido ter *Pet Shop* e consultório juntos.

Renata: *Professor, gostaria que você comentasse um pouco sobre as leituras e referências que o senhor recomenda. Para quem está estudando e nós agora que estamos produzindo um livro e, para isso, relendo alguns trabalhos e lendo trabalhos novos, para poder fazer essa escrita, gostaria de recomendações de leituras e referenciais. E o senhor que tem essa trajetória de muitos anos, trabalhando com as Intervenções Assistidas por Animais, com cães, quais são os desafios que vê para o futuro? Como o senhor enxerga o futuro dessa prática?*

Dartanhan: O desafio no futuro seria realmente usar a terapia mediada por animais, a Cinoterapia, sendo realmente uma terapia, se fazendo pesquisa, produzindo ciência, não ser só um trabalho de aplicação de uma técnica, sem se fazer reflexão sobre a prática, então o desafio significativo, é realmente vocês produzirem a bibliografia nesta área. Todo trabalho que for feito, virar realmente um trabalho de pesquisa, isso é Cinoterapia, isso é Terapia Mediada por Animais.

O terapeuta ter compromisso com a pesquisa sobre a sua prática, ou seja, a influência do cachorro no seu trabalho, esse é o desafio inicial, é justamente esse movimento de buscar leituras em relação à compreensão do animal que está trabalhando sobre comportamento animal e aí se está trabalhando com cachorro, por exemplo, tem o livro *A Cabeça de Cachorro*, um livro sobre comportamento animal e ele é uma bibliografia muito boa, porque é bem acessível e traz compreensões claras do que é o comportamento animal e o que é o cachorro.

O maior desafio que eu entendo, principalmente aqui no país, é esse, ou seja, ter uma compreensão clara, que estamos usando um animal e que este animal contribui significativamente para o desenvolvimento das funções e habilidades que o terapeuta está buscando, para resolver os problemas do seu paciente. O compromisso maior é justamente isso, transformar essa atividade em uma atividade de pesquisa, produzir conhecimento a partir disso.

É um desafio que eu já coloquei para a orientadora de vocês, algumas coisas que já estão estabelecidas como para o trabalho na fonoaudiologia, que ao se introduzir o cachorro: o que deve ser modificado nessas rotinas que já estão estabelecidas a partir da utilização do cão. O ideal no Brasil é que todos os preconceitos que existem em relação à Cinoterapia pudessem ser ultrapassados.

Vejam, eu ainda não consegui entrar no Hospital Universitário, o que é um absurdo. Em Santa Maria, existe esse movimento dentro dos hospitais, mas não é terapia mediada por cães, não é Cinoterapia. O Corpo de Bombeiros leva um cachorro para passear lá no Hospital Psiquiátrico e fazer algumas visitas, e não é isso que eu me proponho mais a fazer, eu não quero fazer atividades com cães, eu quero fazer terapia mediada por animais: Cinoterapia.

Essas atividades vão ser benéficas para os pacientes, mas como esse benefício não é analisado, não está sendo estudado, então não vai resultar em alguma coisa mais significativa, ou que faça com que este trabalho evolua e eu também gostaria muito de ver o resultado. Tem coisas que já estão claras na própria literatura, que uma criança passa por um período significativo de internação, e que na medida em que vai se introduzindo atividades com cão, nesse local, acompanhada de um psicólogo, vai fazer com que o tempo de internação dessa criança seja reduzido. Eu posso trabalhar com crianças com leucemia e ter resultados, como melhorar seu sistema imunológico, na medida em que ela passa a conviver com outras pessoas, porque o cachorro, se ele for um cachorro que estiver em sua saúde plena, ele não vai infectar mais do que qualquer outro humano que está dentro do hospital.

O cachorro não pode ser considerado como um agente de contaminação, tanto é que hoje tem cães, que vão para dentro das salas de cirurgia, como acompanhante, dos pacientes que serão operados, seja uma criança ou mesmo adulto, que possuem alergias e tenham um cão de acompanhamento e ele precisar fazer uma cirurgia, o cão vai ser muito mais eficiente na detecção do possível choque alérgico do que os aparelhos que estão nessa sala de cirurgia, ou seja, ele vai ser muito mais eficiente do que o anestesista, que tá anestesiando, se ele for acompanhado pelo seu cão.

Renata: *A gente percebe, nessa nossa conversa de hoje, o quanto temos ainda para aprender e debater, né professor? E todos os colegas/amigos que estão aqui.*

Dartanhan: No próprio trabalho de vocês, a gente descobre o quanto é possível ir melhorando o próprio trabalho, em função da nossa prática, nossos horizontes, aquela foto que a gente tem da Cilla, vocês se recordam desse registro desse dia? Naquele momento que estavam apavoradas, querendo desistir da atividade?

Carolina: *Eu lembro! Estava ficando desesperada, quantos chutes e apertões a Cilla levou, né?*

Dartanhan: E depois?

Carolina: *Foi incrível! E no corredor, né? Tudo tem o seu tempo, as IAA não precisam ser na sala. Ele (o paciente) precisou se acalmar e conseguir essa aproximação mesmo.*

Dartanhan: Temos o registro dele deitado, repousando no chão e encostando seu rosto no rosto da Cilla. Aquilo nós aprendemos juntos! Eu conhecia ela e sabia seus limites. E aí, em função da própria experiência, eu convidei ele para tentar passear com a Cilla, é justamente isso aqui que mostra a relação fundamental de interdisciplinaridade, o terapeuta/mediador deve confiar no condutor desse cão, que ele sabe aquilo que funciona ou não com o seu animal. A partir dessa relação que também define, quais são as atividades que são possíveis ou não de serem feitas com que animal.

Renata: *O papel de cada um! E ao mesmo tempo o papel de todos juntos! É indissociável, a transdisciplinaridade, confiar no conhecimento e na experiência de cada um daqueles que estão envolvidos nessas atividades, para proporcionar o melhor à criança, ao adolescente, ao adulto, ao idoso, para aquele que está ali sob nossos cuidados. São quase duas horas conversando e aprendendo.*

Carolina: *E ficaríamos muito mais! Porque tem cada vez mais assunto sobre esses temas.*

Renata: *Como eu sei que o professor é freiriano, o diálogo não se encerra né, ele só é adiado para um outro momento, pois continua com outros contextos, outras pessoas, outras dúvidas!*

Dartanhan: A questão sobre ser freiriano é justamente isso, ou seja, construir conhecimento coletivamente, o professor, em qualquer processo ele deve ser o orientador, o mediador desse processo. O ideal é o professor saber fazer perguntas, depois que ele fez a primeira pergunta e o aluno respondeu e ele saber fazer outra pergunta para que esse conhecimento seja construído.

O pessoal está muito enganado em achar que a gente vive numa sociedade do conhecimento, a gente vive numa sociedade da informação, ou seja, nós temos muita informação e pouco conhecimento sendo construído, não basta ter informação se eu não pegar essas informações e fazer ligações entre elas, de forma que esses elos entre as informações, que geram o conhecimento em cada pessoa.

O meu conhecimento eu não consigo transferir para vocês! Eu posso transferir algumas informações que eu tenho, tá?! E essas informações elas vão se transformar em conhecimento para vocês, no momento em que for possível articular essas informações que eu passei com vocês, com as informações que vocês já têm. E aí, esse processo se torna mais eficiente quando realmente dialogado, para que a gente realmente converse.

Renata: *Parece tão fácil, mas não é! Que bom que temos pessoas dispostas a compartilhar suas informações e assim contribuir com o conhecimento de cada uma, a gente compartilha e aprende, ao mesmo tempo que se acessa esse conhecimento do outro, essa troca é enriquecedora.*

Diessica: *Eu queria só agradecer a disponibilidade de sempre do professor, por estar sempre disponível tanto nas terapias, nos atendimentos e nessa troca de conhecimentos que a gente sempre teve e tem com ele.*

Luana: *Eu agradeço por compartilhar conosco essas duas horas, e eu acho que elas poderiam ser muito mais. Visto o vasto conhecimento que o senhor tem! E eu acho que a gente deve pensar e organizar outras possibilidades de encontro assim, ter mais momentos como esse. Eu anotei duas páginas eu acho que eu fui muito sintética ainda, visto o tanto que que eu aprendi hoje! Foi uma alegria muito grande! Muito obrigado!*

Dartanhan: Eu quem agradeço!! Agradeço a vocês por usarem parte do tempo de vocês para me ouvir! Eu gostaria de estar mais presente e eu posso participar novamente, mas eu gostaria de ter mais perguntas e não só perguntas né?! Como também quero ouvi-las, quero que compartilhem as experiências que vocês estão tendo, o que que vocês estão produzindo. Não só me entrevistar, pois no momento em que vocês começarem a compartilhar as vivências que vocês já tiveram em Cinoterapia, vai possibilitar que a gente tenha muito mais trocas, né?!

Renata: *Com certeza, professor! E a gente está conversando sobre isso, agora quando for ao próximo encontro, vamos debater um pouco mais sobre a produção dos capítulos, a escrita do livro. A gente acaba falando sobre o trabalho que realiza e nossas reflexões, então o professor é convidado e será um prazer tê-lo conosco para essas trocas. Ainda que os encontros anteriores tenham sido bem iniciais de organização da estrutura, para os próximos, temos essa proposta mais interessante, de compartilhar a escrita dos capítulos.*

Carolina: Com certeza! E eu acho que é importante falar que, se não fosse pelo professor, e pelo trabalho que ele desenvolve, hoje nós não estaríamos reunidos aqui! Por todo o início do seu trabalho, disponibilidade incansável de todos esses anos. Nós não nos encontramos por acaso, e não se estabelece relação assim de trabalho e parceria, com esse propósito alinhado, por acaso! Que bom poder seguir nas pesquisas e poder enxergar os frutos desses anos de trabalho, com a ideia de divulgar, de deixar registrado tudo que está sendo feito. Mas eu precisava deixar registrado, esse agradecimento, que não é por acaso, né?! Não é só pela nossa vontade ou nosso desejo aqui do grupo que a gente conseguiu fazer isso, professor. Se a gente não tivesse começado lá atrás, talvez a história não tivesse sido essa, que a gente tem tanto orgulho!

Dartanhan: Carol, eu já falei também, mas saiba que essa estrada, meu bem, só foi construída, porque tu aceitou o desafio! Eu fui naquela reunião, e na realidade foi só tu que aceitou o desafio, ou seja, embora eu tenha trabalhado com várias outras áreas, alunos da área de psicologia, mas isso em outras universidades. Eu, como filho da Universidade Federal de Santa Maria, gostaria realmente de plantar essa semente, nas diferentes áreas.

Na terapia ocupacional é muito possível se fazer esse trabalho, na psicologia, na pedagogia e até hoje não se conseguiu. Eu comecei um trabalho no hospital, com criança com câncer, e eu não conseguia nem entrar lá dentro do prédio com o cão, então, eu abandonei. Não dá para estar fazendo um trabalho de Cinoterapia, em que o próprio trabalho não seja valorizado! É um absurdo.

Infelizmente, vocês que também são da área da saúde, essa questão dos médicos quererem impor todas essas restrições, é um absurdo! Todas as outras áreas poderiam estar fazendo este trabalho e os médicos também poderiam começar a se envolver com esse tipo de atividades, para eles também aprenderem um pouco, de que é possível realizar trabalhos, eu acho que já passou o tempo de que o médico, é que estabelece a definição do que pode se ou não se pode fazer né?

Carolina: Exatamente, professor! Essa contradição fica muito visível no hospital, mas a gente vai chegar lá! A gente chega lá!

Dartanhan: Eu espero que o pessoal da Fonoaudiologia comece a fazer atividades no hospital, fazer a recuperação de alguns pacientes que precisam da fonoaudiologia e que comecem a introduzir o cachorro lá dentro também!

Carolina: É isso aí! É isso aí mesmo professor!

Renata: A Paola e a Bia escreveram no chat, também agradecendo as aprendizagens, as trocas. Que vai servir para qualificar a prática e também a escrita. A ciência que a gente produz, a partir dessas atividades, para ela está ali!

Renata: Também gostaria de agradecer ao professor, que sempre prontamente aceita qualquer convite, né?! Ele é parceiro! Parceiro para tudo, topa qualquer parada! Como é bom estarmos reunidas com essas pessoas aqui, a energia boa que a gente compartilha! Para além do conhecimento. E tu, professor, você está sempre aqui somando conosco com a sua sabedoria! Eu acredito que tem muitas pessoas inteligentes no mundo, que têm conhecimento, mas pessoas sábias são raras e cada vez mais eu tenho aprendido isso. Para mim, o senhor é uma pessoa sábia! Ter a oportunidade de te ouvir e saber que você está disponível para compartilhar isso conosco é muito gratificante!

Todos: Boa noite, obrigada!

TERAPIA ASSISTIDA POR ANIMAIS MEDIADA PELO CÃO NO CASO DE GÊMEOS UNIVITELINOS COM ALTERAÇÃO DE LINGUAGEM ORAL

Tainá Luiza Schott • Carolina Lisbôa Mezzomo

> *"A expressão verbal de Carlos era praticamente ininteligível. [...] O caminho para entendimento com Carlos fez-se por intermédio do animal. Sem nenhum exagero, pode-se dizer que os terapeutas de Carlos foram os cães Sultão e Sertanejo. A posição de co-terapeutas coube ao médico e aos monitores."*
> Nise da Silveira

INTRODUÇÃO

A linguagem é o meio pelo qual estabelecemos a interação com o mundo, formamos novos aprendizados, compreendemos e elaboramos conceitos, trocamos informações, demonstramos afeto, entre tantas outras atribuições. Compreendemos que é um conhecimento complexo, que demora anos para ser adquirido e aprimorado, e que, por diversas intercorrências, podem ocorrer problemas em seu desenvolvimento durante a infância, período crítico para seu desenvolvimento devido à neuroplasticidade. Nesses casos, é importante que haja intervenção fonoaudiológica específica a cada caso, que pode estar associada à Terapia Assistida por Animais (TAA), cujo conceito já foi abordado em capítulos anteriores.

Neste capítulo, iremos relatar a realização de uma pesquisa de Conclusão de Curso de Graduação em Fonoaudiologia realizada na Universidade Federal de Santa Maria (UFSM), cujo tema versa sobre o tratamento de crianças com alteração de linguagem oral. O estudo buscou verificar os efeitos da presença do cão como coterapeuta no desenvolvimento linguístico de gêmeos univitelinos com distúrbio de linguagem oral. Um dos pacientes foi submetido e outro não à TAA mediada pelo cão. Além disso, buscou-se analisar quais aspectos linguísticos e comportamentais do paciente submetido à TAA poderiam passar por maior mudança com a terapia.

Para compreendermos melhor esse trabalho, consideramos importante revisar alguns conceitos a respeito da aquisição e desenvolvimento da linguagem e a relação da TAA no processo terapêutico fonoaudiológico quando este percurso é considerado atípico. Sabe-se que a apropriação da linguagem oral pela criança ocorre de forma gradual, desde os primeiros meses de vida do bebê, e depende de fatores orgânicos (maturação neurológica e muscular, audição), psíquicos e ambientais (condições socioeconômicas, exposição a estímulos verbais, interação social). A linguagem oral é um domínio humano bastante amplo e subdivide-se em cinco componentes:[1]

a) *Fonologia:* sistema contrastivo de sons da fala que se manifesta por meio da fonética, sendo esta última entendida como a capacidade de articular esses sons através dos órgãos fonoarticulatórios (lábios, língua, dentes e véu palatino).

b) *Morfologia:* a formação das palavras em seus radicais e flexões que as diferenciam em gênero (exemplo: o menino, a menina), número (a caneta, as canetas), grau (livro, livrinho, livrão), tempos verbais (caminhei, caminho, caminharei) e classes gramaticais (escrita - substantivo, escrever - verbo).
c) *Sintaxe:* a forma como as palavras relacionam-se e flexionam-se (modificam-se uma em relação às outras), a ordem em que são dispostas na frase e ainda as palavras funcionais (artigos, preposições, conjunções, advérbios) que não possuem o propósito direto no conteúdo da frase, mas na forma como ela se organiza.
d) *Semântica:* a relação entre o nome e o significado das palavras, significado das frases, bem como os grupos semânticos (animais, meios de transportes, alimentos...). Não deve ser confundida com o vocabulário, pois este é o que dá nome às coisas, sendo, portanto, apenas parte da semântica.
e) *Pragmática:* uso da linguagem através da comunicação com o interlocutor, seja por meio de gestos, vocalizações ou verbalizações. Pode ter várias funções: fazer pedidos, comentários, perguntas, protestos, entre outros.

Estudos indicam que o desenvolvimento dos componentes supracitados ocorre de forma interdependente, ou seja, o surgimento e aprimoramento de um componente estimula o desenvolvimento de outros.[2-4] Visto que a linguagem abrange esses diferentes aspectos, surge a importância de estudá-los em relação ao seu desenvolvimento, relacionado ao contexto de vida dos sujeitos. No processo de aquisição linguística típica, espera-se o surgimento das primeiras palavras próximo a um ano de idade, sendo que sua compreensão antecede sua expressão.

No entanto, as crianças com atraso ou distúrbio de linguagem têm o surgimento das primeiras palavras mais tardio, após os dois anos de idade.[4] Estudos[5,6] indicam, como principais fatores de risco para o desenvolvimento linguístico, a prematuridade, a pouca estimulação, histórico familiar, problemas auditivos, síndromes genéticas, intercorrências pré e peri-natais e infecções de vias aéreas superiores.

Quando se tem o diagnóstico de alteração de linguagem, torna-se necessária a intervenção fonoaudiológica. A terapia fonoaudiológica tem por objetivo estimular o desenvolvimento adequado dos aspectos linguísticos e da comunicação que se encontram aquém do esperado para a idade cronológica (ex.: uma criança com mais de 5 anos de idade que ainda não consegue produzir todos os sons da fala; uma criança com mais de 1 ano de idade que ainda não fala) ou de aspectos não necessariamente atrasados, mas que podem estar alterados (por exemplo, a gagueira, a projeção da língua entre os dentes ao falar).

Identificado isso, são utilizadas estratégias lúdicas específicas e adequadas a cada caso, que visam estimular as habilidades linguísticas alteradas. A terapia é realizada por meio de estratégias lúdicas para que a criança se engaje e se motive a participar ativamente do processo terapêutico, visto que recursos formais usados com adultos, por exemplo, não são motivadores e nem sempre são os meios pelos quais a criança se apropria dos conhecimentos de mundo, mesmo porque não teriam condições cognitivas para compreendê-los.

Essa intervenção pode estar associada à TAA mediada pelo cão, também conhecida como Cinoterapia. A Cinoterapia é uma das modalidades de TAA que consiste na participação de um cão em um processo terapêutico. Apesar de as pesquisas já comprovarem os benefícios da TAA, ainda não é comum seu uso na clínica de linguagem no Brasil, pois é relativamente recente e demanda mais cuidados, além de ainda haver preconceito em relação à presença do animal no contexto terapêutico. Com a TAA, notam-se benefícios como a elevação da autoestima, maior atenção e motivação na realização de atividades, facilitação no processo ensino e aprendizagem, melhora na socialização e nas relações afetivas, diminuição da ansiedade e do medo, entre outros.[7]

As Intervenções Assistidas por Animais (IAA) ou a própria Atividade Assistida por Animais (AAA) com um cão, mesmo que fora de ambiente terapêutico, são capazes de modificar a ação hormonal no organismo humano, promovendo melhora na saúde física e mental. Um estudo de revisão de literatura constatou que, por meio do contato com cães, há a produção de endorfina (hormônio responsável pela sensação de bem-estar e relaxamento) e diminuição do cortisol (hormônio do estresse), bem como aumento da imunoglobulina A, anticorpo que torna o organismo mais resistente contra vírus e bactérias.[8]

Além disso, outros benefícios constatados por essa pesquisa[8] relacionam-se com o aumento da comunicação, tanto para as crianças quanto para os idosos. Isso acontece devido ao fato de não se sentirem julgados pelo cão quando cometem erros ou têm dificuldade para se comunicar. Na interação, acabam por ter constante *feedback*, além do cão tirar o foco de outros problemas, principalmente, aqueles que se referem a alguma dificuldade na comunicação.

APRESENTAÇÃO DO CASO CLÍNICO

No relato da pesquisa que faremos a seguir, participaram gêmeos univitelinos, a fim de se controlar ao máximo variáveis intervenientes no processo terapêutico. Dessa forma, os irmãos envolvidos apresentavam a mesma carga genética, estavam inseridos no mesmo ambiente familiar, escolar e social, e expostos, portanto, a estímulos semelhantes. Assim, a terapia fonoaudiológica também sendo constituída pelos mesmos objetivos terapêuticos e estratégias para ambos, tornam-se mais fidedignos e mais claros os benefícios da TAA mediada por cães, já que as variáveis referenciadas podem ser controladas.

Os irmãos, nascidos em 21 de janeiro de 2012, serão denominados aqui com nomes fictícios de Antônio e Dante. Eles chegaram ao serviço acompanhados de seus pais, cuja queixa era de falar pouco e com restritos fonemas. Por isso, apenas os próprios pais entendiam a fala dos meninos, sendo a fala de Antônio mais ininteligível, e este, como consequência, usava o irmão como seu "tradutor", o qual falava por ele.

Os procedimentos para o diagnóstico fonoaudiológico constaram de: anamnese (histórico clínico e antecedentes familiares), triagem auditiva (investigar níveis de audição), imitanciometria (investigar condições de orelha média), Escala RASAT (investigar condições da voz), MBGR (investigar condições dos músculos orofaciais e suas funções) - versão reduzida e avaliação da linguagem compreensiva e expressiva oral. Estas avaliações foram realizadas antes do processo terapêutico. A partir destes procedimentos, chegou-se à impressão diagnóstica de distúrbio de linguagem oral.

Ambos foram avaliados formalmente quanto à linguagem oral aos 5 anos de idade e receberam 16 sessões de terapia fonoaudiológica individual direcionada para a linguagem oral, sendo a TAA mediada pelo cão realizada com Antônio, o que foi estabelecido mediante um sorteio. Ao final do processo terapêutico, ambos foram reavaliados aos 6 anos de idade, por meio dos mesmos instrumentos. Nenhum dos sujeitos apresentava fobia de cães, nem alguma impossibilidade cultural e de saúde física que inviabilizasse a presença do cão.

Para coleta dos dados de linguagem, realizamos também as seguintes avaliações: ABFW[9] – fonologia, ABFW[9] - pragmática, Teste Infantil de Nomeação (TIN)[10] – vocabulário e Média dos Valores da Frase – MVF[1] – sintaxe e semântica. As referidas avaliações foram aplicadas antes e depois de 16 sessões de terapia fonoaudiológica em um intervalo de quatro meses, a fim de verificar e comparar as evoluções de ambos os pacientes, bem como, identificar em quais aspectos linguísticos a TAA mediada por cães poderia proporcionar benefícios.

Os pacientes participaram da terapia fonoaudiológica em sessões semanais com duração de 50 minutos. A terapia foi realizada individualmente, no entanto, os pacientes realizavam as mesmas atividades e foram abordados todos os aspectos linguísticos avaliados (vocabulário, fonologia, sintaxe, semântica e pragmática) através de atividades lúdicas. Nas terapias foi dada ênfase para fonologia, sintaxe e pragmática, pois segundo as avaliações, foram os níveis mais defasados da linguagem. Sobre as particularidades das terapias de Antônio, cita-se que este esteve acompanhado da terapeuta, da cadela Foxy e de seu condutor durante as intervenções, e direcionava suas atividades para Foxy, que observava atentamente e interagia com o menino sempre que necessário.

Enquanto um dos gêmeos estava na terapia, o outro ficava com seus familiares em uma sala com jogos e brinquedos à disposição, a fim de não gerar cansaço pela espera. Nos meses em que Antônio participou da pesquisa, Dante demonstrava grande desejo por brincar com Foxy e frequentemente perguntava quando seria sua vez.

Durante o período de pesquisa, o contato entre Dante e Foxy foi evitado, a fim de não intervir na pesquisa, porém após o fim desta, no semestre seguinte, foi dada continuidade à terapia, dando a Dante a oportunidade de participar da TAA e brincar com Foxy. Após a pesquisa, algumas atividades de terapia foram flexibilizadas e realizadas em dupla, como pequenas apresentações teatrais para Foxy, conduzi-la pelos corredores e pátio do prédio, dar ração e escovar seu pelo. Essas eram atividades de muito prazer para ambos, pois notava-se a dedicação para falar os comandos adequadamente, prestar atenção à linguagem corporal, cuja importância foi explicada pelo condutor Dantanhan.

Foi possível também observar o aumento da confiança entre os gêmeos e Foxy na atividade de dar ração para ela. Nas primeiras ocasiões, Antônio e Dante tinham receio, pois Foxy pegava a ração das mãos dos meninos. Quando ela se aproximava, eles se esquivavam. Porém, com intermédio de Dartanhan, permaneceram mais confiantes e gostaram da sensação de Foxy lambendo suas mãos.

DADOS COLETADOS NA ANAMNESE E A TRIAGEM FONOAUDIOLÓGICA

Durante a anamnese, constatamos complicações ocorridas na gestação e no parto dos gêmeos, o qual foi pré-termo de 34 semanas, com permanência de ambos os gêmeos na Unidade de Terapia Intensiva (UTI) neonatal. Dante permaneceu por 60 dias e Antônio por sete dias em função de dificuldades respiratórias e dificuldade para realizar a a sucção durante a amamentação.

O desenvolvimento motor foi típico e o desenvolvimento da linguagem foi tardio. Ambos não balbuciaram, Antônio falou algumas palavras com um ano de idade, momento no qual Dante ainda não falava. Nesse período, ocorreu o falecimento de um familiar com quem conviviam diariamente e possuíam grande relação afetiva, o que parece ter causado um impacto emocional. Após esse acontecimento, Antônio parou de falar e Dante continuou se desenvolvendo linguisticamente. O início da linguagem expressiva se deu por volta de três anos de idade, período em que passaram a frequentar a escola. Aos quatro anos de idade, ambos apresentaram gagueira que persistia até o momento da pesquisa.

Aos quatro meses de idade, por indicação do médico neurologista, realizaram Eletroencefalografia. Os resultados observados a partir dos exames realizados apresentaram-se de acordo com a normalidade, para os dois gêmeos.

Ambos realizaram Triagem Auditiva Neonatal (TAN), também conhecida como o "Teste da Orelhinha", com resultados normais. Aos três anos de idade, realizaram Potencial Evocado Auditivo de Tronco Encefálico (PEATE), exame que avalia a condução dos sons pelo nervo vestibulococlear e pelo tronco encefálico (estruturas que conduzem o som da orelha até o cérebro). Os resultados indicaram discreta disfunção das vias auditivas de tronco encefálico em ambos os lados, para os dois gêmeos.

A triagem auditiva[11] realizada anteriormente ao início das avaliações indicou limiares auditivos dentro dos padrões de normalidade na orelha direita e perda auditiva condutiva de grau discreto na orelha esquerda, para Dante e limiares auditivos dentro dos padrões de normalidade bilateralmente, para Antônio. A imitanciometria[12] indicou curva timpanométrica do tipo C na orelha esquerda e do tipo A na orelha direita para Dante e curva timpanométrica do tipo A, bilateralmente, para Antônio. Constatou-se perda auditiva condutiva na orelha esquerda para Dante, mesmo sem a realização de limiares de via óssea, em função da curva timpanométrica, considerada referência para avaliação de orelha média, e em função da configuração ascendente do audiograma. Dante foi encaminhado para o médico otorrinolaringologista, o qual indicou tratamento medicamentoso que foi realizado antes do processo terapêutico fonoaudiológico.

A análise perceptivo-auditiva da voz, segundo a escala RASAT,[13] não indicou nenhum aspecto de disfonia (alteração vocal) para nenhum dos gêmeos. As estruturas da musculatura da face, avaliadas segundo o protocolo MBGR - versão reduzida,[14] estavam normais em relação aos aspectos de sensibilidade, morfologia, tônus, mobilidade e funções, com discretas alterações na mobilidade para estalar lábios e sugar a língua no palato, para os dois gêmeos.

A AVALIAÇÃO DA LINGUAGEM E O PROCESSO TERAPÊUTICO
Os Sistemas Contrastivos de Sons da Fala – O Nível Fonológico

Segundo a avaliação da fala realizada,[9] verificamos maior número de fonemas adquiridos por Antônio do que por Dante, após a terapia, nas posições de *onset* inicial (OI), em que o fonema está no início da sílaba e no início da palavra, e *onset* medial (OM), em que o fonema está no início da sílaba e no meio da palavra, evidenciando efeitos favoráveis da TAA mediada por cães na melhora do sistema fonológico e inteligibilidade de fala. Os resultados podem ser observados na Figura 4-1.

Tal evolução confirmou a contribuição da TAA mediada por cães associada à terapia fonoaudiológica, pois ela motivou o aumento da verbalização, que por sua vez, proporciona mais ocorrências de treino articulatório e possibilita maior número de acertos na produção de fonemas com a estimulação fonoaudiológica. No início do processo terapêutico, percebemos notável insegurança de Antônio para se expressar, que frequentemente tinha atitudes de fuga quando a terapeuta propunha atividades que envolviam a produção de sons que ele não dominava, mesmo que através de atividades lúdicas. Nessas situações Antônio procurava muito por Foxy e era ela quem mediava a reaproximação e novas tentativas de diálogo.

Com o passar de algumas sessões, o comportamento de Antônio foi se modificando gradualmente. Ele persistia mais e não se frustrava tanto com suas dificuldades, mas

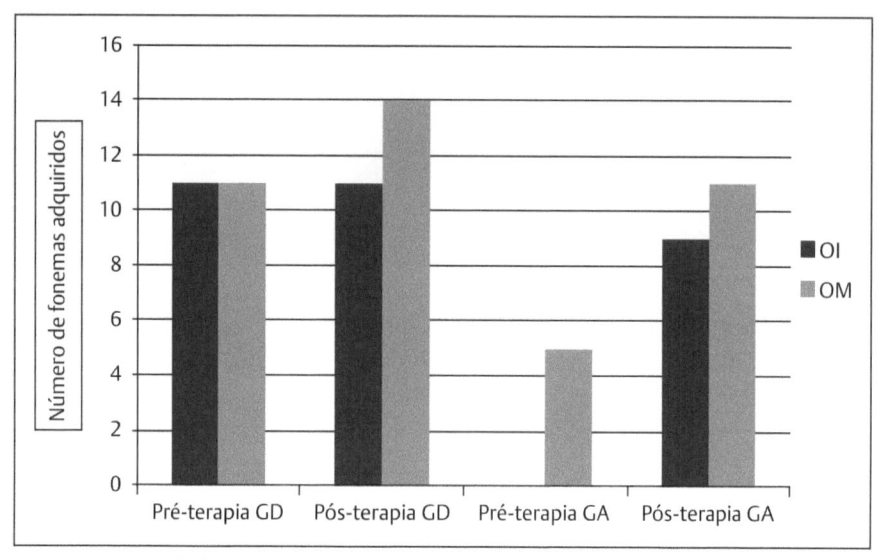

Fig. 4-1. Número de fonemas adquiridos antes e após a terapia. (GD, Dante; GA, Antônio; OI, *onset inicial*; OM, *onset medial*.)

quando isso ocorria, procurava acariciar e abraçar Foxy ao invés de fugir. Esta, por sua vez, o acolhia, correspondendo ao carinho e observava atentamente enquanto Antônio falava.

Nessas situações, observamos a forte influência entre fonologia e pragmática. Inicialmente, a dificuldade de articular acarretava em uma diminuição da intenção comunicativa e da troca de turnos comunicativos, pois Antônio se frustrava quando percebia que a terapeuta não o compreendia e desistia de interagir. Posteriormente a intenção de interagir com Foxy e realizar as tarefas direcionadas a ela aumentou, consequentemente, melhorando a inteligibilidade de fala. As atividades passaram a ser realizadas com prazer, interesse e melhor comportamento.

Um estudo,[15] baseado na teoria de inteligências múltiplas, investigou a evolução linguística de pacientes com alteração de linguagem, que tiveram a terapia fonoaudiológica com foco nas áreas de interesse da criança (inteligências preferenciais) e ressaltando outras habilidades mais desenvolvidas. O mesmo confirmou que, ao acessar as áreas de interesse, tirando o foco da linguagem que está comprometida, torna-se mais fácil para o paciente realizar as atividades e atingir os objetivos voltados para a linguagem. Logo, a presença do cão, que instiga a inteligência naturalista do ser humano, pode melhorar o desenvolvimento linguístico, estimulando a inteligência linguística. Sendo assim, o desenvolvimento de Antônio poderia estar ligado à presença do cão na terapia.

Em relação à aquisição de fonemas por Dante, a pouca evolução do mesmo pode ter ocorrido pelo fato de não ter recebido a TAA mediada por cães, além do fato de seu sistema fonológico já estar mais próximo ao alvo adulto antes do início do processo terapêutico, restando fonemas mais complexos (como as líquidas) e em menor número a serem adquiridos.

Os Usos da Linguagem – Nível Pragmático

Observa-se na Tabela 4-1 os resultados obtidos na avaliação da pragmática, antes e após a terapia fonoaudiológica.

Tabela 4-1. Resultados do Teste ABFW – Pragmática[11]

Aspectos avaliados	Dante		Antônio	
	Pré-terapia	Pós-terapia	Pré-terapia	Pós-terapia
Número de atos comunicativos por minuto	3,96	8,2	5,5	6,5
Percentual do espaço comunicativo usado pela criança	55,0%	49,2%	52,5%	49,3%
Percentual do meio comunicativo VE	64,3%	70,6%	62,1%	74,5%
Percentual do meio comunicativo VO	12,7%	3,6%	8,6%	2,8%
Percentual do meio comunicativo G	22,9%	25,7%	29,2%	22,7
Número de funções comunicativas utilizadas	12	11	14	14
Funções comunicativas com mais de dez ocorrências	PI (15), C (40), N (21), PE (17) = 93	PI (22), C (104), N (85) = 211	PI (19), PR (12), C (55), N (37), PE (13) = 136	PI (15), C (68), N (60) = 143

VE, verbal; VO, vocal; G, gestual; PI, pedido de informação; C, comentário; N, nomeação; PE, performativo; PR, protesto. Entre parênteses, encontram-se os números de ocorrências das respectivas funções comunicativas.

A diminuição do uso do meio gestual e o aumento do uso do meio verbal, por Antônio, refletem um importante efeito da TAA mediada por cães. Na etapa de avaliações e nas primeiras sessões terapêuticas, Antônio frequentemente substituía enunciados verbais por gestos, os quais eram muito ricos, assim como a expressão facial e corporal, evidenciando uma compensação comunicativa, pela falta da verbalização.

A melhora na pragmática ficou evidente nas sessões terapêuticas, para ambos os gêmeos. Essa evidência tornou-se mais marcante para Antônio, considerando que pouco tinha intenção comunicativa (em função de ter a linguagem mais defasada que Dante), apresentava comportamento retraído e se frustrava quando não era compreendido, desistindo do diálogo. No entanto, motivado pelo desejo de interagir com a cadela Foxy e por ter que aprender os comandos para guiá-la na sala e pelos pequenos passeios no prédio, passou a persistir em se expressar e não mais se frustrava. Além disso, a TAA mediada pelo cão, mostrou-se benéfica para a diminuição de outros comportamentos como desatenção e agitação no momento das atividades terapêuticas.

No que se refere às funções comunicativas,[9] observou-se que uma das mais utilizadas na avaliação foi a função de nomeação, devido aos diversos pedidos de informação realizados pelo responsável (pai) na interação lúdica com ambos os gêmeos, o que caracterizou um brincar, em muitos momentos, mais diretivo e com poucas ocorrências de situações simbólicas e funcionais. Pode-se perceber que, em decorrência disso, Antônio usou diversas vezes a função de protesto, a fim de demonstrar seu descontentamento e solicitar que o responsável participasse do brincar.

Apesar de o teste não fornecer parâmetros de normalidade e alteração, pois visa caracterizar o uso da linguagem, a pragmática foi o componente linguístico menos defasado. O número de atos comunicativos por minuto aumentou para ambos os gêmeos, mas principalmente para Dante, o que pode ser reflexo do melhor domínio da forma (fonologia e sintaxe) e do conteúdo (semântica) da língua.

No entanto, observou-se que em *setting* terapêutico Antônio realizava maior quantidade de atos comunicativos e utilizava mais funções comunicativas do que no momento da avaliação, pois durante as terapias fazia mais comentários e questionamentos a respeito das atividades fonoaudiológicas, da Foxy e do que havia feito em casa no decorrer da semana. Isso pode ter ocorrido pela ausência da Foxy no momento avaliativo, o que pode ser justificado por estudos[16] que concluíram que com a mediação da TAA, as crianças possuem mais interação social e iniciativa de expressão verbal.

Apesar disso, mesmo que o número de atos comunicativos tenha aumentado para ambos, ainda ficou abaixo do esperado para a idade antes e após a terapia. O desempenho pragmático abaixo do esperado pode ser consequência da alteração no nível fonológico, pois sabe-se que crianças com transtorno fonológico podem apresentar pior desempenho pragmático do que crianças com desenvolvimento típico.[3]

Em relação aos meios comunicativos, também se constatou que, com a melhora da fonologia e dos demais componentes da linguagem, houve aumento do uso do meio verbal, o qual continuou sendo acompanhado, em menor número, pelo gestual, mas não sendo mais substituído por ele. Esse dado discorda da literatura,[3] que afirma que, conforme aumenta o uso do meio verbal, aumenta também o uso do meio gestual.

A Construção de Frases e Seus Sentidos – os Níveis Sintático e Semântico

Na avaliação da sintaxe e da semântica, pela MVF,[1] também foi possível observar melhoras em muitas classificações. No entanto, esses avanços não foram tão significativos quanto os outros níveis da linguagem, pois não foram consistentes, ou seja, a sintaxe e a semântica não tiveram a mesma classificação para as diferentes demandas linguísticas avaliadas (ao descrever uma figura, e ao responder a perguntas e ao contar uma estória). Na Tabela 4-2, constam os resultados.

Na tarefa de responder a perguntas, houve piora no desempenho da sintaxe, da semântica, da construção e da extensão, para Dante, e piora na semântica, para Antônio, além da manutenção da classificação abaixo da média na sintaxe, na construção e na extensão, na mesma atividade. A partir disso, e considerando melhora ou estabilidade da classificação nas outras demandas linguísticas, é possível verificar que a tarefa de responder a perguntas não favoreceu a boa classificação da sintaxe, principalmente, pelo fato de levar à produção de enunciados mais concisos e com mais palavras lexicais (substantivos e verbos) do que funcionais (artigos, preposições, conjunções, advérbios etc).

Além disso, é possível observar que, na tarefa de contar uma estória, todas as classificações foram adequadas após a terapia fonoaudiológica, para ambos os gêmeos, enquanto que na tarefa de descrever uma figura, Dante teve classificações abaixo da média e Antônio classificações adequadas.

Os resultados dos componentes sintático e semântico da linguagem oscilaram para ambos os gêmeos, mas esta variação foi maior para Dante. Tal fato pode ter ocorrido em função das diferentes demandas de uso da linguagem propostas pelo instrumento avaliativo. Por exemplo, ao descrever uma gravura, a criança possui o apoio visual e permite imaginação, já ao contar uma estória há maior demanda na organização dos elementos

Tabela 4-2. Resultados da Avaliação da Sintaxe e da Semântica pela MVF

Atividade	Sujeito	Sintaxe		Semântica		Total Construção		Total Extensão	
		Pré	Pós	Pré	Pós	Pré	Pós	Pré	Pós
		E M	E M	E M	E M	E M	E M	E M	E M
Descrição da figura	GD	8,8 12,9 (AM)	7,2 13,3 (AM)	4,4 7,2 (AM)	4,8 7,4 (AM)	13,2 20,1 (AM)	12 20,7 (AM)	4,4 6,8 (AM)	4,2 7 (AM)
	GA	7 12,9 (AM)	12,8 13,3 (A)	3,5 7,2 (AM)	6,4 7,4 (A)	10,5 20,1 (AM)	17,6 20,7 (A)	3,5 6,8 (AM)	5,8 7 (A)
Responder a perguntas	GD	17,6 16 (A)	8,8 15,9 (AM)	10,4 7,8 (ACM)	3,2 7,6 (AM)	28 23,8 (A)	12 23,5 (AM)	9,6 8 (A)	3,6 7,8 (AM)
	GA	4 16 (AM)	5,6 15,9 (AM)	8,5 7,8 (A)	4 7,6 (AM)	6,5 23,8 (AM)	9,6 23,5 (AM)	2,2 8 (AM)	3,4 7,8 (AM)
Contar uma história	GD	16,8 16,3 (A)	22,4 18,4 (ACM)	5,6 7,4 (AM)	7,2 7,8 (A)	22,4 23,8 (A)	29,6 26,2 (ACM)	7,4 7,8 (A)	9 8,5 (A)
	GA	11 16,3 (AM)	19,2 18,4 (A)	4 7,4 (AM)	8,8 7,8 (A)	15 23,8 (AM)	28 26,2 (A)	4,7 7,8 (AM)	9,2 8,5 (A)

MVF, média dos valores da frase. A construção se refere à soma dos valores da sintaxe e a da semântica. A extensão se refere ao número total de palavras ditas em cada enunciado; GD, Dante; GA, Antônio; AM, abaixo da média; A, adequado; ACM, acima da média. E, escore obtido; M, média de referência, que possuem desvio padrão para mais e para menos.

sintáticos e semânticos, bem como, uso da memória para evocar os fatos. Por fim, ao responder perguntas, tem-se maior exigência de esquemas de compreensão das mesmas, conhecimento do assunto e não permite muito o uso da imaginação, tornando a resposta mais diretiva.

De acordo com o exposto, é difícil afirmar que a sintaxe e a semântica tenham tido melhora efetiva. Pode-se pensar que, durante atividades comunicativas diárias, ocorra a mesma oscilação no desempenho de ambos os níveis. No entanto, se houve pelo menos um resultado demonstrando aumento dos valores e das classificações, pode-se inferir que houve melhora ou que há potencial para tanto.

Além disso, o atraso na aquisição dos componentes sintático e semântico também pode ter sido afetado pela fonologia que, para ambos os gêmeos, está aquém do esperado para a idade. Um estudo[17] que investigou o desempenho sintático e semântico de crianças com transtorno fonológico pela MVF, está de acordo com o supracitado. As autoras desse estudo confirmaram que até os quatro anos de idade, há uma forte interdependência desses componentes da linguagem entre si, mas que após essa idade, passam a se desenvolver de forma mais independente.

A partir disso, é possível concluir que a TAA mediada por cães não teve contribuição tão evidente na sintaxe e na semântica quanto nos outros níveis da linguagem. Porém, pode-se observar que ambos os gêmeos, na tarefa de contar uma estória, tiveram desempenho sintático e semântico adequado para a idade, evidenciando resultados positivos das habilidades narrativas, as quais foram desenvolvidas em *setting* terapêutico, concordando com um estudo,[2] que faz breve referência às palavras lexicais (relacionadas ao léxico) e funcionais (relacionadas à sintaxe), relacionando-as ao seu emprego em sentenças. Dessa maneira, por inferência, pode-se entender que o maior emprego delas auxilia na contação de estórias/habilidades narrativas.

A cadela Foxy estava sempre atenta ao que acontecia em *setting* terapêutico e disposta a ouvir Antônio. Foram realizadas diversas atividades que envolviam a contação de estórias para o cão, em que se observou aprimoramento das habilidades narrativas. Nos momentos em que Antônio encontrava dificuldades para narrar, procurava abraçar a Foxy até se acalmar e, em seguida, continuava.

Consideramos relevante relatar alguns fatos relacionados ao *setting* terapêutico que evidenciaram o quão impactante é para a criança ter consciência de suas dificuldades na comunicação e lidar com elas, e ao mesmo tempo, como práticas alternativas como a TAA podem contribuir positivamente e devem ser mais valorizadas. Houve uma situação em que a atividade proposta era contar uma estória para Foxy. No entanto, era muito desafiadora para Antônio, mesmo com suporte do livro e da terapeuta.

Então, ele sentou-se em frente a Foxy, mas com a cabeça para baixo e com um capuz cobrindo seu rosto iniciou a contação da estória murmurando, quase inaudível. Foxy o olhava atentamente e, percebendo o que ocorria, se aproximou e começou a "ganir", e então, explicamos para Antônio que dessa forma Foxy não conseguia ouvir a estória. Aos poucos ele foi tomando confiança, tirou o capuz e narrou a estória em voz alta, Foxy seguia ouvindo atentamente. Seguidamente, Antônio verificava se Foxy ainda o observava e a acariciava. Mas, em contraste com essa situação bem-sucedida, também houve uma única sessão em que Antônio bateu em Foxy, projetando fisicamente nela sua frustração, mas mesmo assim Foxy continuou disposta a ouvi-lo. Nesses momentos, principalmente, é que percebemos a importância da presença do condutor do cão, pois ele conhece os limites do cão, sabe o que ele é capaz de suportar sem sofrer ou ter uma reação e mediar a situação adequadamente.

O Vocabulário – o Nível Lexical
Na avaliação do vocabulário expressivo,[10] verificou-se que ambos os gêmeos tiveram aquisições semelhantes, obtendo classificações médias e altas, antes e após a terapia fonoaudiológica, respectivamente. Muitas figuras que os pacientes não souberam nomear eram conhecidas por eles e foram caracterizadas por suas funções, mas não consideradas acertos.

O aumento do léxico pode estar relacionado à aquisição de novos fonemas,[2] segundo duas autoras que realizaram estudo comparando a aquisição fonológica e lexical. Assim, quando um novo item lexical é aprendido pela criança, este ativa as representações fonológicas relacionadas e vice-versa.

Acredita-se que, nesse caso, a aquisição fonológica impulsionou mais o léxico do que o contrário, considerando que anteriormente à terapia, o léxico já estava dentro dos padrões de referência e a fonologia não. Também, o processo terapêutico pode ter estimulado direta e intensivamente a aquisição fonológica, e não diretamente a aquisição lexical.

Desse modo, verifica-se que a TAA mediada por cães pode auxiliar também indiretamente no processo terapêutico, de duas formas: quando um componente da linguagem evolui e impulsiona outros e quando modifica positivamente questões comportamentais, que acabam melhorando o desempenho em atividades linguísticas. Um estudo[18] de TAA com auxílio do cão realizado com crianças com Síndrome de Down concorda com a afirmação supracitada. Através do uso do cão em terapia, houve maior motivação, respeito a regras e limites, atenção, memorização e iniciativa da expressão verbal. Nesse mesmo estudo, notou-se também motivação em realizar atividades propostas e desejo de melhorar o desempenho ao realizá-las.

CONSIDERAÇÕES FINAIS

De maneira geral, ambos os gêmeos, mas especialmente Antônio, evoluíram em todos os componentes da linguagem, evidenciando as contribuições da TAA mediada por cães à fonoaudiologia. Além desse aspecto, outro importante fator para a efetividade da terapia fonoaudiológica foi a formação do vínculo afetivo entre terapeuta e paciente, bem como, o prazer em realizar as atividades propostas. Nesse sentido, a presença do cão nas sessões proporcionou grande contribuição para o estabelecimento do vínculo.

Este benefício obtido também se deve à superação de dificuldades e ao desenvolvimento de todos os componentes da linguagem. Isso foi possível, pois observou-se que, com a melhora de um dos componentes da linguagem, os outros também evoluíram.

Não só a linguagem, mas também o comportamento de Antônio melhorou em função da TAA. Ele tornou-se menos agitado, mais atento e motivado para realizar as atividades propostas, menos frustrado quando cometia erros ou quando não era compreendido, além de mostrar mais interesse em iniciar e manter o diálogo.

É importante ressaltar que, não era objetivo da presente pesquisa investigar a inter-relação dos componentes da linguagem. No entanto, foi um importante resultado encontrado e que concorda com diversos estudos supracitados. Esses dados demonstram que é fundamental investigar sobre a inter-relação dos componentes da linguagem e sobre os efeitos da TAA na prática clínica fonoaudiológica.

Por fim, compreendemos que a evolução atingida foi devido à soma de muitas participações: dos pacientes, de seus pais, da terapeuta, das orientadoras, de Foxy e de seu condutor professor Dartanhan. Deixamos registrado que esse não foi apenas um processo terapêutico para os pacientes, mas também para todos que estiveram envolvidos e tiveram contato com Foxy, pois sua presença contagiou e foi terapêutica a todos! Foxy acolheu e transformou!

REFERÊNCIAS BIBLIOGRÁFICAS

1. Jakubovicz R. Atraso de linguagem: diagnóstico pela média dos valores da frase. Rio de Janeiro: Revinter; 2002.
2. Wiethan FM, Mota HB. Relationship between phonological and *lexical* acquisition: a longitudinal analysis. Distúrb Comum. 2014;26(3):518-27.
3. Savoldi A, Bruno LB, Mezzomo CL, Brasil BC, Mota HB. Evaluation of pragmatic aspects of children with phonological disorders. Revista CEFAC. 2014;16(4):1142-50.
4. Mezzomo CL, Vargas DZ, Dias RF. Strategies used by children with typical and atypical phonological development during the blocked syllable acquisition. Revista CEFAC. 2015;17(Suppl 1):27-34.
5. Rechia IC, Oliveira LD, Crestani AH, Biaggio EPV, Souza APR. Effects of prematurity on language acquisition and auditory maturation: a systematic review. CoDAS. 2016;28(6):843-54.

6. Panes ACS, Corrêa CC, Weber SAT, Maximino LP. Risk factors for language development: attitudes of health and education professionals. Journal Health NPEPS. 2018;3(1):185-97.
7. Abrahão F, Carvalho MC. Educação assistida por animais como recurso pedagógico na educação regular e especial – Uma revisão bibliográfica. Rio de Janeiro: Revista Científica Digital da FATEC; 2015.
8. Gonçalves JO, Gomes FGC. Animals that heal: the therapy assisted by animals. Revista Uningá Review. 2018;29(1):204-10.
9. Andrade CRF, Befi-Lopes DM, Fernandes FDM, Wertzner HF. ABFW: Teste de Linguagem Infantil nas áreas de Fonologia, Vocabulário, Fluência e Pragmática. Carapicuíba; Pró-Fono; 2000.
10. Seabra AG, Trevisan BT, Capovilla FC. Teste Infantil de Nomeação. In: Seabra AG, Dias NM, orgs. Avaliação Neuropsicológica Cognitiva: Linguagem Oral. São Paulo: Memnon; 2012. p. 54-86.
11. Lloyd LL, Kaplan H. Audiometric interpretation: a manual o basic audiometry. Baltimore: University Park Press; 1978.
12. Jerger J. Clinical experience with impedance audiometry. Arch Otolaryngol. 1970;92(4):311-24.
13. Pinho SMR, Pontes P. Escala de avaliação perceptiva da fonte glótica: RASAT. Vox Brazilis. 2002;3(1):11-3.
14. Genaro KF, Berretin-Felix G, Rehder MIBC, Marchesan IQ. Avaliação miofuncional orofacial: protocolo MBGR. Revista CEFAC. 2009;11(2):237-55.
15. Camargo RG, Mezzomo CL. Therapy language and theory of multiple intelligences: research in records. Revista CEFAC. 2015;17(5):1457-65.
16. Oliveira GB, Ichitani T, Cunha MC. Animal Assisted Activity: effects in communication and interpersonal relations inside the school environment. Distúrb Comum. 2016;28(4):759-63.
17. Albiero JK, Melo RM, Wiethan FM, Mezzomo CL, Mota HB. Average values of phrase in children with developmental phonological disorder. Rev Soc Bras Fonoaudiol. 2011;16(4):430-5.
18. Hack AAC, Santos EP dos. Cães terapeutas: a estimulação de crianças com Síndrome de Down. Unoesc & Ciência – ACHS. 2017;8(2):151-8.

AS MÚLTIPLAS POSSIBILIDADES DE FAVORECIMENTO DA LINGUAGEM VERBAL POR MEIO DAS INTERVENÇÕES MEDIADAS COM CÃES

CAPÍTULO 5

Dayane Stephanie Potgurski ▪ Renata Gomes Camargo

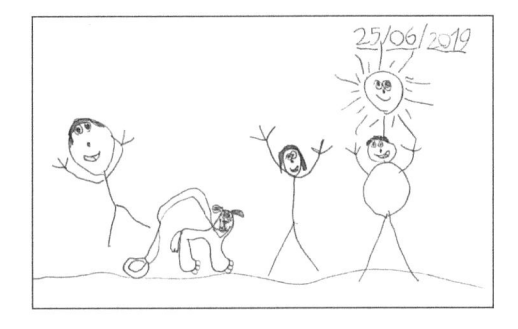

Autor: Júnior, estudante do projeto (2019).

O FAVORECIMENTO DO DESENVOLVIMENTO DA LINGUAGEM VERBAL POR MEIO DAS INTERVENÇÕES COM A MEDIAÇÃO DE CÃES

As Intervenções Assistidas por Animais (IAA) têm os animais como mediadores do processo terapêutico e/ou educacional. Vinculado a este conceito, há a Cinoterapia, que diz respeito às ações mediadas com cães.[1] Há sete anos, acontece no Colégio de Aplicação da Universidade Federal de Santa Catarina (CA/UFSC), o projeto intitulado: "Proposta de atividades mediadas por animais no Colégio de Aplicação a partir da Cinoterapia", visando desenvolver atividades de IAA com cães, Educação e Terapia assistidas por animais com a mediação de cachorros, voltadas para crianças e adolescentes que apresentam alterações de linguagem verbal e/ou dificuldades de aprendizagem.

São muitos os benefícios que as IAA possibilitam, entre eles: o desenvolvimento das habilidades motoras, melhor aceitação às terapias, qualificação da comunicação verbal e da interação com o mediador. Além disso, percebe-se maior desenvolvimento da capacidade de memorização, ampliação da habilidade de interação social, melhora do humor, da motricidade e da qualidade de vida.[2,3]

O elo do estudante com o cão possibilita a construção do conhecimento, de modo que esse passa a ser instigador do vínculo entre ambos. Por meio desta interação, são promovidas aprendizagens e o aperfeiçoamento da linguagem verbal, que compreende a fala, a leitura e a escrita.[4,5]

De acordo com Fidler (2016),[6] a partir das IAA mediadas com o cachorro, é possível perceber que determinadas áreas de desenvolvimento humano precisam ser estimuladas, para que assim seja possível despertar a sua sensibilidade. A partir dos estímulos, mediados pelo cão, é possível provocar reações emocionais, psicológicas, cognitivas e motoras. Isto posto, a sensação de conforto e plenitude causada pela relação com o cão, corrobora para que o sujeito desvie a atenção de tudo o que o preocupa, favorecendo então a qualificação das habilidades de linguagem verbal a serem discutidas neste capítulo.

As IAA com cães podem ser benéficas para o desenvolvimento da linguagem verbal, por contribuir com a ludicidade das atividades. A presença do cão passa a ressignificar as práticas desenvolvidas, atribuindo o caráter emocional a essas para os estudantes. Além disso, o cachorro auxilia na mediação do desenvolvimento de inúmeras habilidades, além daquelas que são relacionadas à aquisição de habilidades linguísticas e que incidem positivamente nelas.

O planejamento das atividades realizadas no projeto é sistematizado em reuniões semanais, em que todos os mediadores contribuem de forma transdisciplinar, ampliando os benefícios almejados para os estudantes por meio das práticas realizadas. Em 2019, para qualificar a organização das atividades, os estudantes que participam do projeto foram divididos em dois grupos, sendo que o grupo 1 era composto por sete estudantes que frequentam os Anos Iniciais do Ensino Fundamental Inicial. Enquanto que o grupo 2 era composto por seis estudantes participantes dos Anos Finais do Ensino Fundamental Final e Ensino Médio.

Após a realização das atividades, são registradas pelos mediadores em diário de campo, observações individuais e coletivas para análises posteriores, bem como são anotadas as avaliações das práticas realizadas em cada encontro pelos estudantes, utilizando a escala de faces. As informações que serão descritas neste texto baseiam-se nas observações e registros desse diário.

Neste capítulo, serão apresentadas e discutidas três atividades para o favorecimento da linguagem verbal, desenvolvidas no projeto no ano de 2019. Além disso, serão apresentados os resultados das avaliações de linguagem oral, consciência fonológica, leitura e escrita, realizadas com um estudante pré e pós a sua participação no projeto.

"ESSA AULA FOI ÓTIMA, TEVE DOIS CÃES E NÓS VAMOS ESTAR NA TV"*: AS ATIVIDADES DE IAA VOLTADAS PARA A LINGUAGEM VERBAL

Neste subtítulo serão descritas três atividades realizadas no projeto em 2019, que tiveram como objetivo principal aprimorar as habilidades de linguagem verbal, porém concomitantemente, foram aprimoradas também outras habilidades como memória, atenção, sociabilidade, autoestima e autoconfiança. Os participantes dessas atividades serão citados com nomes fictícios.

A primeira atividade foi nomeada de **Duplo desafio**. Para a realização desta prática, foram necessários os seguintes materiais: dois cones e fichas com palavras. Participaram da ação cinco estudantes do grupo 1 e um dos estudantes do grupo 2, seus objetivos foram favorecer as habilidades de consciência fonológica e estimular a linguagem oral, atenção, autocontrole e memória. (Fig. 5-1)

---

* Frase elaborada pelo estudante Pablo do Ensino Fundamental Final.

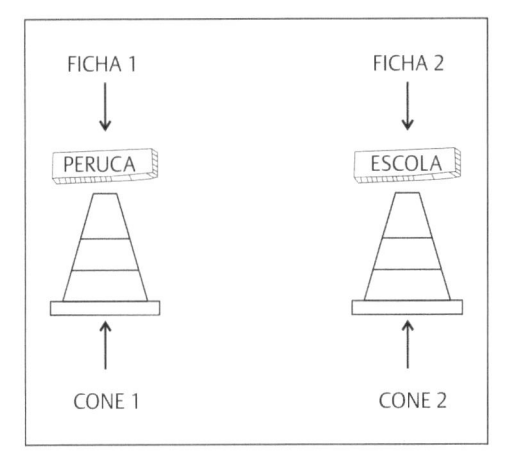

Fig. 5-1. Imagem ilustrativa dos materiais utilizados para a realização da atividade. (Fonte: Elaborada pelas autoras.)

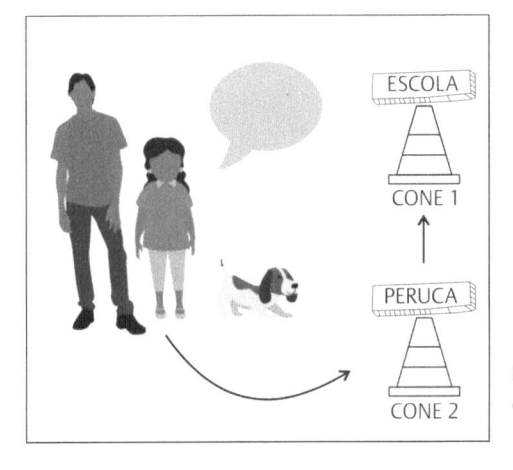

Fig. 5-2. Imagem ilustrativa da realização dos circuitos pelos estudantes com o cão. (Fonte: Elaborada pelas autoras.)

A proposta foi desenvolvida em dois momentos. No primeiro momento, os estudantes do grupo 1 deveriam relembrar os comandos (*"fulls"** para o cão andar junto e *"zits"* para o cão sentar) a serem falados para o cão, que já haviam sido apresentados anteriormente nos encontros de Cinoterapia. Dois cones estavam dispostos na área externa do colégio e cada um continha uma ficha em que havia uma palavra escrita, por exemplo, "escola", "peruca" e "zumbido". Na sequência, os estudantes do grupo 1, individualmente, com a mediação de um estudante do grupo 2, deveriam realizar os comandos necessários e conduzir o cão até os cones, onde havia uma ficha colada. (Fig. 5-2)

No segundo momento, foi necessário que os estudantes do grupo 1 realizassem a leitura da palavra escrita na ficha encontrada no cone. Em seguida, solicitou-se que pensassem em estratégias para descobrir qual a palavra seria encontrada, caso fosse retirada a primeira ou a última sílaba dela, descobrindo então uma nova palavra. Por exemplo, se a palavra escrita na ficha fosse "escola", o estudante deveria realizar a leitura da palavra, então oralmente dividi-la em sílabas "es-co-la", por fim, retirar a primeira sílaba, encontrando a palavra "cola". (Fig. 5-3)

---

* Os comandos feitos ao cão mediador são em Língua Alemã.

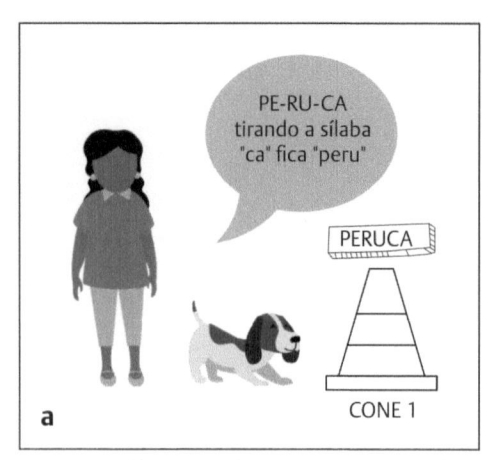

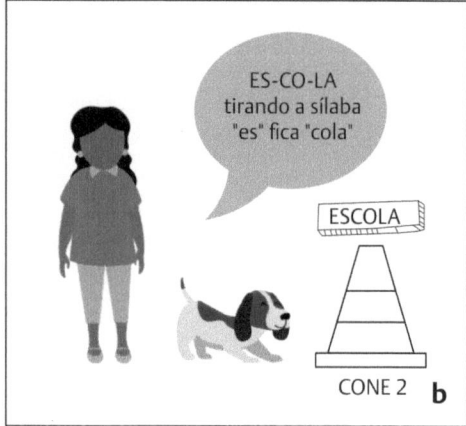

Fig. 5-3. (a, b) Imagem ilustrativa representando o momento da realização da divisão silábica das palavras contidas nos cones. (Fonte: Elaborada pelas autoras.)

As habilidades comunicativas relacionadas à pragmática, principalmente no que tange aos aspectos relativos à intenção comunicativa, foram muito instigadas nesta atividade. Além disso, entre os aspectos necessários para que estudantes conduzissem o cão de maneira adequada, destacam-se a utilização de tom de voz audível, falar os comandos com autoconfiança, segurança e postura adequada. Esses aspectos favorecem todas as habilidades relacionadas à linguagem verbal, podendo impactar positivamente na ampliação da comunicação, da interação social e do conhecimento de mundo incidindo no desenvolvimento linguístico dos estudantes.

A leitura é uma atividade mental complexa. Para que ela ocorra de maneira satisfatória, é necessário que diversos componentes linguísticos, sensoriais, motores e cognitivos estejam bem desenvolvidos.[7] Entre estes componentes, encontra-se a consciência fonológica, que se refere tanto à consciência de que a fala pode ser segmentada, quanto à habilidade de identificar e manipular tais segmentos.[8]

A consciência fonológica pode ser entendida como um conjunto de habilidades que compreendem desde a simples percepção global do tamanho da palavra e das semelhanças fonológicas entre elas, até a segmentação e manipulação de sílabas e fonemas.[9] Esta competência metalinguística chamada consciência fonológica é responsável por possibilitar o acesso consciente ao patamar fonológico da fala e a manipulação cognitiva das representações neste nível, podendo ser subdividida em diferentes níveis de habilidades, que variam entre básicas e complexas.[10,11]

Pode-se considerar que os processos de leitura, escrita e consciência fonológica, estão intimamente inter-relacionados. Na medida em que a consciência fonológica facilita o processo de aprendizagem da leitura e da escrita, passa a ser também expandida por conta dela.[11-14] Normalmente, as habilidades básicas começam a ser desenvolvidas antes do processo de alfabetização e, simultaneamente a ele, as habilidades complexas, às quais passam a qualificar a leitura e a escrita quantitativa e qualitativamente.[11,15]

A partir disso, a realização do segundo momento da atividade buscou desenvolver essas habilidades, estimulando tanto a competência de análise sonora das palavras (fonologia), bem como a associação com a sua representação visual (ortografia). A partir do instante em que os estudantes realizaram com sucesso a decodificação da palavra contida na ficha, que não fosse familiar a ela, novas informações ortográficas específicas eram desenvolvidas e armazenadas em sua memória.[16]

A aprendizagem da leitura pelas crianças sem transtornos ou dificuldades de aprendizagem pressupõe a utilização progressiva dos procedimentos (rotas) lexical e sublexical de leitura. A primeira delas, chamada rota lexical, é a leitura via significado, na qual ocorre a mediação da representação semântica. A rota sublexical também é chamada de rota fonológica. Ela é utilizada no processo de conversão grafema-fonema, envolvendo a busca de pronúncias para palavras não familiares e pseudopalavras.[8]

Para exemplificar os benefícios dessa atividade, será descrito o desempenho de um estudante chamado Júnior, que se encontrava em fase inicial de alfabetização quando esta prática foi realizada. Encorajado pela presença do cão, ele se mostrou empolgado para desenvolver a atividade completa, inclusive aspectos que anteriormente apresentava dificuldade e, por muitas vezes, se negava a fazer, como a leitura de palavras. Instigado para completar o circuito da maneira adequada, mediado pelo cão, Júnior se apoiou na rota sublexical para realizar de maneira satisfatória a leitura das fichas com as palavras selecionadas. O estudante demonstrou ser capaz de perceber o valor silábico e/ou fonético para as diferentes letras, bem como a necessidade de realizar uma análise que vai além da sílaba, no momento em que identificou que, com a retirada de uma delas, haveria uma nova palavra escrita.

Esses resultados afetaram positivamente a estimulação do processamento fonológico de Júnior, logo na ampliação das habilidades relacionadas à consciência fonológica. Além disso, os resultados satisfatórios qualificaram o seu desempenho nos encontros seguintes do projeto.

Na realização dessa atividade, percebeu-se uma melhora na qualificação em relação à diferentes aspectos. Para além da competência leitora dos estudantes, foram percebidos ainda benefícios em processos cognitivos e metacognitivos, como atenção e memória, além da oralidade trabalhada por meio dos comandos direcionados ao cão.

A segunda atividade descrita denominou-se **Caça ao tesouro perdido**, na qual objetivou-se desenvolver a estruturação sintática, ou seja, organização de frases. Para realização, foram necessários os seguintes materiais: fichas com sílabas e uma caixinha para armazenar cada uma, juntamente com o objeto de odor específico para ser reconhecido pelo faro do cão. Cada ficha continha uma sílaba, como ilustrado na Figura 5-4.

No primeiro momento, sem que os estudantes pudessem ver, as professoras esconderam os tesouros (caixinhas com as sílabas) na área externa do colégio. Em seguida, individualmente os estudantes deveriam aplicar o comando específico "*pax*", para que o cão desse início à sua busca e assim junto dele pudessem encontrar os tesouros perdidos. (Fig. 5-5)

Considera-se que a habilidade de farejar do cão, somado à proposta de busca pelo tesouro escondido na área externa do Colégio, funcionaram como fatores instigantes para a realização da atividade. A medida que um a um os tesouros eram encontrados, os estudantes se empolgavam cada vez mais, aumentando a curiosidade a respeito da frase que seria

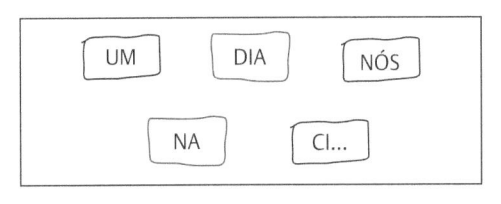

Fig. 5-4. Imagem ilustrativa das fichas escondidas. (Fonte: Elaborada pelas autoras.)

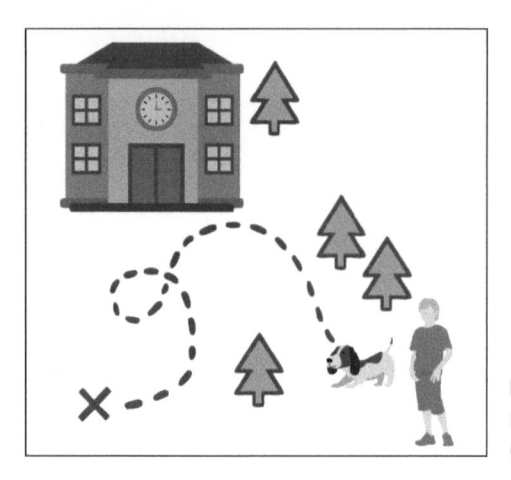

Fig. 5-5. Imagem ilustrativa do trajeto realizado durante a caça ao tesouro. (Fonte: Elaborada pelas autoras.)

formada com essas sílabas. Após todas as fichas serem descobertas, iniciou-se o segundo momento da atividade em sala de aula. A partir de então, os estudantes foram orientados a organizar as fichas da maneira como considerassem adequada, de modo a fazer sentido, "um", "dia", "nós", "na" e "Ci-", sendo que esta última palavra deveria ser completada por eles, de forma a adivinhar qual palavra fazia sentido no contexto da frase formada.

No decorrer da atividade, percebeu-se que todos os participantes realizaram a atividade com facilidade, demonstrando momentos de reflexão ao pensarem em hipóteses sobre como a frase poderia ser completada. Além disso, ficou evidente a preocupação em dar os comandos da maneira correta para o cão, dentre estes, a postura corporal e entonação necessárias para o cachorro responder, habilidades comunicativas relativas à pragmática.

Neste sentido, afirma-se que, na medida em que o sujeito adquire habilidades metalinguísticas, como a consciência fonológica, torna-se possível estabelecer a correspondência entre grafemas e fonemas, ter acesso consciente ao nível fonológico da fala e às manipulações explícitas das representações desse nível na leitura e na escrita. Esses aspectos, somados aos conhecimentos implícitos dos padrões da fala, resultantes do apoio na oralidade, corroboram para a incorporação do conhecimento morfológico e ortográfico.[16]

No momento seguinte da atividade, com o auxílio da professora, os estudantes elaboraram em grupo o início de uma história. Todos opinaram e a ideia vencedora foi: **"Um dia nós na Cino com o Argos, fizemos uma caça ao tesouro. De repente..."**. Por fim, foram orientados a lembrar do início da história inventada, para contar aos colegas apenas a primeira parte da frase "Um dia nós na Cino", bem como conduzir o caça ao tesouro para os estudantes faltantes no encontro seguinte.

Para ilustrar os benefícios desta atividade com maior detalhamento, traz-se a discussão do desempenho individual da estudante Bibiana. Observou-se que ela, motivada pela mediação do cão, apresentou excelente intenção comunicativa, sempre se dispondo a responder o que era solicitado ao grupo, muito motivada e feliz com a prática. Autores como Aquino e Salomão (2010)[17] apontam que pode-se considerar a comunicação intencional compartilhada como uma das principais bases para o desenvolvimento da linguagem e de habilidades sociocognitivas. Essa base passa a ser imprescindível para a participação do sujeito em um meio social, contextualizado por uma cultura.

Além disso, a estudante ainda encontrou as pistas "nós" e "ci-" e, enquanto retornava para a sala, elaborou hipóteses sobre como poderia ser a continuidade da frase, como "*um dia nós viramos um super monstro*" e ainda "um dia na caverna do dragão". Já na sala de aula, juntamente com os colegas, Bibiana tentava organizar as sílabas de forma coerente, sugeriu palavras que pudessem completar a sílaba "ci-", por exemplo ciência, cinema e Cinemark. Neste momento, corrigiu a si mesma, dizendo que não eram boas opções, uma vez que para essas duas últimas palavras a frase deveria ser escrita "um dia nós NO cinema/Cinemark" e não "um dia nós NA cinema/cinemark".

O estudante Júnior, apesar de estar na fase inicial de alfabetização, demonstrou muitos avanços a partir da prática realizada. A participação e interação inicial com o cão foi fundamental para que ele se sentisse instigado e motivado ao realizar a leitura das fichas encontradas. Ele encontrou as fichas contendo as sílabas "um" e "na" e demonstrou facilidade para lê-las. Durante todo o encontro, apresentou intenção comunicativa, sempre se dispondo a responder o que era solicitado ao grupo. Quando já estava na sala de aula, enquanto as colegas pensavam em hipóteses do que poderia ser formado com as sílabas, sugeriu que a frase a ser desvendada era "um dia na foresta do dagão" repetiu as palavras "foresta" em vez de "floresta" e "dagão" em vez de "dragão".

Após a finalização da prática, realizou-se o momento do registro de diário de campo por parte dos estudantes. Nesta circunstância, normalmente, utiliza-se a escala de faces para representar a opinião dos mesmos, de modo a avaliar a atividade desenvolvida, podendo variar entre "gostei muito, gostei, gostei parcialmente e não gostei".* Além disso, instigou-se que os estudantes expressassem sua opinião de forma escrita, por meio de frases ou textos curtos que pudessem representar o sentimento de cada um diante desta experiência com o cão.

Percebeu-se que este momento serviu como motivação para a escrita por todos os estudantes, uma vez que foi possível observar relatos positivos como "amei a Cino hoje" e "o Argos é muito fofo" nas avaliações. Além das orientações apresentadas pelas professoras, a estudante Alice, fazendo exercício de sua criatividade e motivada com a atividade, elaborou uma história em quadrinhos (HQ).

A HQ pode ser entendida neste contexto como um gênero responsável pela mediação verbal da estudante a respeito de sua experiência com a prática de IAA. Para que uma HQ seja elaborada de forma adequada, é necessário o domínio da tipologia narrativa, descritiva e expositiva,[18] aspectos amplamente apresentados por Alice na sua produção. (Fig. 5-6)

A terceira atividade intitula-se **Estouro dos balões**. Para a realização desta prática, foram necessários os seguintes objetos: chapéu, cola, pandeiro, balões, óculos, violão de brinquedo, giz, caneca e biscoitos de cachorro. Além disso, fichas de palavras contendo as seguintes ilustrações: boneca, mel, binóculos, mão, nariz, dinheiro e bola. Observe na Figura 5-7.

Objetivou-se essencialmente, promover a ampliação das habilidades de consciência fonológica a partir da rima. Inicialmente, os estudantes foram organizados sentados no chão formando um círculo. No centro dele, encontravam-se os objetos previamente selecionados. Com as mãos para trás, cada participante segurava um biscoito de cachorro a ser comido em um momento aleatório, a partir da escolha do cão. (Fig. 5-8)

---

* A escala de faces foi apresentada no capítulo "A Intervenção Assistida por Cães como possibilidade para o desenvolvimento das funções executivas de atenção e memória".

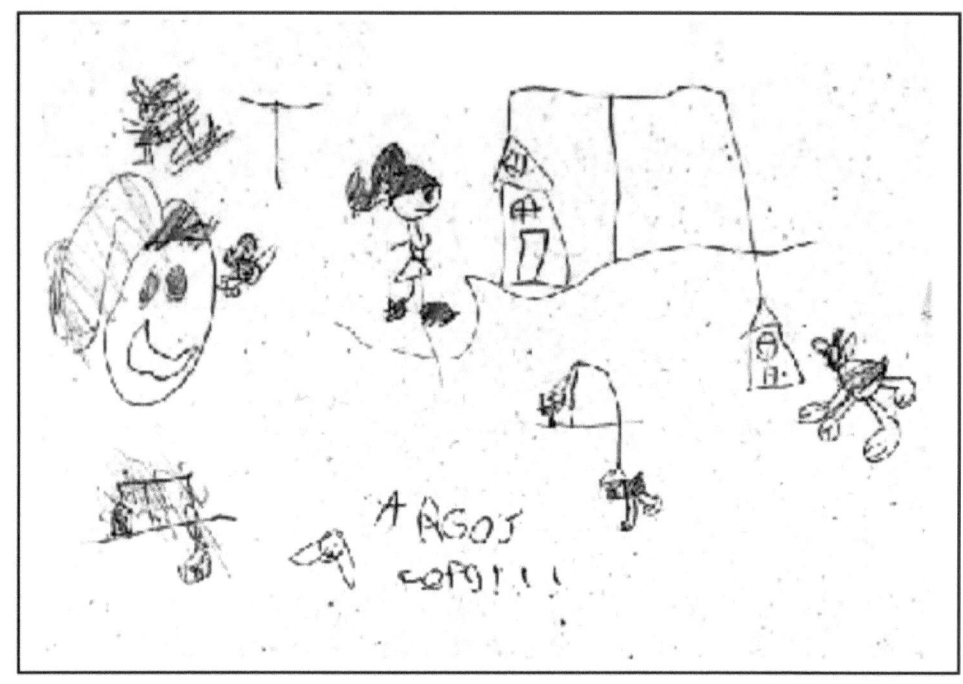

Fig. 5-6. Avaliação da atividade realizada, aos olhos da estudante Alice. (Fonte: acervo do projeto.)

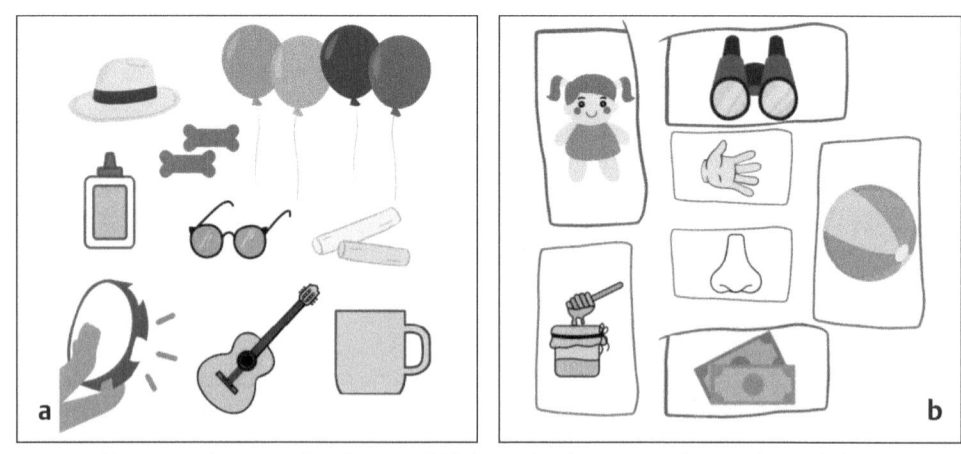

Fig. 5-7. (**a**) Imagem ilustrativa dos objetos e (**b**) fichas utilizadas para a realização da atividade. (Fonte: Elaborada pelas autoras.)

Assim que o biscoito fosse comido pelo cão, o estudante que o portava era escolhido para iniciar a atividade que foi desenvolvida em três momentos. Primeiramente, o participante deveria escolher um balão para estourar. No segundo momento, retirar a ficha que estava dentro dele. Por fim, pronunciar segmentando em sílabas o nome de todos os objetos espalhados na roda e, a partir da rima, relacionar a figura encontrada com um deles. (Fig. 5-9)

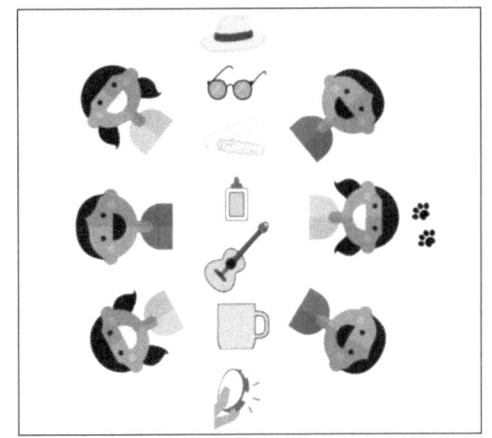

Fig. 5-8. Imagem meramente ilustrativa do momento inicial da atividade. (Fonte: Elaborada pelas autoras.)

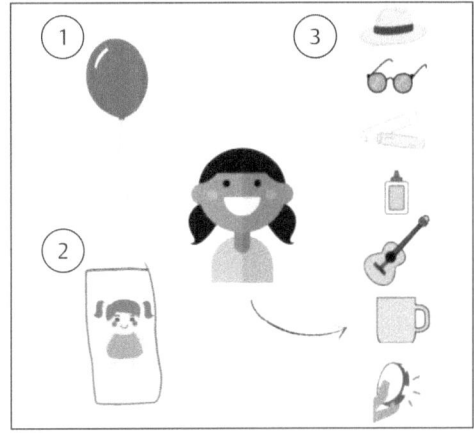

Fig. 5-9. Imagem ilustrativa apresentando os momentos da atividade. (Fonte: Elaborada pelas autoras.)

Durante a realização da atividade, percebeu-se que todos os estudantes, mostraram interesse e não desviaram o foco dos acontecimentos. Sempre colaborativos, intrigados e curiosos sobre qual seria a figura da ficha encontrada, muitas vezes foi necessário reafirmar que não era permitido falar a resposta enquanto o colega estivesse pensando e segmentando oralmente em sílabas o nome dos objetos.

Júnior demonstrou-se participativo e colaborativo, assim que iniciou a atividade na área externa do colégio. Apesar de ter apresentado dificuldade em relacionar a figura retirada na ficha com os objetos espalhados no chão, motivado pela presença do cão, realizou a correlação do som das palavras com o auxílio das professoras. Compreendeu o conceito de rima e para além da reflexão proposta inicialmente, relacionou sozinho e espontaneamente a rima das palavras "espelho e vermelho".

A interação com o cachorro é o diferencial das práticas de IAA com seres humanos, pois ele assume importante papel durante as ações lúdicas, tornando-se facilitador e mediador. A presença do animal beneficia tanto o estímulo do desenvolvimento físico, quanto psíquico e emocional dos sujeitos.[19] Aspectos como esses puderam ser percebidos a partir do envolvimento de uma das estudantes participantes, Talita, visto que ela desenvolveu com maior interesse e concentração, enquanto a atividade estava sendo realizada no galpão do Colégio com o cão, do que quando a atividade era realizada em sala de aula.

Fatores como a mediação do cão, movimentos corporais necessários durante a prática, estímulos positivos e incentivo dos colegas que também estavam bastante empolgados com a atividade, motivaram o bom desempenho de Talita. Além disso, a estudante encontrou sozinha a rima do seu objeto e até o momento final da atividade, com o auxílio do grupo, conseguiu realizar a rima de "chapéu – anel", competência na qual ela apresentava dificuldade em outros contextos necessitando de maior auxílio e intervenção dos professores.

São muitos e diversos os recursos e elementos presentes nas IAA com cães que favorecem o desenvolvimento da linguagem verbal. Tal diversidade pode ser entendida com base na Teoria das Inteligências Múltiplas, que apresenta oito tipos de inteligências presentes no intelecto humano: linguística, naturalista, lógico-matemática, musical, espacial, cinestésico-corporal, interpessoal e intrapessoal.[20,21]

Essas inteligências são entendidas como sistemas cognitivos relativamente autônomos, que interagem no intelecto e expressam-se nas ações dos indivíduos de forma particular, ainda, tendo uma ou mais inteligências como a(s) sua(s) preferencial(is).[22,23] Cada uma das inteligências citadas apresenta características próprias e, com base nessas, pode-se estudar os tipos de recursos e estratégias utilizados nas IAA.

Neste sentido, esta caracterização permite a visualização da relação entre recursos e estratégias com cada uma das inteligências nomeadas. Estes elementos, ao serem contemplados nas IAA, podem diferir-se quanto a serem mais encorajadores do desempenho e promotores de benefícios para os estudantes participantes das IAA, quanto ao favorecimento do desenvolvimento da linguagem verbal, entendida como sinônimo de inteligência linguística. Destaca-se a inteligência naturalista acessada pela mediação com os cães como principal inteligência instigante deste desenvolvimento nas IAA, porém com base na descrição das atividades desenvolvidas, podem ser identificados recursos e estratégias relacionados a outras inteligências que também contribuem neste processo.

As aprendizagens associadas a cada inteligência diferenciam-se entre si, porém essas também estão interligadas e interagindo no sistema cognitivo humano.[20,21] Assim, ao contemplar na atividade planejada para o atendimento, uma determinada inteligência, por exemplo, a naturalista, combinada com outra, como a inteligência linguística, estabelece-se interações entre os sistemas cognitivos dessas inteligências, nas quais uma pode vir a interferir no desenvolvimento da outra.[22,23]

Estas combinações podem gerar resultados diferentes no trabalho com a linguagem verbal, por exemplo, destaca-se que, para além da inteligência naturalista, as inteligências interpessoal, cinestésico-corporal e espacial (por meio do uso dos objetos), compuseram as combinações de inteligências que favoreceram o desempenho de linguagem verbal dos participantes das IAA descritas anteriormente. As três atividades contemplaram e instigaram a inteligência naturalista, por meio da interação com o cão, e este é o fator principal que diferencia as IAA dos demais tipos de intervenções voltadas ao desenvolvimento da linguagem verbal.

A VALIDAÇÃO DOS BENEFÍCIOS – OS TESTES UTILIZADOS NA AVALIAÇÃO DE LINGUAGEM VERBAL LEITURA

No subtítulo *"Essa aula foi ótima, teve dois cães e nós vamos estar na TV"**: as atividades de IAA voltadas para a linguagem verbal," foram apresentados e analisados os resultados de algumas atividades de linguagem verbal, principalmente leitura, escrita e consciência fonológica. Com base nas avaliações de Júnior, pré e pós um ano de sua participação no projeto (o qual tinha sete e oito anos respectivamente), serão apresentados os instrumentos de avaliação utilizados para aferição dos resultados relativos às habilidades citadas anteriormente. Os resultados desse estudante foram escolhidos para apreciação, pois durante a primeira avaliação realizada, ele cursava o primeiro ano dos Anos iniciais do Ensino Fundamental e ainda não era alfabetizado. Já na segunda avaliação, Júnior encontrava-se no segundo ano e a partir da participação na Cinoterapia, percebeu-se que a presença do cão intensificou significativamente a ampliação em seu desenvolvimento linguístico.

---

* Frase elaborada pelo estudante do Ensino Fundamental Final, Pablo (nome fictício).

Entre os instrumentos de avaliação, estão envolvidas atividades e testes de linguagem oral, de leitura, de escrita, de habilidades de consciência fonológica, de atenção e de memória. Neste capítulo, serão abordados os quatro primeiros, pois estão diretamente relacionados à linguagem verbal.

A avaliação de linguagem oral é realizada por meio de relato oral, que se dá a partir de um diálogo, que é filmado para posterior análise. Os dados de leitura e escrita são compostos pela escrita e posterior leitura do texto elaborado com base na figura e/ou escrita de quatro palavras e uma frase, sugeridas pelas avaliadoras, de acordo com o nível de letramento do estudante. Para avaliação da consciência fonológica, utilizou-se o Teste de Avaliação da Consciência Fonológica,[24] esse teste de aplicação individual contém seis subtestes: identificando rimas, contando sílabas, combinando fonemas iniciais, contando fonemas, comparando o tamanho das palavras e representando fonemas com letras.

A avaliação da linguagem oral foi realizada por meio da gravação de vídeos, na qual os estudantes deveriam contar uma história com base em tirinhas previamente escolhidas por eles. Na avaliação inicial, o comportamento observado em Júnior foi de timidez e insegurança, de modo que a interação dependia do estímulo do mediador.

No momento de reavaliação, observou-se nas gravações do segundo vídeo, que ele mostrou melhor desempenho, uma vez que pode-se evidenciar, dentre outros, maior iniciativa para a comunicação, melhor encadeamento das ideias, mais facilidade ao se expressar, maior complexidade na fala, seja com a utilização de novos vocábulos e/ou ampliação na extensão de frases.

Quanto à leitura e escrita, foi possível verificar a transição de estudantes pelas hipóteses de escrita propostas por Ferreiro e Teberosky (1991).[25] A Figura 5-10 mostra o exemplo da avaliação realizada em 2018 por Júnior. Nesta avaliação, o estudante realizou as tarefas de ditado de palavras e frase. A partir dela, foi possível perceber que as respostas apresentadas condizem com a hipótese silábica de escrita, em que são representadas partes sonoras da fala. Sendo assim, cada letra vale por uma sílaba e ainda há predomínio do valor sonoro convencional.[25]

Já na atividade realizada por ele na reavaliação no ano de 2019, após um ano de participação no projeto, as características apresentadas fazem referência a hipótese silábico-alfabética de escrita, uma vez que Júnior passou a perceber que há necessidade de realizar uma análise que vai além da sílaba (Fig. 5-11).[25] Além disso, há manifestação alternante

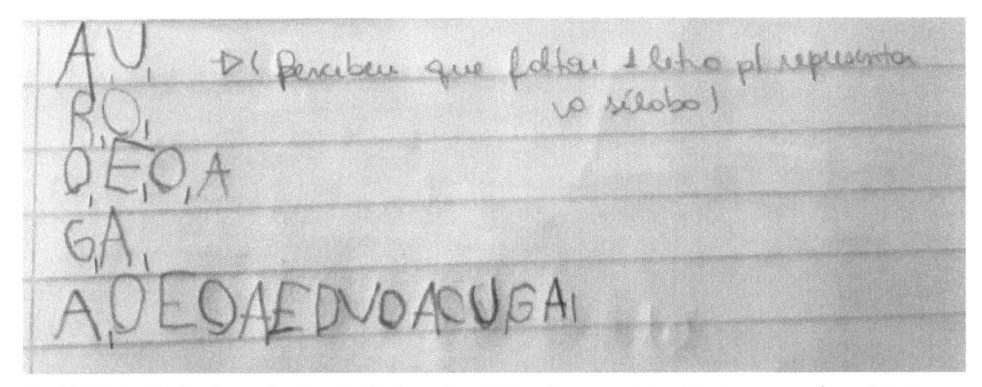

Fig. 5-10. Avaliação de escrita do estudante pré-participação no projeto. (Fonte: acervo do projeto.)

do valor silábico ou fonético para as diferentes letras. Nesta avaliação, o estudante conseguiu realizar elaboração de uma frase, além do ditado de palavras e frases.

As respostas do estudante Júnior registradas pré e pós-participação no projeto foram analisadas e pontuadas conforme a orientação do Teste de Avaliação da Consciência Fonológica,[24] de 1 a 5 pontos e na questão 6 uma segunda forma de pontuação que atribui um ponto para cada grafema representado corretamente. Estes resultados estão representados na Tabela 5-1.

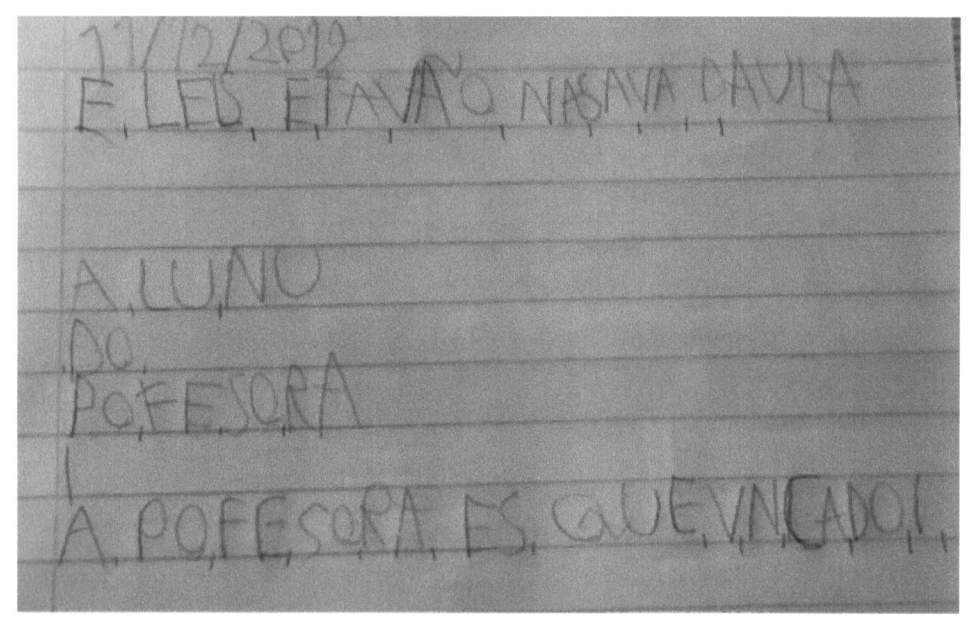

Fig. 5-11. Avaliação de escrita do estudante pós-participação no projeto. (Fonte acervo do projeto.)

Tabela 5-1. Resultados Apresentados pelo Estudante Júnior Pré e Pós-Realizar as Atividades de Cinoterapia

	Pré-cinoterapia	Pós-cinoterapia
Questão 1	3	5
Questão 2	3	4
Questão 3	1	5
Questão 4	0	4
Questão 5	5	5
Questão 69	0	5
Questão 610	0	23
Total	12	51

Fonte: Dados obtidos no acervo do projeto.

É perceptível o melhor desempenho do estudante na avaliação realizada pós-participação do projeto. Com relação às habilidades testadas, percebe-se que na avaliação pré--Cinoterapia, Júnior atingiu 12 pontos no total, enquanto que na avaliação pós-Cinoterapia fez 51 pontos, sendo que sua maior diferença na pontuação está relacionada à questão 4, referente à contagem dos fonemas; e à questão 6, referente à escrita dos nomes das figuras indicadas. Evidencia-se que no ano escolar em que o estudante se encontrava, não é comum ter uma evolução tão significativa apenas com o contato com a escrita, logo, acredita-se que a sua participação na Cinoterapia foi fundamental para contribuir na ampliação de seu desempenho e, consequentemente, na qualificação das suas habilidades de consciência fonológica.

CONSIDERAÇÕES FINAIS

A qualificação das habilidades relacionadas à linguagem verbal por meio das IAA com cães é perceptível na descrição e discussão dos resultados das atividades apresentadas. Assim, dentre os muitos benefícios que as IAA possibilitam, destacou-se neste capítulo aqueles relacionados a essas habilidades. Ressalta-se que, ao mesmo tempo em que os estudantes são beneficiados nas suas aprendizagens com a sua participação nas IAA, eles sentem-se felizes e motivados durante as práticas, o que também é um fator propulsor destes benefícios.

Todas as inteligências que são mobilizadas nas IAA com o cão favorecem o desenvolvimento da linguagem verbal. O cachorro como mediador é o elemento que instiga e enriquece tal mobilização.

Por fim, destaca-se a diversidade de recursos e estratégias que puderam ser observadas na descrição e ilustrações das atividades. Com isto, busca-se mostrar aos leitores que as possibilidades de atividades a serem oferecidas com as IAA com a mediação de cachorros é imensa, logo, cabe aos profissionais envolvidos exercitarem a sua criatividade combinada ao conhecimento das habilidades dos cães mediadores para planejar ações de excelência.

REFERÊNCIAS BIBLIOGRÁFICAS

1. Duque JAV. Actividades y terapia asistida por animales desde la mirada del Modelo de Ocupación Humana. Revista Chilena de Terapia Ocupacional, 2011;11(1):29-36. [Acesso em 12 Ago 2020]. Disponível em: <http://www.revistaterapiaocupacional.uchile.cl/index.php/RTO/article/view/17080>.
2. Lima CM, Krug FDM, Bender DD, Rodrigues MRM, Mechereffe BM, Vieira ACG, et al. Intervenções assistidas por animais realizadas em ambiente hospitalar na promoção do cuidado com a vida. Expressa Extensão, 2018;23(2):89-95.
3. Friedmann E, Katcher AH, Lynch JJ, Thomas SA. Animal companions and one year survival of patients after discharge from a coronary care unit. Public Health Reports. 1980;95(4):307-312. [Acesso em 23 Jun 2020]. Disponível em: <https://www.ncbi.nlm.nih.gov/pmc/articles/PMC1422527/?page=1>.
4. Camargo RG, Potgurski DS, Sarzi LZ, Diniz CF, Weber FCS. Cinoterapia: práticas transdisciplinares em Educação e Fonoaudiologia. In: Monteiro SAS. (Org.) A educação no Brasil e no mundo. Ponta Grossa: Editora Atena; 2020, p. 39-48. [Acesso em 23 Jun 2020]. Disponível em: <https://www.atenaeditora.com.br/post-ebook/2942>.
5. Potgurski DS, Sarzi LZ, Camargo RG. Cinoterapia: práticas transdisciplinares para a qualificação do atendimento em Educação Especial. Colóquio Internacional de Educação Especial e Inclusão Escolar - Galoá 2019, Florianópolis, 2019;1(1):1-11. [Acesso em 21 Jul 2020]. Disponível em: <https://proceedings.science/cintedes-2019/papers/cinoterapia--praticas-transdisciplinares-para-a-qualificacao-do-atendimento-em-educacao-especial>.

6. Fidler DM. A educação mediada por animais como atividade desenvolvente no processo de aprendizagem de estudantes com deficiência. Dissertação de Mestrado em Educação Especial da Universidade Federal de Santa Maria. 2016; p. 13-18.
7. Mousinho R, Alves LM. Promoção e Prevenção da Linguagem na Infância. In: Lamônica DAC, Britto DBO. Tratado de Linguagem: perspectivas contemporâneas. São Paulo: Book Toy; 2016. Cap. 7.
8. Capovilla AGS, Capovilla FC. Problemas de leitura e escrita: como identificar, prevenir e remediar numa abordagem fônica. São Paulo: Memnon; 2000. p. 251.
9. Lopes F. O desenvolvimento da consciência fonológica e sua importância para o processo de alfabetização. Psicol Esc Educ. (Impr.) Campinas, 2004;8(2):241-243. [Acesso em 06 Jul 2020]. Disponível em: <http://www.scielo.br/scielo.php?script=sci_arttext&pid=S1413-85572004000200015&lng=en&nrm=iso>.
10. Nunes C, Frota S, Mousinho R. Consciência fonológica e o processo de aprendizagem de leitura e escrita: implicações teóricas para o embasamento da prática fonoaudiológica. Revista CEFAC, Rio de Janeiro. 2009;2(11):207-212.
11. Pestun MSV, Omote LCF, Barreto DCM, Matsuo T. Estimulação da consciência fonológica na educação infantil: prevenção de dificuldades na escrita. Revista Semestral da Associação Brasileira de Psicologia Escolar e Educacional, São Paulo. 2010;14(1):95-104.
12. Barbosa MR, Medeiros LBO, Vale APS. Relação entre os níveis de escrita, consciência fonológica e conhecimento de letras. Estudos de Psicologia (Campinas). 2016;33(4):667-676.
13. Tenório SMPCP, Ávila CRB. Processamento fonológico e desempenho escolar nas séries iniciais do ensino fundamental. Revista CEFAC. 2011;14(1):30-38.
14. Navas ALGP, Santos MTM. Relação entre linguagem oral e linguagem escrita. In: Santos MTM, Navas ALGP. Distúrbios de Leitura e Escrita. São Paulo: Manole; 2004. p. 3-36.
15. Alcock KJ, Ngorosho D, Deus C, Jukes MCH. We don't have language at our house: disentangling the relationship between phonological awareness, schooling, and literacy. Br J Educ Psychol. 2010;80(1):55-76.
16. Navas ALGP. Atualização sobre o desenvolvimento da linguagem escrita: evidências científicas. In: Lamônica DAC, Britto DBO. Tratado de Linguagem: perspectivas contemporâneas. São Paulo: Book Toy; 2016. p. 49-55.
17. Aquino FSB, Salomao NMR. Intencionalidade comunicativa: teorias e implicações para a cognição social infantil. Estud Psicol. (Campinas). Set. 2010;27(3): 413-420. [Acesso em 14 Dez 2020]. Disponível em: <http://www.scielo.br/scielo.php?script=sci_arttext&pid=S0103-166X2010000300013&lng=en&nrm=iso>.
18. Shimazaki EM, Auada VGC, Menegassi RJ, Mori NNR. O Trabalho com o Gênero Textual História em Quadrinhos com Alunos que Possuem Deficiência Intelectual. Rev Bras Educ Espec. Bauru. 2018;24(1):121-142. [Acesso em 04 Ago 2020]. Disponível em: <http://www.scielo.br/scielo.php?script=sci_arttext&pid=S1413-65382018000100121&lng=en&nrm=iso>.
19. Amaral DMB. A Cinoterapia como uma prática social: benefícios do vínculo afetivo estabelecido entre o ser humano e o cão no contexto inclusivo. 2016, 118 p. Dissertação (Mestrado) - Curso de Práticas Socioculturais e Desenvolvimento Social, Universidade de Cruz Alta, Cruz Alta, 2016.
20. Gardner H. O nascimento e a Difusão de um "Meme". In: Gardner H, Chen J, Moran S (Eds). Inteligências Múltiplas ao redor do mundo. Porto Alegre: Artmed; 2010. p. 16-30.
21. Gardner H. Inteligencias múltiples: la teoria en la práctica. Tradução por María Teresa Melero Nogués. 4. reim. Buenos Aires: Paidós; 2011.
22. Camargo RG, Mezzomo CL. Características dos pacientes com alteração de linguagem e teoria das inteligências múltiplas. Revista CEFAC. Set-Out 2017;19(5):629-644.
23. Camargo RG, Mezzomo CL. Terapia fonoaudiológica de linguagem e teoria das inteligências múltiplas: investigação em prontuários. Revista CEFAC. 2015;17(5):1457-1465.
24. Adams MJ, Foorman BR, Lundberg I, Beeler T. Consciência fonológica em crianças pequenas. Porto Alegre: Artmed; 2006.
25. Ferreiro E, Teberosky A. Psicogênese da língua escrita. 4. ed. Porto Alegre: Artes Médicas; 1991.

A TERAPIA ASSISTIDA POR ANIMAIS, MEDIADA PELO CÃO, NO TRATAMENTO DOS TRANSTORNOS FONOLÓGICOS

CAPÍTULO 6

Paola Leonardi • Diéssica Zacarias Vargas-Lopes

"Os cães têm uma forma de encontrar as pessoas que precisam deles, preenchendo um vazio que nem nós sabemos que existe".
Thom Jones

INTRODUÇÃO

O tema central deste capítulo refere-se às alterações de fala na infância, mais especificamente os transtornos fonológicos e seu tratamento realizado por meio da Terapia Assistida por Animais (TAA) mediada pelo cão. Neste livro, você encontrará outros capítulos em que a TAA pode contribuir nas alterações de linguagem de maneira mais detalhada (Capítulo 4).

Será apresentado aqui uma parte dos resultados de uma pesquisa de mestrado realizada pelas autoras no Programa de Pós-Graduação em Distúrbios da Comunicação Humana da Universidade Federal de Santa Maria. Conforme os achados dessa pesquisa, foram encontrados resultados pertinentes no que se refere à TAA e como ela pode auxiliar positivamente na terapia dos transtornos fonológicos.

Afinal, o que significam os termos fala e linguagem? A fala refere-se ao ato em si, a maneira de se comunicar, a qual pode variar individualmente, conforme cada sujeito transmite a sua mensagem. Já a linguagem, refere-se a um conceito mais amplo, que abrange a linguagem compreensiva e expressiva, bem como diferentes níveis linguísticos como: Fonologia, Morfologia, Sintaxe, Semântica e Pragmática.

Sabe-se que a produção correta dos sons da fala ocorre gradualmente durante o período inicial de desenvolvimento da linguagem, em torno dos cinco aos seis primeiros anos de vida. Esse progresso desenvolve-se com o avanço da idade e, conforme a criança aprimora suas habilidades auditivas, somatossensoriais e motoras, supera dificuldades inerentes ao seu desenvolvimento e emite os sons corretamente.

Durante este período, a criança utiliza uma série de recursos inconscientes para se aproximar ao máximo do alvo (forma falada pelos adultos) quando ainda não adquiriu todos os sons da fala. Tais produções são as chamadas "estratégias de reparo" ou "processos fonológicos",[1] a depender da perspectiva teórica que se adota. Os mesmos são caracterizados como omissões (porta – "pota"), substituições (bola – "pola"), transposições, inserções e distorções de fonemas e/ou de estruturas silábicas. Esses recursos servem para facilitar a produção dos sons pela criança e são naturais durante o desenvolvimento da linguagem.[1-3]

Além dos processos citados, a criança pode realizar, ainda, a **estratégia da evitação**, a qual ocorre quando ela "foge" de palavras com sons que ela possui dificuldade de produção.³ A criança utiliza essa estratégia de evitação para privar-se da possível correção de sua fala pelo adulto ou, ainda, por receio do seu julgamento.

Em torno dos cinco anos de idade, a criança já apresenta condições de produzir todos os sons de sua língua nativa. No entanto, algumas dificuldades de organização mental do sistema de sons podem surgir e a presença das estratégias de reparo podem permanecer por mais tempo do que o esperado na fala da criança, caracterizando o que chamamos de transtorno fonológico*, ou seja, quando há uma alteração no nível fonológico dessa criança.[4-6]

Nesses casos, é necessária a intervenção fonoaudiológica, a fim de reorganizar o sistema de fala e introduzir os fonemas (sons que compõem as palavras) faltantes. Tradicionalmente, não é comum, nesses casos, a utilização das TAA na terapia dos transtornos fonológicos. No entanto, qualquer criança com alteração de linguagem oral poderia beneficiar-se do contato com o cão, por isso, é que se propôs um estudo desta natureza.

O desejo de realizar esta pesquisa surgiu após o projeto que já era desenvolvido no estágio de linguagem durante a graduação da pesquisadora. Após realizar o trabalho de conclusão de curso, deu-se seguimento à pesquisa no mestrado. Assim, a pesquisadora teve interesse em investigar os benefícios da terapia fonoaudiológica associada à TAA com a presença do cão em pacientes com transtorno fonológico, verificando a influência ou não na realização de estratégias de reparo e na motivação para adequar as alterações nos sons ao padrão de fala adulto. Os resultados encontrados serão relatados a seguir neste capítulo.

O TRANSTORNO FONOLÓGICO E SEU TRATAMENTO

Para compreendermos como ocorre o processo da TAA, precisamos entender claramente a que se refere o transtorno fonológico. Esta alteração de fala é uma desordem que afeta especificamente o nível fonológico da língua, ou seja, a capacidade de usar os sons contrastivos conforme sua convenção, sendo resultado da produção inadequada de determinados fonemas, estruturas silábicas e de estruturas suprassegmentais, como o acento (**uso incorreto de regras fonológicas da língua**), que podem prejudicar o significado da mensagem durante a interação.[1,7]

O diagnóstico do transtorno fonológico é realizado por meio da análise de fonemas adquiridos e sons efetivamente emitidos pela criança, coletados a partir de amostras de fala. Para receber o diagnóstico de transtorno fonológico, a criança deve apresentar audição normal, ausência de alterações anatômicas ou fisiológicas nos mecanismos responsáveis pela produção da fala, habilidades sociocognitivas preservadas para o desenvolvimento adequado da linguagem compreensiva e expressiva oral.[8,9]

Esse diagnóstico pode ser realizado a partir dos três ou quatro anos de idade, pois nessas faixas etárias alguns estudos apontam que as crianças já adquiriram grande parte dos sons da língua. É importante destacar que o diagnóstico deve ser precoce, para evitar futuros comprometimentos na aquisição da leitura e escrita.[8,10]

Após realizar o diagnóstico de transtorno fonológico, tem-se início a intervenção terapêutica. O modelo de terapia escolhido para cada paciente deverá ser realizado ao analisar as suas alterações específicas. De maneira breve, serão citados alguns modelos de terapia tradicionalmente utilizados na prática fonoaudiológica.

---

* Transtorno Fonológico, termo usado atualmente para desvio fonológico.

Modelos convencionais de terapia fonológica utilizados no Brasil:

- Modelo de ciclos, elaborado e baseado pelos pressupostos de Hodson e Paden (1983);[11] sendo modificado posteriormente por Tyler, Edwards & Saxmann (1987).[12]
- Modelo de Pares mínimos também proposto por Tyler, Edwards & Saxmann (1987).[12] Ainda com base em pares mínimos, tem-se o Modelo de Oposições Máximas[13] e o Modelo de Oposições Máximas Modificado.[14]
- Modelo ABAB-Retirada inicialmente elaborado por Tyler & Figursky (1994)[15] e aplicado no Brasil por Keske-Soares (1996).[16]
- Modelo Metaphon, proposto por Dean e Howel (1986),[17] o qual se baseia e utiliza a consciência fonológica como abordagem principal do tratamento.

Os modelos citados anteriormente possuem como objetivo reorganizar o sistema fonológico, considerando a capacidade da criança de realizar generalizações. Assim, fonemas e estruturas que não foram trabalhados seriam desenvolvidos conforme o sistema fonológico da criança se reorganiza. Esses modelos de terapias são utilizados com pacientes falantes do Português Brasileiro, desde a década de 90.[18]

A terapia fonológica pretende adequar o padrão de fala da criança reorganizando os fonemas de acordo com o modelo do adulto. As terapias citadas possuem influência da teoria linguística inatista, que tem como base a fonologia gerativa.

A TAA NO TRATAMENTO DAS ALTERAÇÕES DE LINGUAGEM ORAL

A TAA diferencia-se das terapias convencionais justamente pela presença do animal como coterapeuta, sendo positiva para qualquer pessoa. Ressalta-se que o animal, principalmente o cão, interage de forma conciliadora. As crianças beneficiam-se durante o tratamento, uma vez que o cão não interrompe o atendimento e também não realiza julgamento se ela está falando certo ou errado.[19,20]

Dessa maneira, os pacientes da TAA sentem-se motivados e encorajados a produzirem suas falas da maneira que conseguirem. Além disso, a presença do animal na sala de terapia promove uma sensação de conforto e bem-estar, motivando a todos desde o momento que chega na portaria, pelos corredores e locais que passa até o atendimento em si.[19,20]

A TAA promove um ambiente agradável, com efeitos sociais positivos, diminui os sentimentos como ansiedade, medo e até mesmo depressão. No processo terapêutico, o cão age como um mediador proporcionando diferentes estímulos e desenvolvimento dos órgãos sensoriais (visão, audição, olfato, tato, sentido cinestésico e sistema límbico).[21,22]

O ambiente em que ocorre a TAA é favorável ao desenvolvimento da linguagem da criança. Isso ocorre porque a presença do animal diminui sentimentos como a ansiedade que a criança possa estar sentindo no momento da terapia.[21,22] Além disso, promove o bem-estar, melhor qualidade de vida, conforto e motiva as crianças a possíveis situações adversas.

Algo que deve ser ressaltado na TAA é o fato de o cão proporcionar um contexto livre de julgamentos, essa relação entre a criança e o animal é positiva justamente porque a criança não precisa ter medo de errar ao falar, pois o cão não realizará prejulgamento da sua fala.[19,20]

Ressalta-se que a presença do cão não substitui o terapeuta, uma vez que ele realiza a aproximação da criança com o animal e promove os estímulos linguísticos. Além disso, paciente e terapeuta precisam conhecer as características da linguagem corporal do animal, suas necessidades e personalidade. O terapeuta também faz essa aproximação do paciente com o animal regulando a comunicação entre ambos.

Assim, esse vínculo é estabelecido durante o processo terapêutico. Utiliza-se a linguagem para verbalizar os possíveis desejos e necessidades do animal. Dessa forma, é possível dialogar com o paciente e levantar hipóteses sobre as razões do comportamento do cão e situações do cotidiano. A maneira leve como transcorre essa intervenção proporciona um fator motivacional ao sujeito em interagir com o animal. Conforme o paciente passa a se comunicar com os animais, ele desenvolve consciência de sua própria linguagem e do que ela transmite para os outros, e as formas de autorregulação.[23]

Os estudos no Brasil que envolvem a TAA são relativamente novos, principalmente, os que contemplam alterações de linguagem. No entanto, os achados das pesquisas já realizadas têm mostrado importantes contribuições para a evolução clínica dos pacientes.[24] Dessa maneira, na Fonoaudiologia tem-se constatado inúmeros benefícios relacionados à comunicação com a aplicação da TAA.[25]

Nas intervenções relacionadas à fala e linguagem, a TAA proporciona um ambiente mais acolhedor e alegre, estimulando a comunicação verbal e não verbal, pois a terapia mediada pelo cão é utilizada como um instrumento social. Esse ambiente acolhedor facilita inclusive o vínculo entre terapeuta e paciente, tornando a relação mais afável e, consequentemente, favorecedora do desenvolvimento da linguagem, por meio desses novos comportamentos socioafetivos.[25,26]

Dentro da sala de terapia, o cão promove o estímulo de atividades dialógicas, além de reduzir os segmentos ininteligíveis e a oscilação das alterações fonológicas.[24] Durante o atendimento, a presença do cão torna as atividades mais concretas, pois o animal não deixa de ser um interlocutor para quem o paciente realizará relatos e trocas comunicativas. Além disso, existe a vantagem de o cão não interromper, e nem realizar julgamentos negativos enquanto a criança realiza suas construções linguísticas.

Dessa forma, a TAA possui um efeito fisiológico significativo, o que favorece a saúde física, cognitiva e emocional de indivíduos de qualquer idade. Esses benefícios promovem o bem-estar e garantem uma melhor qualidade de vida para os envolvidos: pacientes e terapeutas.[21,22]

A TAA NOS CASOS DE TRANSTORNO FONOLÓGICO: ESTUDO DE CASOS

No estudo de Leonardi (2017)[27] sobre o tratamento de crianças com transtornos fonológicos, observou-se efeito positivo na TAA mediada pelo cão. Neste trabalho de mestrado, a pesquisadora realizou avaliações específicas de fala, tais como: Avaliação Fonológica da Criança (AFC),[28] Consciência do Próprio Desvio de Fala[29] e Teste de Figuras para Discriminação Fonêmica.[30]

A fim de verificar os efeitos da TAA, os participantes foram divididos em dois grupos, pareados quanto ao número de sujeitos e quanto à gravidade do transtorno fonológico, proposta por Shriberg *et al.* (1997),[31] (grave, moderado-grave, levemente-moderado e leve).

Assim, no grupo 1, três crianças foram submetidas à terapia fonoaudiológica associada à TAA; e, no grupo 2, da mesma forma, três crianças submetidas à terapia fonoaudiológica, porém sem a TAA. Adicionalmente, cada participante do grupo com TAA apresentava grau de desvio diferente entre si. No grupo sem TAA havia crianças com o mesmo grau de desvio do outro grupo para serem posteriormente comparadas às mudanças na aquisição e desenvolvimento dos sons da fala.

A terapia foi realizada com frequência semanal (de uma a duas vezes por semana), de acordo com a disponibilidade dos pais/responsáveis, com duração em torno de 50 minutos cada uma, por um período de 25 sessões ou até a alta fonoaudiológica. A organização da terapia fonoaudiológica associada à TAA foi adaptada para a presença do cão. Inicialmente, contou com uma avaliação da motivação e do interesse da criança para o contato com os cães por meio de atividades lúdicas. Além de fotos e revistas sobre cães; gibis; histórias envolvendo animais e uma conversa sobre a futura presença dos cães nos atendimentos com os pacientes e seus responsáveis. O estudo teve aprovação prévia nos comitês de ética e pesquisa para seres humanos e bem-estar animal e iniciou somente após os responsáveis autorizarem a participação das crianças mediante a assinatura do Termo de Consentimento Livre e Esclarecido.

Nas primeiras interações com o cão, a aproximação e o reconhecimento foram mediadas pela terapeuta e pelo tutor. Dessa forma, observou-se a postura do paciente frente ao cão (tocar o cão, observá-lo, ofertar os brinquedos, alimentos, entre outros). Nas sessões seguintes, mediante o contato produtivo, as atividades foram realizadas e adaptadas de acordo com a organização fonológica, proposta pelo modelo de terapia utilizado. As atividades ou brincadeiras eram escolhidas conforme a preferência da criança e também de forma que pudesse ocorrer a participação do cão.

Para ficar mais claro como era organizada a sessão, será apresentada a Tabela 6-1 para exemplificar como era estruturada a terapia fonoaudiológica com o cão, bem como as atividades que eram adaptadas à TAA.

Os animais que realizaram a TAA foram duas fêmeas das raças Pastor Alemão e Border Collie, com idades, respectivamente, de sete e três anos, aproximadamente. Ressalta-se que foram utilizados dois cães com alternância entre eles nas sessões, em função de que a participação de cada um não poderia ultrapassar o tempo máximo de 60 minutos, para não causar estresse ao animal e para não causar viés, em função dos comportamentos e características do animal.

De maneira geral, percebeu-se que, inicialmente, as crianças e responsáveis ficavam um pouco receosos ao serem informados sobre a presença do cão em terapia. No entanto, bastava iniciar as atividades que esse estranhamento inicial dava lugar à motivação e aceitação. Esse vínculo tornava-se mais efetivo a cada atendimento e era possível constatar esse engajamento com as devolutivas fornecidas pelos pacientes e familiares.

Quando as crianças chegavam para o atendimento já perguntavam pelo cão e faziam carinho no animal. Elas pediam para passear no corredor ou brincar de esconder os objetos para o cão encontrar. Foi possível verificar maior intenção comunicativa dos pacientes, pois essa iniciativa de solicitar verbalmente partia das crianças, além de interagirem de maneira mais espontânea. Por outro lado, na terapia sem a presença do cão, percebia-se a necessidade de realizar o estímulo para que a criança respondesse e interagisse.

As crianças adoravam e ficavam maravilhadas em ver a habilidade que o cão tinha de encontrar os objetos. Isso, muitas vezes, os engajava e os encorajava na realização das atividades de fala propostas pela terapeuta. Ainda, quando a terapeuta sinalizava a proximidade do fim do atendimento, algumas crianças demonstravam certa resistência para sair da sala ou para finalizar a atividade, questionando se não poderiam ficar mais tempo com o cão. Por mais que as crianças tivessem consciência que iriam para a terapia fonoaudiológica para trabalhar a maneira de falar, percebe-se que essa espontaneidade e intenção comunicativa eram favorecidas, pois, o cão não julgava se elas estavam produzindo as palavras de maneira correta.

Tabela 6-1. Estrutura da Sessão de TAA com as Atividades e os Objetivos Propostos

Organização da Terapia		
Objetivo	**Materiais**	**Estratégias**
Reconhecimento e identificação do som	Imagem de uma boca, espelho	Era mostrado ou solicitado que a criança identificasse as estruturas da boca (lábios, língua, dentes) em si, no cão e na figura
Atenção e discriminação do som	Figura com a articulação do som Figuras de palavras com o(s) som(ns) estimulado(s)	Era mostrada a figura com a configuração articulatória do som e solicitado para a criança identificá-lo e mostrá-lo ao cão Eram dispostas as figuras do(s) som(ns) estimulados sobre a mesa e pedia-se para a criança tocar na figura que a terapeuta nomeasse e após podia mostrar ao cão
Percepção das informações sinestésicas (táteis, auditivas, visuais)	Abaixador de língua com ou sem sabor e aroma Nescau, doce de leite... (para colocar no abaixador de língua	Era colocado o abaixador de língua com ou sem estímulo gustativo nos locais em que a língua deve encostar para produzir o som e posteriormente a criança deveria mostrar ao cão onde a língua deveria encostar para produzir o som
Imitação de palavras	Trilha com figuras de palavras com o(s) som(s)-alvo	A terapeuta disponibilizava de um tabuleiro dispondo em cada "casa" figuras do(s) fonema(s) que era(m) estimulado(s), a criança deveria jogar o dado e número obtido era o número de casas que deveria andar, a palavra deveria ser falada pela terapeuta e a criança deve imitá-la falando-a ao cão
Imitação de palavras	Jogo da memória	Era disponibilizado à criança um jogo da memória com figuras dos sons estimulados, de acordo com as regras propostas pelo jogo, a criança deveria virar duas cartas até encontrar o par correspondente, ela teria de nomeá-las para o cão imitando o modelo da terapeuta
Nomeação Espontânea	Boliche	Neste nível, a criança deveria nomear de forma espontânea sem o modelo da terapeuta. Em cada pino do jogo de boliche era colocada uma figura do som estimulado. A criança deveria jogar a bola e os pinos que caíssem eram nomeados pela criança ao cão

O cão permanecia na sala durante todo o atendimento, porém, nem sempre todas as atividades eram realizadas com ele. Em alguns momentos era realizado treino das palavras trabalhadas na terapia entre criança e terapeuta e, posteriormente, a criança deveria falar e "ensinar" a pronúncia das palavras ao cão.

Ao final da sessão, o paciente relatava para os responsáveis o que havia sido trabalhado naquele dia. Era possível observar diferença na motivação do paciente ao sair da TAA quando comparada com as crianças que não receberam a TAA. De forma geral, a presença do cão fazia com que as crianças dispendessem mais atenção às atividades propostas, a manutenção de seus erros de fala de uma maneira mais leve e amena, associada a memórias positivas que o cão despertava nos participantes.

Frente ao planejamento terapêutico e atividades propostas acima, o estudo de Leonardi (2017),[27] mostrou que houve redução dos segmentos ininteligíveis de fala, variações das alterações fonológicas. Constatou-se ainda melhora na gravidade do transtorno fonológico, consciência do próprio desvio de fala e discriminação dos fonemas. Além disso, a TAA como recurso na terapia fonoaudiológica favoreceu também outros níveis da organização linguística. Foram observadas mais trocas de turno no momento do diálogo, bem como intenção comunicativa mais presente, e com isso, um discurso mais frequente. Observou-se ainda autonomia e sentimentos positivos.

Ainda, observou-se que os pacientes também estavam mais atentos e concentrados durante as atividades realizadas. A interação interpessoal e autoestima também foram mais presentes. Vale ressaltar também que a compreensão verbal mostrou-se mais efetiva. Dessa forma, a presença do cão no *setting* terapêutico estimulou os aspectos não verbais da comunicação e o nível pragmático da língua. Apesar de não terem sido mensuradas tais respostas, os resultados foram constatados de maneira observacional pela terapeuta e pelos familiares.

ALÉM DO TRANSTORNO FONOLÓGICO

Para além dos resultados gerais comunicativos verbais e não verbais, observou-se de modo mais específico a mudança de comportamento das crianças participantes da TAA. No início das intervenções, a paciente Maria* era mais tímida e introspectiva, possuía o hábito de esconder o rosto com seu cabelo. Quando a menina era questionada ou eram mencionadas suas alterações na fala, ela demonstrava visível incômodo e desânimo. No entanto, com o decorrer das terapias e atividades realizadas com o cão, esse desconforto e dificuldades foram dando lugar ao empoderamento sobre sua forma de comunicação. Assim, Maria foi se permitindo ter mais iniciativas e tomar decisões, bem como enfrentar seus medos e anseios comunicativos. Foi possível observar que no decorrer da TAA, Maria passou a ter mais autonomia comunicativa e, segundo sua mãe, ela se esforçava para falar mais e melhor.

O mesmo ocorreu com João*, o qual inicialmente, era bastante resistente às atividades propostas, negando-se a realizá-las. João saiu algumas vezes da sala, apresentando crises de choro e birra. Sua mãe permaneceu na sala durante alguns dos atendimentos e fez alguns combinados para ele permanecer em terapia. No entanto, aos poucos e por meio da mediação do cão, João começou a demonstrar mais flexibilidade, engajamento, interesse e motivação para realizar as atividades propostas. Além disso, foi possível constatar melhora na sua comunicação, pois ele expressava-se cada vez melhor.

Por outro lado, os participantes que não tiveram a inserção na TAA, de modo geral, ao final da intervenção mostravam-se pouco motivados à melhora da sua comunicação. Além de menos interessados na realização das atividades e treino das palavras com os fonemas que estavam ausentes no sistema de sons da língua.

CONSIDERAÇÕES FINAIS

Constata-se que a relação entre criança e animal proporciona ao paciente uma oportunidade de expressar-se sem medo de errar, pois o animal não assume uma posição de julgador. Acredita-se que os resultados encontrados foram além das questões específicas de fala, pois, conforme citado anteriormente, a participação do cão torna-se importante na

---

* Nome fictício para preservar a identidade da participante.

estimulação de outros níveis do desenvolvimento linguístico e comunicativo de indivíduos com transtorno fonológico.

Após a TAA, os pacientes apresentaram melhoras nas avaliações quanto à gravidade do transtorno, consciência do próprio desvio de fala e discriminação dos fonemas. Os sujeitos submetidos à intervenção terapêutica tradicional também obtiveram resultados positivos nas reavaliações de fala. Dessa forma, todos os sujeitos apresentaram evoluções com as intervenções terapêuticas, independentemente de estar associada ou não à TAA.

Ressalta-se os efeitos positivos citados ao longo do capítulo da inserção da TAA nos transtornos fonológicos, no entanto, não se pode assumir que todo benefício encontrado no meio científico seja válido para qualquer indivíduo. É evidente que a participação do cão na terapia deve ser constantemente avaliada e revista por seus participantes (terapeuta, condutor, criança e família) tanto em relação aos objetivos quanto aos seus efeitos terapêuticos. Mesmo que seja evidente a relação direta da intervenção e benefícios, os mesmos podem passar despercebidos ao avaliador ou não serem passíveis de serem mensurados ou avaliados.

Tendo em vista todos os aspectos abordados neste capítulo, é de extrema importância a realização de estudos científicos na fonoaudiologia envolvendo a TAA, principalmente, relacionados às alterações de linguagem e fala. As pesquisas devem seguir rigor científico, com estudos multicêntricos, com grande número de sujeitos, metodologia específica que contenha a definição clara dos objetivos. Além disso, é necessária a utilização de instrumentos adequados para aferição e documentação, bem como o uso de condição-controle, pois em sua maioria são achados empíricos, sem controle metodológico e pouca evidência científica.

De modo geral, conforme observado ao longo do capítulo, a TAA pode ser uma ferramenta aliada à terapia fonoaudiológica, uma vez que auxilia no desenvolvimento da intenção comunicativa, elaboração do discurso, promove autonomia da criança e proporciona sentimentos positivos. Além disso, estimula a atenção e concentração dos indivíduos, incentiva a relação interpessoal, promovendo um maior vínculo terapeuta-paciente. Observou-se ainda melhora nos aspectos relacionados à compreensão verbal. Assim, a presença do cão em terapia estimula de maneira geral as habilidades comunicativas do paciente, para além da terapia específica do desvio fonológico. A TAA promove uma atmosfera de aceitação incondicional para o discurso desordenado do paciente, quando suas funções comunicativas e linguísticas estão defasadas. Além de fornecer um ambiente estável e propício para a construção da relação entre paciente e terapeuta.

Constatou-se que a TAA diminuiu tanto as alterações de fala relacionadas ao transtorno fonológico quanto estimulou o nível pragmático da língua. Além disso, foram observados benefícios para além das questões linguísticas, constatando-se melhora nos aspectos não verbais da comunicação.

REFERÊNCIAS BIBLIOGRÁFICAS

1. Lamprecht RR, Bonilha GFG, Matzenauer CLB, Mezzomo CL, Oliveira CC, Ribas LP. Aquisição Fonológica do Português: Perfil de desenvolvimento e subsídios para terapia. Porto Alegre: Artmed; 2004.
2. Mota HB, Silva APS, Mezzomo CL. Mudanças fonológicas na terapia de sujeitos com desvio fonológico utilizando 'contraste' e 'reforço' do traço [voz]. Porto Alegre: Letras de Hoje; Jul/Set 2008;43:7-14.
3. Othero GA. Processos fonológicos na aquisição da linguagem pela criança. ReVEL. 2005;3(5): ISSN 1678-8931. [www.revel.inf.br]

4. Ghisleni MRL, Keske-Soares M, Mezzomo CL. O uso das estratégias de reparo, considerando a gravidade do desvio fonológico evolutivo. Revista CEFAC. 2010;12(5):766-71. [Acesso em 01 Ago 2020]. Disponível em: <http://www.scielo.br/pdf/rcefac/v12n5/63-09.pdf>.
5. Kalil M. Aquisição da linguagem. Tradução de Marcos Marcionilo. São Paulo: Ed. Parábola; 2013. 68 p.
6. Barberena L, Keske-Soares M, Cervi T, Brandão M. Treatment Model in Children with Speech Disorders and Its Therapeutic Efficiency. Internat Arch Otorhinolaryngol. 2014;18(3):283-288. [Acesso em 13 Mai 2017]. Disponível em: <https://www.ncbi.nlm.nih.gov/pmc/articles/PMC4392887/>.
7. Mota HB. Terapia Fonoaudiológica para os desvios fonológicos. Rio de Janeiro: Revinter; 2001.
8. Golembiouski F, Czlusniak GR, Dassie-Leite AP, Oliveira JP, Bagarollo MF. Caracterização e follow-up de crianças com desvio fonológico. Revista CEFAC, São Paulo. Fev 2014;16(1):318-327. [Acesso em 01 Jun 2020]. Disponível em: <http://www.scielo.br/scielo.php?script=sci_arttext&pid=S1516-18462014000100318&lng=en&nrm=iso>.
9. Ceron MI, Gubiani MB, Oliveira CR, Gubiani MB, Keske-Soares M. Prevalence of phonological disorders and phonological processes in typical and atypical phonological development. CoDAS. São Paulo, 2017;29(3):e20150306. [Acesso em 12 Nov 2017]. Disponível em: <http://www.scielo.br/scielo.php?script=sci_arttext&pid=S2317-17822017000300300&lng=en&nrm=iso>.
10. Wertzner HF, Pulga MJ, Pagan-Neves LO. Habilidades metafonológicas em crianças com transtorno fonológico: a interferência da idade e da gravidade. Audiol Commun Res. Set 2014;19(3):243-251. [Acesso em 05 mai 2021]. Disponível em: <http://www.scielo.br/scielo.php?script=sci_arttext&pid=S2317-64312014000300243&lng=en&nrm=iso>.
11. Hodson BW, Paden EP. Targeting intelligible speech: a phonological approach to remediation. San Diego: College-Hill Press; 1983.
12. Tyler A, Edwards ML, Saxman J. Clinical application of two phonologically based treatment procedures. J Speech Hear Dis. 1987;52:393-409.
13. Gierut JA. The conditions and course of clinicallyinduced phonological change. J Speech Lang Hear Res. Out 1992;35:1049-63.
14. Bagetti T, Mota HB, Keske-Soares M. Modelo de oposições máximas modificado: uma proposta de tratamento para o desvio fonológico. Rev Soc Bras Fonoaudiol. 2005;10(1):36-42.
15. Tyler AA, Figurski GR. Phonetic inventory changes after treating distinctions along an implicational hierarchy. Clin Linguist Phon. 1994;8(2):91-107.
16. Keske-Soares M. Aplicação de um modelo de terapia fonoaudiológica para crianças com desvios fonológicos evolutivos: hierarquia implicacional dos traços distintivos. Dissertação de mestrado. Porto Alegre: Pontifícia Universidade Católica do Rio Grande do Sul, 1996.
17. Dean E, Howell J. Developing linguistic awareness: a theoretically based approach to phonological disorders. Br J Disord Commun. 1986;21(2):223-38.
18. Wiethan FM, Mota HB. Propostas terapêuticas para os desvios fonológicos: diferentes soluções para o mesmo problema. Revista CEFAC. 2011;13(3):541-51.
19. Ferreira JM. A cinoterapia na APAE de SG: um estudo orientado pela teoria bioecológica do desenvolvimento humano. Conhecimento & Diversidade. Jan-Jun 2012;(7):98-108. [Acesso em 20 Jun 2017]. Disponível em: <http://www.revistas.unilasalle.edu.br/index.php/conhecimento_diversidade/article/view/626>.
20. Borrego JLC, Franco LR, Mediavilla MAP, Piñero NB, Roldán AT, Picabia AB. Animal-assisted Interventions: review of current status and future challenges. Internat J Psychol Psychol Ther. 2014;14(1):85-101.
21. Caetano ECS. As contribuições da TAA – Terapia Assistida por Animais à Psicologia. Trabalho de Conclusão de Curso (Bacharelado de Psicologia). Criciuma: Universidade do Extremo Sul Catarinense, 2010.
22. Wohlfarth R, Mutschler B, Beetz A, Kreuser F, Korsten-Reck U. Dogs motivate obese children for physical activity: key elements of a motivational theory of animal-assisted interventions.

Frontiers in Psychology. 2013;4(796):1-7. [Acesso em 02 Jul 2017]. Disponível em: <https://www.ncbi.nlm.nih.gov/pmc/articles/PMC3810595/>.
23. Shani L. Animal-assisted dyadic therapy: A therapy model promoting development of the reflective function in the parent-child bond. Clin Child Psychol Psychiatry. 2017;22(1):46-58.
24. Domingues CM. Terapia Fonoaudiológica com cães: estudo de casos clínicos. Dissertação de Mestrado. São Paulo: Pontifícia Universidade Católica de São Paulo; 2007. p. 148.
25. Oliveira GR. A interação fonouaudiólogo-paciente-cão: efeitos na comunicação de pacientes idosos. Dissertação (Mestrado em Estudos Pós-Graduados em Fonoaudiologia). São Paulo: Pontifícia Universidade Católica de São Paulo, 2010. p. 159.
26. Kawakami CH, Nakano CK. Relato de experiência: terapia assistida por animais (TAA) - mais um recurso na comunicação entre paciente e enfermeiro. Proceedings of the 8. Brazilian Nursing Communication Symposium. 2002. [Acesso em 20 Jun 2017]. Disponível em: <http://www.proceedings.scielo.br/scielo.php?pid=MSC0000000052002000100009&script=sci_arttext&tlng=pt>.
27. Leonardi P. Os efeitos da terapia assistida por animais (TAA) mediada por cães como forma complementar na intervenção dos desvios fonológicos. Dissertação de Mestrado. Santa Maria, RS: Universidade Federal de Santa Maria, 2017.
28. Yavas M, Hernandorena CLM, Lamprecht RR. Avaliação fonológica da criança. Porto Alegre: Artes Médicas; 2001.
29. Menezes GRC. A Consciência Fonológica na Relação fala-escrita em crianças com Desvio Fonológico Evolutivo. Dissertação (Mestrado em Letras). Porto Alegre: Faculdade de Letras, PUCRS, 1999.
30. Carvalho BS. Teste de Figuras para a Discriminação Fonêmica: proposta e aplicação. Dissertação (Mestrado em Distúrbios da Comunicação Humana). Santa Maria: Universidade Federal de Santa Maria, 2007.
31. Shriberg LD, Austin D, Lewis BA, Mcsweeny JL, Wilson DL. The percentage of consonants correct (PCC) metric: extensions and reliability data. J Speech Language Hearing Res. 1997;40(4):708-722.

TRANSTORNO FONOLÓGICO E TERAPIA ASSISTIDA POR ANIMAIS COM A MEDIAÇÃO DE CÃES – RELAÇÕES POSSÍVEIS

CAPÍTULO 7

Bianca dos Santos Galliani • Ana Paula Blanco-Dutra
Renata Gomes Camargo

> *"Cães dão aos seus companheiros humanos o amor incondicional e estão sempre lá, com um abanar da cauda incentivando quando eles precisam. O cão é realmente um animal muito especial."*
> Dorothy Patente

CONSIDERAÇÕES INICIAIS

Desde o nascimento até aproximadamente os cinco anos de idade acontece, de forma gradual e não linear, o desenvolvimento do sistema fonológico. No decorrer da aquisição da linguagem, são realizados, naturalmente, pela criança processos fonológicos como redução e/ou substituição de sons.[1] Essa desordem pode causar ininteligibilidade na fala da criança, em decorrência dos diversos processos fonológicos realizados, que simplificam a produção, causando também dificuldade em relação aos vínculos sociais, pois influenciam diretamente na comunicação.

O transtorno fonológico é definido como uma dificuldade de fala e caracterizado pelo uso inadequado dos sons da fala, de acordo com a idade e variações regionais, os quais podem envolver erros na organização, produção e percepção desses sons, decorrente de uma alteração na representação mental dos sons da fala.[2] Esses erros na fala podem interferir na comunicação social, rendimento escolar e até no desempenho profissional.

Segundo Dias e Mezzomo (2016)[3], as crianças com transtorno fonológico podem ter consciência do sistema fonológico que é considerado típico; são capazes de refletir sobre os sons por meio da consciência fonológica, sendo assim podem ter consciência do próprio desvio. Essas crianças apresentam um nível de consciência metalinguística rebaixado quando comparadas àquelas que apresentam desenvolvimento fonológico típico. As crianças que apresentam este tipo de desordem devem ser encaminhadas para avaliação e terapia fonoaudiológica.

As terapias fonoaudiológicas são voltadas para uma série de ações que envolvem a seleção, a indicação e a aplicação de métodos, técnicas e procedimentos terapêuticos, adequados e pertinentes às necessidades e características de cada paciente. O estímulo do som-alvo pode ser fornecido em palavras e frases através da percepção auditiva e tátil durante atividades lúdicas, em sessões geralmente individuais. Já na terapia assistida por animais (TAA), dentre essas mediadas pelo cão, voltadas ao favorecimento do desenvolvimento da linguagem verbal, as atividades podem ser desenvolvidas em grupo ou individualmente e, geralmente, tem como principal objetivo explorar os componentes pragmáticos e semânticos da linguagem.

Em qualquer idade, a terapia com animais tem-se mostrado muito eficiente. Há também uma facilitação entre a aproximação das pessoas, o que qualifica a interação social, atuando profundamente no fim do isolamento, pois, o indivíduo começa a ter contato com outros assuntos que o separam da sua patologia e/ou realidade.[4] A TAA, quando realizada com crianças com alterações de fala, traz uma nova perspectiva de trabalho para a atuação fonoaudiológica com este público.

A presença do cão traz diversos benefícios ao paciente, principalmente, quando se trata de criança, este convívio exerce efeitos positivos para os comportamentos afetivos. Segundo Nakamura *et al.* (2015),[5] crianças que passam por experiências com animais apresentam melhora em diversos aspectos e isto pode contribuir para que haja progressos e impactos profícuos na promoção da saúde e no desenvolvimento nos âmbitos emocionais, cognitivos, físicos e sociais.

As sessões de TAA podem ser estruturadas com diversas atividades de linguagem oral, leitura, escrita e consciência fonológica, nas quais são estimuladas principalmente as habilidades da pragmática e semântica. Ao mesmo tempo em que as atividades são realizadas, as crianças também aprendem a conduzir e interagir com o cão. Mesmo nos atendimentos de TAA em grupo, as dificuldades individuais que cada criança apresenta aparecem frequentemente, porém, essas dificuldades não são exploradas perante o grupo em todas as sessões.

A TAA pode ocorrer em diversas situações, é realizada com monitoramento de um profissional, com procedimentos claros e definidos, para um paciente específico ou para um grupo de pacientes. A TAA com a mediação de cães é realizada por meio de atividades com o animal, juntamente com a criança, o terapeuta e o condutor (tutor) do cachorro. O cão auxilia na estimulação dos órgãos do sentido cinestésico, sistema límbico e sensoriais, como visão, audição, olfato e tato. O paciente participa de diversas atividades estruturadas com circuitos envolvendo todo o esquema corporal e cognitivo juntamente com o cão.[6]

As pesquisas envolvendo a TAA e a Fonoaudiologia no meio científico ainda são iniciais. Essa forma de terapia pode levar a um resultado mais rápido e satisfatório, pois, com a mediação do cão as crianças apresentam além dos benefícios para a fala, a qualificação dos aspectos socioemocionais e de aprendizagem, podendo esses refletir na evolução da fala. Neste capítulo, serão apresentados os benefícios da TAA, utilizada como modalidade terapêutica, comparada com a terapia fonoaudiológica convencional, com base em um estudo de caso de uma criança com transtorno fonológico.

APRESENTAÇÃO DO CASO

Neste capítulo, é abordado o estudo de caso de um paciente que frequentou a terapia convencional e, posteriormente, a TAA. Pedro* era um menino com oito anos de idade, no período da realização do estudo, em 2016, avaliado e diagnosticado com transtorno fonológico. As alterações de fala na época eram omissões do fonema /r/ em sílabas CV (consoante-vogal) e em OC (*onset* complexo), que são os encontros consonantais. É importante informar que a criança não tinha consciência das suas trocas nesta época.

---
* Nome fictício.

Segundo o relato da mãe, Pedro era uma criança tranquila, porém, interagia pouco com outras crianças, costumava se isolar e brincar sozinho. Ela foi procurar por atendimento fonoaudiológico apenas quando Pedro ingressou no primeiro ano do ensino fundamental, com sete anos.

Ele recebeu a terapia fonoaudiológica convencional durante três meses no primeiro semestre de 2015 e três meses durante o primeiro semestre de 2016, totalizando vinte sessões, na Unidade de Pronto Atendimento (UPA)*, porém não adquiriu o fonema /r/ em sílabas CV (consoante-vogal) e em OC (*onset* complexo). Após concluir as sessões de fonoterapia, a criança iniciou a TAA.

O projeto "Proposta de atividades mediadas por animais no Colégio de Aplicação a partir da Cinoterapia" deu início em 2016 no Colégio de Aplicação da Universidade Federal de Santa Catarina (CA/UFSC), tendo como um dos seus objetivos investigar os benefícios da TAA em atividades mediadas por animal (cão), voltadas para crianças que apresentam alteração de fala e/ou dificuldades/distúrbios de aprendizagem em leitura e escrita. Este projeto foi aprovado pelo Comitê de Ética da Universidade Federal de Santa Catarina (UFSC). O vínculo de Pedro com essa instituição proporcionou a ele a participação no projeto de TAA. Antes de inseri-lo nas atividades de TAA, a criança fez uma bateria de avaliações com o intuito de conhecer as dificuldades envolvidas no processo da linguagem e que assim poderiam estar influenciando na mesma. Para isso, foram realizadas as seguintes avaliações: linguagem compreensiva e expressiva, fonológica, consciência fonológica, leitura e escrita, motricidade orofacial, voz e audição.

Para avaliação da linguagem compreensiva e expressiva oral foi utilizada a tirinha "Aniversário", constituída de uma sequência de quatro fatos, apresentados à criança em uma ordem aleatória para que a mesma organizasse os fatos e narrasse a história. Esse momento também permitiu que Pedro conversasse com a avaliadora. Nessa avaliação foi constatada somente alteração fonológica na sua fala.

O sistema fonológico foi avaliado por meio da Avaliação Fonológica da Criança (AFC),[7] um procedimento de coleta de dados de fala que se vale da nomeação espontânea de desenhos temáticos (veículos, sala, banheiro, cozinha, zoológico e circo), com um total de 125 itens. Na Tabela 7-1, encontram-se os processos fonológicos presentes no sistema fonológico de Pedro. Exemplos dos processos fonológicos descritos nas Tabelas 7-1 e 7-2, ALNL – apagamento de líquida não lateral, [baata] para barata e [jacaé] para jacaré. REC – redução de encontro consonantal, [livu] para livro e [tem] para trem. Esse protocolo foi utilizado para avaliar a fonologia em dois momentos, antes de iniciar a TAA em 2016 e após um ano de terapia.

A avaliação de consciência fonológica[8] contém seis subtestes: identificando rimas, contando sílabas, combinando fonemas iniciais, contando fonemas, comparando o tamanho das palavras e representando fonemas com letras, sendo que cada prova do teste apresenta cinco itens. A criança demonstrou dificuldade em um item de cada prova, como para contar sílabas da palavra "sol", contar os fonemas de "moeda" e houve troca de /b/ por /p/ na palavra /bala/ quando era necessário representar os fonemas com letras.

Na avaliação de leitura e escrita,[9] constatou-se que Pedro reconheceu letras, números, realizou leitura e escrita de palavras polissílabas, bem como, leitura oral e escrita de frases

---

* Unidade de Pronto Atendimento (UPA) é uma espécie de posto de saúde instalada em diversas cidades do Brasil. São responsáveis por concentrar os atendimentos de saúde de média complexidade, compondo uma rede organizada em conjunto com a atenção básica e a atenção hospitalar.

Tabela 7-1. Processos Fonológicos Realizados por Pedro em 2016

Processo Fonológico	Fonema	OI	OM	CM	CF
ALNL	/r/	___	75%	19%	0%
REC	/pr/	100%	___	___	___
	/br/	100%	___	___	___
	/tr/	100%	100%	___	___
	/dr/	___	100%	___	___
	/kr/	100%	___	___	___
	/gr/	___	50%	___	___
	/vr/	___	100%	___	___

ALNL, apagamento de líquida não lateral; REC, redução de encontro consonantal; OI, *onset* inicial; OM, *onset* medial; CM, coda medial; CF, coda final.

Tabela 7-2. Processos Fonológicos Realizados por Pedro em 2017

Processo Fonológico	Fonema	OI	OM	CM	CF
ALNL	/r/	___	0%	0%	0%
REC	/pr/	0%	___	___	___
	/br/	0%	0%	___	___
	/tr/	0%	0%	___	___
	/dr/	___	0%	___	___
	/kr/	0%	___	___	___
	/gr/	___	0%	___	___
	/vr/	___	0%	___	___

ALNL, apagamento de líquida não lateral; REC, redução de encontro consonantal; OI, *onset* inicial; OM, *onset* medial; CM, coda medial; CF, coda final.

e textos. Também pode-se constatar predomínio da rota lexical, encontrando-se Pedro na hipótese alfabética. Realizou-se também avaliação de motricidade orofacial através de uma triagem baseada no AMIOFE[10] e de voz, utilizando-se a Escala Perceptiva da Fonte Glótica (RASAT).[11] Quanto à audição, realizou a audiometria tonal liminar, no equipamento de audiômetro (ATL) portátil – Titan, este equipamento possibilita teste rápido e confiável, sendo possível uma avaliação completa e precisa. Para todas estas avaliações, os resultados encontrados estavam dentro dos padrões de normalidade.

Após as avaliações deu-se início a TAA. Pedro fez parte do atendimento em grupo de TAA, este grupo era formado por dez crianças com outras alterações, como dificuldades em leitura, escrita e/ou transtorno fonológico, no qual todas receberam terapia em conjunto. As sessões eram estruturadas com atividades que estimulavam nos níveis da pragmática e semântica, a linguagem oral, leitura, escrita e consciência fonológica.

Quanto às estratégias, eram realizadas atividades, por exemplo, feitas em grupo em que o cão escolhia o balão e a criança estourava, em seguida lia o recado que estava dentro do balão, o qual dizia o que ela necessitava fazer. Também era feita a caça ao tesouro, atividades em que o cão escolhia o objeto e a criança dava continuidade a história que estava sendo contada a partir daquele objeto, dentre outras. De forma associada às atividades desenvolvidas, as crianças aprendiam a conduzir o cão.

Os encontros ocorriam semanalmente, com duração de uma hora cada encontro, no CA/UFSC, em diferentes espaços: pátio, gramado em frente à escola, parquinho, sala de aula. Todas as atividades eram realizadas em grupo, com a participação de uma professora de Educação Especial e Fonoaudióloga, professora de Educação Especial e Psicopedagoga, o cão, o voluntário condutor (tutor) do cão que trabalha no Corpo de Bombeiros Militar e uma estudante do Curso de Fonoaudiologia.

Quando as crianças iniciaram o projeto, cada uma ganhou um caderno e escolheu a foto de um cachorro para fazer a sua capa. Pedro optou pela foto do cachorro chamado Fred, logo com o fonema que ele não conseguia produzir, ele o nomeava como [Fed]. Após um tempo de TAA, foi solicitado que as crianças apresentassem o cachorro que estava no caderno de cada um, e Pedro já estava nomeando o seu como [Fred], este foi um fato que marcou todos os participantes do projeto.

Em 2017, um ano após a participação na TAA mediada com o cão, Pedro foi submetido novamente às avaliações de consciência fonológica e do sistema fonológico, as únicas que os resultados não estavam dentro dos padrões de normalidade quando iniciou a TAA. Após a reavaliação de consciência fonológica,[8] conclui-se que a mesma estava adequada e na Avaliação Fonológica da Criança (AFC),[7] foi possível constatar, que o fonema /r/ foi adquirido em todas as posições e estruturas silábicas, como pode ser observado na Tabela 7-2.

Após iniciar o projeto, Pedro passou a desenvolver as habilidades sociais para a interação e estava sempre acompanhado de seus amigos na escola. De acordo com o relato da mãe, após iniciar a TAA, Pedro apresentou evolução em diversos aspectos, houve melhora tanto na fala, quanto nos aspectos de interação social. Durante as atividades Pedro mostrava-se muito disposto a participar e sempre auxiliava os amigos durante a realização dessas, pois o mesmo terminava as suas antes das outras crianças. Era nítido que ele gostava muito de participar de todas as atividades propostas. É importante salientar que foi a própria criança que solicitou a alta da TAA, falando às professoras que já estava se sentindo bem e não necessitava mais frequentar o projeto, pois o mesmo já conseguia ter a percepção de sua melhora.

TERAPIA CONVENCIONAL E TERAPIA MEDIADA COM O CÃO: CARACTERÍSTICAS E REFLEXÕES

Para a criança desenvolver a fala, ela terá que conhecer os sons e como eles são organizados dentro do sistema motor oral. Não há um consenso quanto à idade em que cada criança adquire um fonema, porém, sabe-se que as plosivas, nasais e fricativas são adquiridas primeiro, seguidas pelos arquifonemas /S/ e /R/ e por último são adquiridos os encontros consonantais. É esperado que aos cinco anos de idade as crianças já tenham adquirido todos os sons.[12] Contudo, há alta prevalência de alterações de fala em crianças a partir dos cinco anos de idade, em que aproximadamente 10% em idade pré-escolar apresentou transtorno fonológico.[13] Como é o caso de Pedro, que aos sete anos, frequentando o segundo ano do Ensino Fundamental, ainda não havia adquirido o fonema /r/ em sílabas simples CV (consoante-vogal) e em sílabas complexas OC (*onset* complexo), mesmo após realizar 20 sessões de terapia fonoaudiológica convencional.

O transtorno fonológico é caracterizado por substituições e/ou apagamento de sons, que podem afetar inteligibilidade de fala de crianças que estão no processo de aquisição de linguagem. As crianças com esse desvio não apresentam nenhum comprometimento orgânico que as impeçam de produzir corretamente os sons da fala e podem ter uso diminuído ou prejudicado das habilidades pragmáticas.[14] Como geralmente essas crianças apresentam dificuldade também nessas habilidades costumam se isolar e ter pouca interação social, por este motivo a TAA vem trazendo diversos benefícios, pois, estimula a linguagem oral, a consciência fonológica e a leitura e escrita através de atividades que trabalham os aspectos pragmáticos e semânticos.

Segundo Mousinho *et al.* (2008),[15] um dos fatores importantes para o desenvolvimento e a aprendizagem é a linguagem, ela envolve a aquisição do sistema linguístico, e irá possibilitar a inserção no meio social, além do favorecimento do desenvolvimento cognitivo. A linguagem oral é muito importante e indispensável para a aquisição das habilidades de leitura e escrita. De acordo com os autores, crianças com desenvolvimento inferior na alfabetização apresentam desempenho insatisfatório em compreensão de linguagem, produção sintática e tarefas metafonológicas. Segundo Ribas *et al.* (2013),[16] é possível que as crianças com diagnóstico de transtorno fonológico apresentem consciência do sistema fonológico alvo, em sua integralidade, por mais que estas crianças tenham "erros" em sua fala, são capazes de refletir sobre os sons e as sílabas, por meio da habilidade de consciência fonológica.

A habilidade de consciência fonológica é a capacidade de identificar e manipular os elementos da língua (sílabas, constituintes silábicos e segmentos) e a composição na construção de palavras, independente do seu significado. Para este fim, é necessário apresentar a capacidade de reflexão (constatar e comparar), como a capacidade de operar sílabas ou segmentos (contar, segmentar, unir, adicionar, suprimir, transpor). Essa capacidade possibilita o acesso consciente ao nível fonológico do sistema linguístico e a manipulação cognitiva das suas representações. Sendo assim, é possível acreditar que estimulando a consciência fonológica em crianças que possuem diagnóstico de transtorno fonológico, proporciona-se a ela reorganizar o sistema fonológico e refletir sobre os sons da fala.[3]

Segundo Wiethan e Mota (2010),[17] é extremamente importante que a terapia fonoaudiológica tenha diversas estratégias que visem à adequação dos padrões da fala. Assim, a TAA mediada com cão vem sendo uma possibilidade a mais para a terapia fonoaudiológica, trazendo diferentes estratégias terapêuticas, podendo ser realizada tanto em grupo como individualmente e principalmente, permitindo que não se foque somente na dificuldade do paciente, como geralmente são realizadas as terapias fonoaudiológicas convencionais.

Os componentes da linguagem não se desenvolvem separadamente. Por exemplo, crianças com transtorno fonológico também apresentam desempenho inferior no nível pragmático.[18,19] Sendo assim, em qualquer tipo de intervenção fonoaudiológica, o profissional deverá investigar todos os aspectos linguísticos do paciente, bem como orgânicos, emocionais, cognitivos e sociais. O enfoque das terapias fonoaudiológicas convencionais pode favorecer a ênfase ao diagnóstico do paciente e aos erros, uma vez que volta-se diretamente às dificuldades apresentadas na articulação e no uso funcional dos fonemas na fala. Enquanto que na TAA, as atividades são realizadas em alguns momentos com foco na pragmática e semântica, e, em outros momentos, são direcionadas às dificuldades individuais de cada sujeito perante o grupo.

Trabalhando juntas, as crianças passam a enxergar melhor que todas podem apresentar algum tipo de déficit tanto na fala, quanto na leitura e/ou na escrita, mas também que todas são capazes de progredir. Como o grupo era formado por crianças com diferentes dificuldades, Pedro não apresentava problemas para expor suas limitações perante os pares, pois sabia que todas as crianças que ali estavam também apresentavam questões semelhantes. Segundo Ribeiro *et al* (2011),[20] durante muitos anos a terapia fonoaudiológica teve caráter individual, pois, era baseada no modelo médico curativo. Porém, com o passar dos anos alguns profissionais que atuam com terapia fonoaudiológica desenvolveram trabalhos sobre o atendimento coletivo.

A terapia em grupo foi proposta primeiro em virtude do aumento da demanda fonoaudiológica, porém, após iniciarem, os profissionais passaram a ter a percepção de que a atuação em grupo poderia ser uma importante ferramenta de intervenção. O prazer na convivência, o acolhimento e os vínculos de amizade são fatores que motivam a participação nas terapias grupais.

Os pacientes que frequentam a terapia fonoaudiológica em grupo trocam experiências e constroem conjuntamente o conhecimento, promovendo para o grupo (re)significações dos processos patológicos.[20] Os participantes do grupo desenvolvem vínculos de amizade com os demais, trazendo suas vivências e articulando com a vivência dos outros participantes, e assim, sentem-se mais acolhidos pelo grupo, aderem com mais facilidade as terapias e isso favorece as trocas intersubjetivas, a inclusão, a autopercepção, o autoconhecimento, e as expressões de afeto, tornando-se um veículo para o processamento de informações. Por este motivo, a terapia fonoaudiológica em grupo é apontada como uma terapia muito rica,[21] o que pode ter sido um dos fatores relevantes para a evolução de Pedro.

Adicionalmente ao auxílio do grupo, a presença do animal traz diversos benefícios ao paciente, principalmente, quando se trata de uma criança. Este convívio exerce efeitos benéficos em comportamentos afetivos. As crianças junto com os cães têm uma comunicação direta que possibilita o desenvolvimento da autoestima, respeito, companheirismo e estimula a liberação de substâncias como endorfina e adrenalina.[22] A mediação do cão nas terapias beneficia o desenvolvimento de sentimentos, troca de afeto e sensação de conforto e bem-estar, pois a relação entre seres humanos e animais se destaca, principalmente, pelo vínculo emocional, quando associada a tratamentos de pessoas com problemas de saúde, os efeitos são benéficos na promoção ou melhoria dos agravos de saúde.[23]

Em atividades de TAA desenvolvidas com o cão, o animal é parte principal da terapia e/ou atividade. Essas práticas têm por objetivo promover a melhora emocional, física e/ou cognitiva e social das pessoas. Ainda contribuem com a aprendizagem, o ensino e as dificuldades de fala, como o transtorno fonológico, pois se tornam uma influência motivadora no avanço da qualidade e desenvolvimento da mesma.[24] A TAA mediada com cães é baseada na sensibilidade, concentração e socialização, pode ser utilizada como ferramenta de apoio para auxiliar no processo de reabilitação de crianças. Além de proporcionar uma terapia complementar inovadora e útil.[25]

Os benefícios individuais e sociais obtidos pela TAA com cães podem contribuir para os aspectos de prevenção, melhoria e desenvolvimento das crianças. A motivação do paciente promovida pela participação do cão faz com que ele sinta mais prazer em realizar as atividades, o que torna as terapias mais eficazes. Em qualquer idade a terapia com animais tem-se mostrado muito eficaz. Há também uma facilitação entre a aproximação das pessoas, o que beneficia a interação social, atuando profundamente no fim do isolamento, pois, o indivíduo começa a ter contato com outros assuntos que o separam da sua patologia e/ou realidade.

Embora os modelos terapêuticos sigam princípios teóricos diferentes e sejam mais indicados para alterações específicas a depender de cada caso, alguns pacientes não respondem bem e demoram para evoluir, tornando o tempo de terapia maior. Esse caso evidenciou que a abordagem convencional realizada não obteve resultado favorável, porém com a TAA o resultado foi eficaz, pois o paciente demonstrou mudanças significativas na produção dos sons da fala e em outras áreas, como na interação social.

CONSIDERAÇÕES FINAIS

Nas avaliações finais, foram observadas melhoras na fala, consciência fonológica e nas habilidades sociais de Pedro, além disso, foi observado aumento de interesse nas atividades propostas. Todas as crianças do grupo se mostraram mais concentradas, apresentaram melhoras significativas quanto às suas dificuldades e ajudaram mais seus colegas. A partir disso, pode-se observar que a mediação do cão nas sessões de TAA pode contribuir para que haja progressos e impactos positivos na promoção da saúde e no desenvolvimento nos âmbitos linguístico, emocional, cognitivo, físico e social.

A partir desse caso, podemos observar que a TAA com a mediação de cães, utilizada como modalidade terapêutica trouxe benefícios, adequando a fonologia, a consciência fonológica e melhorando os aspectos socioemocionais de Pedro. Esses benefícios não foram constatados após a terapia fonoaudiológica convencional realizada pelo mesmo.

Bianca, que é a autora principal do capítulo, participou do projeto mencionado no texto, durante a sua graduação em Fonoaudiologia, no período de 18 meses e hoje, atuando como Fonoaudióloga Clínica, vê o quanto o projeto de TAA ampliou o seu olhar ao planejar e realizar as terapias fonoaudiológicas, as quais são efetuadas de forma lúdica, mas dando liberdade ao paciente para explorar o ambiente, e não focando somente em suas dificuldades. Isto tem sido um grande diferencial nos atendimentos e já traz resultados muito positivos para o prognóstico do paciente. A TAA quando realizada em crianças com alterações de fala traz uma nova perspectiva de terapia fonoaudiológica para este público, logo proporciona uma ampliação dos olhares sobre as possibilidades de inovação e qualificação do processo terapêutico fonoaudiológico.

REFERÊNCIAS BIBLIOGRÁFICAS

1. Rosado IM, Donicht G, De Simoni SN, Pagliarin KC, Keske-Soares M. Percepção da inteligibilidade e gravidade do desvio fonológico por fonoaudiólogos e leigos. Revista CEFAC. 2017;19(2).
2. Wertner HF, Pagan-Neves LD. Avaliação e diagnóstico do distúrbio fonológico. In: Marchesan IQ, Silva HJ, Tomé MC. Tratado de especialidades em fonoaudiologia. São Paulo: Guanabara Koogan; 2014. p. 383.
3. Dias RF, Mezzomo CL. Terapia fonoaudiológica para os desvios fonológicos com base na estimulação de habilidades em consciência fonológica. Distúrbio da comunicação. Mar 2016;28(1).
4. Dotti J. Terapia & Animais. Osasco: Noética; 2015.
5. Nakamura E, Januário MC, Born MI, Prado SF, Rizzo TD. Relato de experiência em estimulação de leitura e escrita com crianças por meio da TAA. Fedex Express. 2015.
6. Ferreira JM. A Cinoterapia na APAE/ SG: um estudo orientado pela teoria bioecológica do desenvolvimento humano. Conhecimento e Diversidade. 2012.
7. Yavas M, Hernandorena CLM, Lamprecht RR. Avaliação fonológica da criança: reeducação e terapia. Porto Alegre: Artmed; 2001.

8. Adams MJ, Foorman BR, Lundberg I, Beeler T. Consciência fonológica em crianças pequenas. Porto Alegre: Artmed; 2006.
9. Ferreiro E, Teberosky AA. Psicogênese da Língua Escrita. Trad. Diana Myrian Lichtenstein, Liana Di Marco, e Mário Corso. Porto Alegre: Artes Médicas Sul, 1999.
10. Felício CM, Folha GA, Gaido AS, Dantas MMM, Azevedo-Marques PM. Computerized protocol of orofacial myofunctional evaluation with scores: usability and validity. Codas, Jul/Ago 2014;26(4):322-327. FapUNIFESP (SciELO).
11. Pinho SR, Pontes P. Escala de Avaliação Perceptiva da Fonte Glótica: RASAT. Vox Brasília. 2002;8(3).
12. Bragança LL, Lemos SM, Alves CR. Caracterização da fala de crianças de 4 a 6 anos de creches públicas. Revista CEFAC. 2011;13(6).
13. Brangança LLC, Alves CRL, Lemos SMA. Estudo do perfil comunicativo de crianças de 4 a 6 anos na educação infantil. Revista CEFAC. 2016;16(4).
14. Cavalheiro LG, Brancalioni AR, Keske-Soares M. Perfil comunicativo de crianças com desenvolvimento fonológico normal e com desvio fonológico. Distúrbio da comunicação. Dez 2013;25(3).
15. Mousinho R, Schmid E, Pereira J, Lyra L, Mendes L, Nóbrega V. Aquisição e desenvolvimento da linguagem: dificuldades que podem surgir neste percurso. Revista Psicopedagogia, São Paulo. 2008;25(78):297-306.
16. Ribas LP, Bartz D, Silva GR, Peruch C, Silva KZ, Laux C, Rech RS. Consciência fonológica em crianças com desvio fonológico. Domínios de Linguagem, Porto Alegre. 2013;7(2):373-382.
17. Wierhan FM, Mota HB. Propostas terapêuticas para os desvios fonológicos: diferentes soluções para o mesmo problema. Revista CEFAC, 2010.
18. Freitas CR, Mezzomo CL, Vidor DCGM. Discriminação fonêmica e a relação com os demais níveis linguísticos em crianças com desenvolvimento fonológico típico e com desvio fonológico evolutivo. CoDAS, São Paulo. 2015;27(3):236-241. [Acesso em 19 Nov 2020]. Disponível em: <http://www.scielo.br/scielo.php?script=sci_arttext&pid=S2317-17822015000300236&lng=en&nrm=iso>.
19. Savoldi A, Bruno LB, Mezzomo CL, Brasil BC, Mota HB. Avaliação de aspectos pragmáticos em crianças com desvios fonológicos. Revista CEFAC. Ago 2014;16(4):1142-1150. FapUNIFESP (SciELO).
20. Ribeiro VV, Panhoca I, Dassie-Leite AP, Bagarollo MF. Grupo terapêutico em fonoaudiologia: revisão de literatura. Revista CEFAC. Dez 2011;14(3):544-552. FapUNIFESP (SciELO).
21. Friedman S, Lopes JC, Ribeiro MG. O vínculo no trabalho terapêutico. Distúrbio da comunicação. 2011;23(1).
22. Becker M, Morton D. O poder curativo dos bichos: como aproveitar a incrível capacidade dos bichos de manter as pessoas felizes e saudáveis. São Paulo: Bertrand Brasil; 2003.
23. Oliveira GR, Cunha MC. Efeitos da Atividade Assistida por Animais nas condutas comunicativas de idosos: abordagem fonoaudiológica. Distúrbio da comunicação. Dez 2017;29(4).
24. Martins MD. Animais na escola. In: Dotti J. Terapia & Animais. Osasco/São Paulo: Noética, 2006.
25. Mandrá PP, Moretti TCF, Avezum LA, Kuroishi RCS. Terapia assistida por animais: revisão sistemática da literatura. Codas, 2019;31(3). FapUNIFESP (SciELO).

A TERAPIA ASSISTIDA POR ANIMAIS E AS FUNÇÕES EXECUTIVAS

CAPÍTULO 8

Áurea Alves Guimarães ▪ Carolina Lisbôa Mezzomo

"Os cães são o nosso elo com o paraíso. Eles não conhecem a maldade, a inveja ou o descontentamento. Sentar-se com um cão ao pé de uma colina numa linda tarde é voltar ao Éden onde ficar sem fazer nada não era tédio, era paz".
Milan Kundera

APRESENTAÇÃO

As funções executivas (FE) são um conjunto de habilidades fundamentais para controle consciente e deliberado das emoções, ações e pensamentos. É através desse conjunto de habilidades que nos tornamos capazes de armazenar informações e relacioná-las com o nosso cotidiano. Também, é por meio delas, que mudamos de perspectiva em momentos que exigem uma mudança de pensamentos e atitudes, quando precisamos tomar decisões ou controlar e dominar nossos pensamentos e comportamentos.[1]

As habilidades associadas às FE são extremamente importantes, uma vez que influenciam o desenvolvimento infantil na primeira infância. Essa influência vai desde o desempenho escolar, passando por questões de saúde e as relações sociais.[2]

O desenvolvimento dessas habilidades está diretamente ligado ao amadurecimento da região do cérebro a qual elas estão localizadas, o córtex pré-frontal. É encontrado na literatura que o desenvolvimento das FE inicia-se no nascimento e perdura até a vida adulta, sendo adquiridas conforme os estímulos que o cérebro recebe. Porém, assim como há o desenvolvimento típico dessas habilidades, há, também, situações em que não ocorre seu pleno desenvolvimento. Durante a infância, principalmente, pode-se perceber o comprometimento das FE, normalmente associado à alteração de linguagem, desorganização, dificuldades de memória e com a rotina diária etc. Nesses casos, uma terapia adequada para o desenvolvimento é recomendada, com instrumentos e ferramentas direcionados para cada caso e cada indivíduo.[1]

A inclusão de práticas complementares vem ganhando espaço em diversos tratamentos. Muitos estudos vêm apresentando os benefícios das Intervenções Assistidas por Animais (IAA), mediadas pelo cão, em diversas situações e contextos, estabelecendo ganhos desde as áreas emocionais, passando por questões físicas, chegando até aspectos mais simples, como a companhia dos animais nos diversos momentos da nossa vida.

Dito isso, as IAA, mediadas pelo cão, vêm ao encontro do desenvolvimento das FE no sentido de auxiliar no estímulo dessas habilidades (atenção, memória, flexibilidade cognitiva, percepção), amenizando sintomas e problemas futuros que podem aparecer ao longo do processo de crescimento e desenvolvimento dos indivíduos.

A FE é um assunto bastante complexo, pois exige uma certa flexibilidade acerca da visão de sua função de maneira geral e dos fatores que a compõem. As FE são compostas por diferentes habilidades, dentre as quais destacam-se a atenção e memória que, por sua relevância no processo de desenvolvimento cognitivo, serão abordadas com mais ênfase neste capítulo.

Neste sentido, o presente capítulo é o resultado de reflexões sobre o tema por meio de um compilado de pesquisas sobre o assunto, incluindo a pesquisa de mestrado de Guimarães (2020).[3] As autoras propuseram-se a abordar questões relacionadas com o conceito atual de FE, bem como os efeitos das IAA, mediadas pelo cão, nestas habilidades.

BREVE CARACTERIZAÇÃO SOBRE ATENÇÃO, MEMÓRIA E SEUS SUBTIPOS

A todo instante, durante o dia ou durante a noite, nosso cérebro está em atividade cerebral. Durante a rotina diária, necessitamos da nossa habilidade cognitiva para enfrentar e nos adequar a situações expostas todos os dias. Destacam-se, aqui, duas das principais funções cognitivas: atenção e memória.

A atenção é considerada a base de todos os processos cognitivos.[4] O conceito de atenção é definido pela seleção e manutenção de um foco, seja de um estímulo seja de informação, entre as inúmeras que obtemos através de nossos sentidos, memórias armazenadas e outros processos cognitivos.[5-7] Pode-se dizer que a atenção é a "porta de entrada" ou o "primeiro passo" da cognição humana.[8]

Entre os tipos de atenção estão: atenção seletiva, atenção sustentada, atenção alternada e, mais recentemente, a atenção executiva foi ressaltada pela literatura. Atenção seletiva, como o próprio nome diz, trata-se da escolha de uma informação para foco, deixando outras que não seriam tão relevantes. Relacionada com o tempo, a atenção sustentada refere-se à necessidade de estar atento por um longo período de tempo. A atenção alternada acontece quando o indivíduo ora focaliza um estímulo, ora outro. Por último, mas não menos importante, tem-se a atenção executiva, que se refere a uma atenção de maior esforço cognitivo em tarefas não tão familiares e corriqueiras, mas mais complexas.[9-11]

A memória, por sua vez, carrega uma função de codificação, armazenamento e recuperação de informações. É um dos processos cognitivos fundamentais em geral, mas se destaca em atividades comunicativas, sendo que diferentes tipos de memória participam no uso da linguagem.[12] A memória é classificada de acordo com quatro eixos: modalidade de entrada de informação (podem ser auditivas, visuais, olfativas, gustativas, táteis, proprioceptivas e multimodais); tempo de duração do armazenamento (memória sensorial, memórias de curto prazo e longo prazo); conteúdo armazenado (memórias explícitas ou declarativas e implícitas ou não declarativas) e complexidade (memória prospectiva e memória de trabalho).[12,13] Entre esses dois processos, é possível dizer que a atenção é um pré-requisito para o processo de memorização.

PROCESSO DE AVALIAÇÃO DAS FUNÇÕES EXECUTIVAS

Apesar de serem conceituadas de maneiras diferentes a partir de teorias e modelos, a avaliação das FE ainda requer alguns desafios e dificuldades. Atualmente, existem algumas avaliações incluindo testes, tarefas, escalas, baterias, inventários comportamentais e questionários que são utilizados para fazer o levantamento de um panorama geral das FE.

Porém, Rabbit (1997)[14] destaca que é difícil isolar uma única habilidade ou déficit executivo, considerando que a maioria dos testes envolve um planejamento, inibição ou monitoramento, ou seja, mais de um tipo de habilidade executiva. Outro fator importante é que o processo avaliativo das FE não contempla apenas os testes isoladamente. São incluídos vários fatores, juntamente com questionários e entrevistas diagnósticas com os pais e familiares para uma observação e análise completa das potencialidades, prejuízos, interferências e benefícios destas funções.

A seguir iremos comentar alguns testes disponíveis na literatura nacional, sumariados na Figura 8-1. O primeiro deles é Teste "Torre de Londres",[15,16] adaptado por SEABRA et. *al*, 2012,[17] que é composto por uma prancha com três hastes verticais, onde três anéis coloridos são divididos em ordem preestabelecida em duas destas hastes. O objetivo da prova é realizar outras configurações movendo o mínimo possível os anéis. Neste teste, estão presentes variantes que podem mostrar um aumento do número de deslocamentos, fazendo com que o objetivo nem sempre seja atingido, apresentando possíveis déficits de atenção, déficits na memória de trabalho e na capacidade de planificação.[18] A idade considerada para aplicação do teste é dos 11 até os 14 anos.

FAIXA ETÁRIA	TESTES	ÁREAS DE AVALIAÇÃO
11 - 14 anos	TTL	Memória de trabalho e planificação
À partir de 5 anos	TAC	Atenção Seletiva
4 - 6 anos	TTPE	Flexibilidade, percepção, Rastreamento, atenção e velocidade
3 - 14 anos	TRPP	Memória de curto prazo
12 - 90 anos	NEUPSILIN-INF	Atenção, orientação, percepção, memória. Aritméticas e linguagem
Todas as idades	TWCC	Flexibilidade, atenção e impulsividade
6 - 16 anos	EW	Flexibilidade, estratégias e memória imediata
À partir de 3 anos	TS	Atenção seletiva, foco, inibição e velocidade de processamento

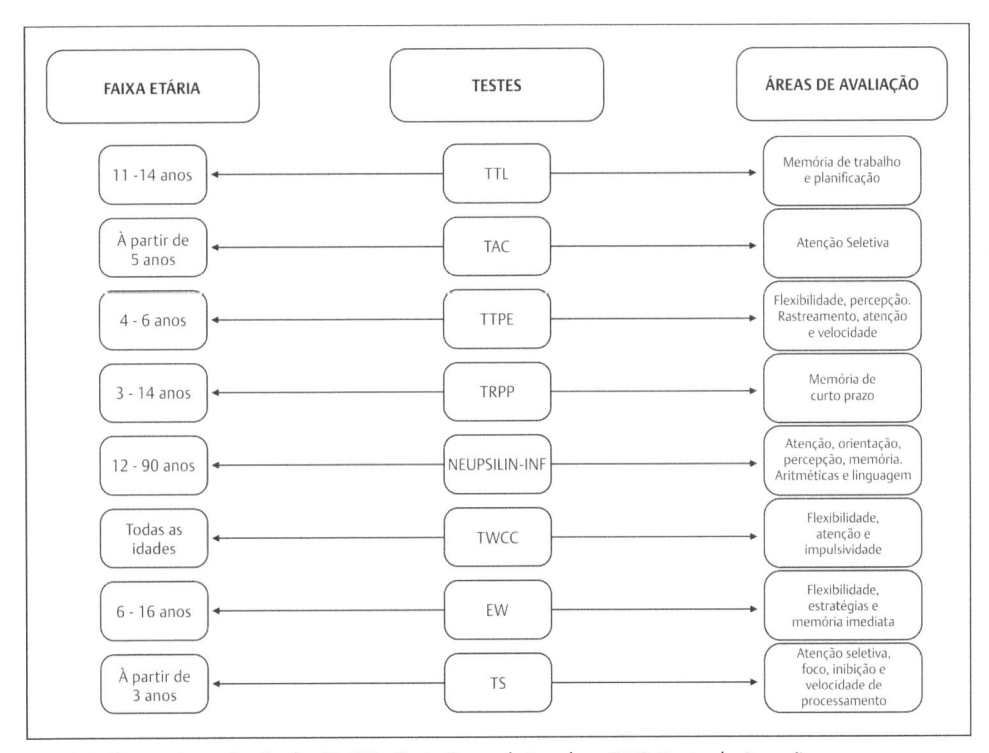

Fig. 8-1. Testes de avaliação das FE. TTL, Teste Torre de Londres; TAC, Teste de Atenção por Cancelamento; TTPE, Teste de Trilhas para Pré-Escolares; TRPP, Teste de Repetição de Palavras e Pseudopalavras; NEUPSILIN-INF, Instrumento de Avaliação Neuropsicológica Breve Infantil; TWCC, Teste Wisconsin de Classificação de Cartas; EW, Escalas Wechsler; TS, Teste de Stroop. (Fonte: Elaborado pelas autoras.)

O Teste de Atenção por Cancelamento (TAC)[19] faz uma avaliação da atenção seletiva, dividido em três matrizes com diferentes tipos de estímulo, porém cada uma delas possui um grau de dificuldade diferente. A primeira parte avalia a atenção seletiva e consiste em uma prova de cancelamento de figuras em uma matriz impressa com seis tipos de estímulos. A segunda parte do TAC também avalia atenção seletiva, porém, com grau maior de dificuldade. A tarefa é semelhante à primeira, porém o estímulo-alvo é composto por figuras duplas: o sujeito deve buscar não uma figura geométrica e, sim, o par de figuras.

E a terceira parte, também, avalia a atenção seletiva, com demanda de alternância, sendo necessário mudar o foco de atenção em cada linha. Nessa seção, o estímulo-alvo muda a cada linha, considerando como alvo a figura inicial. O tempo máximo para execução em cada parte da tarefa é de um minuto. As três partes do TAC podem ser aplicadas coletivamente, e sua duração é de aproximadamente oito minutos. O teste pode ser aplicado a indivíduos com faixa etária que vai dos 5 anos de idade até jovens e adultos.

O Teste de Trilhas para Pré-Escolares[20-22] avalia a flexibilidade cognitiva, relacionadas com as habilidades cognitivas de percepção, atenção e rastreamento visual, velocidade e rastreamento visuomotor, atenção sustentada e velocidade de processamento e memória. O teste se divide em duas partes: A e B, ambas estão relacionadas com as habilidades cognitivas. Na primeira parte é apresentado apenas um tipo de estímulo, na segunda há dois tipos de estímulo que devem ser assinalados pelos sujeitos em ordem alternada. A parte B incorpora maior flexibilidade ao teste. Em ambas as partes o sujeito deve desempenhar a tarefa o mais rápido que puder. O TTPE pode ser aplicado em crianças de 4 a 6 anos de idade e é utilizado para compreensão das possíveis alterações no desenvolvimento cognitivo em crianças sem domínio da linguagem escrita.

O Teste de Repetição de Palavras e Pseudopalavras (TRPP)[23] avalia a memória de curto prazo fonológica por meio de uma tarefa de repetição de palavras e pseudopalavras. O aplicador pronuncia uma sequência de duas a seis palavras, com intervalo de um segundo entre elas, e a tarefa da criança é repeti-las. Há duas sequências para cada comprimento, ou seja, duas sequências com duas palavras, duas sequências com três palavras e assim sucessivamente. O processo se repete com as pseudopalavras, que não correspondem a nenhum significado. Tanto as palavras quanto as pseudopalavras são dissílabas, com estrutura silábica consoante-vogal. O teste é aplicado individualmente, e as respostas são anotadas para posterior análise. Os escores variam de 1 a 10 para palavras e pseudopalavras, e de 1 a 20 para escore total do TRPP. A faixa etária para aplicação do teste é dos 3 aos 14 anos de idade.

O Instrumento de Avaliação Neuropsicológica Breve Infantil (NEUPSILIN-INF)[24] avalia componentes de oito funções neuropsicológicas em crianças em idade escolar, por meio de 26 subtestes: atenção, orientação, percepção visual, memória, habilidades aritméticas, linguagem, habilidades visuoconstrutivas e funções executivas. A idade para aplicação do instrumento é considerada dos 12 até os 90 anos, sendo possível avaliar brevemente todos os domínios cognitivos em diferentes momentos e fases da vida do indivíduo. O instrumento tem como objetivo identificar e caracterizar o perfil de funcionamento dos processos neuropsicológicos, permitindo aos profissionais dimensionarem não só avaliação e diagnóstico, mas também o prognóstico e o delineamento terapêutico. NEUPSILIN-INF é utilizado como aliado a outros instrumentos na descrição cognitiva e ao processo avaliativo em geral dos sujeitos.

Malloy-Diniz *et al*. (2017)[25] trazem vários instrumentos que podem ser utilizados na avaliação das FE, porém, destaca-se que nem todos os testes são aptos para aplicação de qualquer profissional. Alguns testes são possíveis de serem aplicados por distintos profissionais, outros são testes específicos para determinada área, sendo necessário ter sua aplicação realizada por um profissional capacitado.

Conforme a revisão sistemática dos últimos cinco anos, realizada por Santana, Melo e Minervino (2019),[26] entre inúmeros instrumentos nacionais e internacionais, existem quatro mais utilizados para o processo avaliativo das FE, são eles:

- Teste Wisconsin de Classificação de Cartas é o instrumento considerado padrão ouro para avaliar as FE, sendo um dos mais utilizados na avaliação do domínio, flexibilidade mental na resolução de problemas, atenção e impulsividade. A alta frequência da sua utilização pode relacionar-se com o fato de que já se encontra adaptado e padronizado à realidade brasileira. Além disso, seu manual contém tabelas normativas para todas as idades, auxiliando a transformação dos escores brutos em percentis, escore T e escore padrão, de modo a facilitar sua aplicação em populações das mais diferentes faixas etárias, bem como a utilização dos dados em pesquisas.[27]
- Teste das Trilhas que examina a coordenação visuomotora, a velocidade de processamento, a atenção concentrada, a atenção alternada, a flexibilidade cognitiva e a inibição;[28,29]
- Escalas Wechsler que é mundialmente usada para a avaliação de habilidades das FE, a exemplo da flexibilidade cognitiva, estratégias de solução de problemas e memória imediata[30].
- Testes de Stroop[31] e suas adaptações que avaliam a atenção seletiva, a capacidade de manter o foco numa atividade e inibir a tendência de fornecer respostas impulsivas, além da velocidade no processamento de informações, fazendo o levantamento de questões neurológicas e cerebrais e pode ser utilizado para medir a concentração e rastrear alguma disfunção cognitiva.

FUNÇÕES EXECUTIVAS E INTERVENÇÕES ASSISTIDAS POR ANIMAIS NAS ALTERAÇÕES DO DESENVOLVIMENTO

Como referido no item anterior, as FE estão entre os fatores mais complexos da cognição e se referem ao conjunto de processos mentais que regulam e controlam as habilidades e os comportamentos. Essas funções permitem à pessoa exercer controle e regular o seu comportamento frente às exigências e demandas do meio, assim como o processamento de informações, possibilitando seu engajamento em comportamentos adaptativos (biológicos) e de ajustamento (sociais), auto-organizados e direcionados às metas.[32,33] Sabe-se que em alguns casos de pessoas com patologias associadas ao sistema cognitivo, as FE ficam comprometidas, não exercendo seu papel de forma eficiente e da maneira esperada.

Neste sentido, a busca por práticas integrativas complementares vem sendo cada vez mais intensa, motivada pela promoção da saúde mental, tratamentos físicos e outras intervenções. No que se refere às IAA, mediadas pelo cão, podem ser usadas em qualquer indivíduo para incentivar o desenvolvimento biopsicossocial de pessoas com dificuldades físicas, emocionais, cognitivas e sociais.[34]

A Terapia Assistida por Animais (TAA) é utilizada no tratamento complementar de idosos, crianças e adolescentes. Problemas no desenvolvimento, sejam cognitivos, emocionais e/ou sociais, podem ser trabalhados com elevado índice de melhora no tratamento quando identificados logo. Inicialmente, as IAA eram realizadas com intuito de proporcionar benefícios aos seres humanos, porém, não tinham nenhuma comprovação científica de sua real função como tratamento alternativo. Atualmente, com mais recursos e com os avanços das pesquisas, é possível obter maiores evidências científicas, sendo a TAA, utilizada e testada em pesquisas com resultados significativos, comprovando sua eficácia.

Em países como Estados Unidos e França, por exemplo, a prática de IAA já foi reconhecida cientificamente. Trabalhos já publicados mostram a inovação desse método terapêutico e a contribuição para essas pessoas e apontam, principalmente, a melhora na cognição, fala, socialização, autoestima, autocuidados, desenvolvimento físico entre outros.[35] No Brasil, desde 2012, tramita na Câmara dos Deputados um Projeto de Lei 4.455/12, que regulamenta o uso de TAA nos hospitais públicos e em outras instituições cadastradas no Sistema Único de Saúde (SUS). A proposta considera, conforme os benefícios já comprovados, que a TAA pode ser um forte recurso para o tratamento de doenças físicas e psicopatológicas, bem como diminuir o tempo de internação das pessoas, o que resultará em menores custos para o SUS. Porém, para viabilizar essa proposta, é necessário que hospitais e clínicas conveniadas tenham profissionais aptos para trabalhar com TAA e que haja parcerias com clínicas veterinárias e Organizações Não Governamentais (ONGs) que trabalham com animais.[36]

Inúmeras pesquisas já foram realizadas e ainda continuam sendo produzidas, com o intuito de corroborar os benefícios da TAA, de forma complementar em diversos contextos e com distintos sujeitos. As pesquisas encontradas na literatura possuem diferentes abordagens, em que participam sujeitos de faixas etárias distintas e com patologias que também se diferenciam. O que é importante dizer é que independente do animal a ser utilizado na terapia, todas elas comprovam, cientificamente, algum tipo mínimo de benefício, apontando aspectos positivos de maneira geral da TAA. Almeida (2014),[37] em seu estudo de revisão, verificou, entre outros fatores, que o uso de animais em intervenções, vem sendo cada vez mais frequente e, entre outros animais, especificamente o cão, há uma porcentagem total de 20% do uso destes em estudos e pesquisas.

Melo (2014)[38] pontua os benefícios da TAA mediada por cães nas fases do desenvolvimento, e no período de desenvolvimento infantil. O autor refere que o cão está presente desde nossa infância, nos brinquedos, livros e desenhos, dessa forma, auxilia em uma série de habilidades sociais relacionadas com as FE, como autocontrole, relacionamentos pessoais, expressividade emocional, empatia e formação de vínculos.

Outra autora, Fidler (2016),[39] afirma que a TAA mediada por cães funciona como uma fonte de recursos para o processo de aquisição e maturação dessas FE. No que se refere às questões perceptivas, quando o cão está sendo utilizado em terapia, toda área perceptiva está sendo estimulada, considerando o cheiro do cão, o tateio do pelo e os comandos a serem seguidos. Por sua vez, a memória possui significado de retenção de ideias, sensações, lembranças entre diversos outros fatos. O animal atua no sentido de considerar as questões do próprio sujeito que está sendo submetido à terapia e também a vida do animal que interage com o sujeito, com questões de alimentação, cuidado, higiene e comandos.

No estudo realizado pela autora, ela aborda aspectos relacionados com a TAA com estudantes da Educação Especial, em atendimento educacional especializado. Fidler (2016)[39] destaca, entre outros aspectos, que a memória (um dos principais componentes das FE) foi um dos fatores que obteve significativa melhora no período em que as crianças tiveram a terapia com o cão. Inclusive, pais e professores destacaram atitudes em suas vidas diárias e dentro de sala de aula, que não aconteciam anteriormente. Por exemplo, citam a memorização dos nomes dos colegas, retomada das atividades realizadas em sala de aula, relato e repetição dos comandos com o cão e memorização e assimilação dos conteúdos escolares.

Apesar de encontrarmos, na literatura, pesquisas sobre TAA relacionada com outros tratamentos, ainda é necessário que se realizem mais pesquisas a fim de fundamentar, complementar e divulgar mais o trabalho que já vem sendo feito.

Estudos vêm apresentando resultados significativos na melhora da atenção e da memória, com o uso da terapia e a presença do cão. Segundo Dotti (2014)[40] entre os diversos benefícios, os estímulos cognitivos (referentes à memória perante as observações relativas à sua vida e dos animais que ele mantém ou já manteve contato anteriormente) aparecem com frequência na terapia com idosos. Ainda, com relação aos idosos, a TAA é utilizada no tratamento de doenças, como Alzheimer e Parkinson. Chelini (2016)[41] demonstra que o sucesso desta intervenção se dá pela maneira em que ocorre à comunicação entre cão-idoso, ou seja, do tipo não verbal e sem qualquer pré-julgamento. Além dos idosos, a TAA vem sendo inserida na área da educação, com pesquisas com crianças e adolescentes.

Brelsford, Meints, Gee e Pfeffer (2017)[42] realizaram um estudo também de revisão sistemática que destacou uma pesquisa realizada na Áustria onde professores introduziram o cão como metodologia alternativa em sala de aula. O estudo obteve como resultado cerca de 70% de melhorias com relação à atenção, memória, humor, desenvolvimentos socioemocional e cognitivo.

Como pesquisa de mestrado, Guimarães (2020)[3] buscou comparar dois grupos de crianças com transtornos fonológicos, sendo um deles submetidos à TAA em relação aos seus efeitos nas FE. Em caráter de estudo de caso, optou-se por incluir três casos com e três casos sem TAA para fins de comparação dos efeitos da terapia mediada pelo cão. Os participantes da pesquisa foram selecionados via análise de prontuário e com faixa etária de 4 a 7 anos e 11 meses. Após a seleção dos participantes, eles foram avaliados pré-terapia para a composição e pareamento dos grupos de acordo com os resultados obtidos nas avaliações das FE.

Foram realizadas 7 sessões para cada um dos grupos, sendo um deles, com a presença do cão e seu tutor/condutor. Durante as sessões foram realizadas atividades de estimulação das habilidades escolares e pré-escolares e, posteriormente, ao término dessas sessões, os grupos foram reavaliados com os mesmos instrumentos.[3]

Os resultados da pesquisa se deram pela análise de cada teste utilizado e na comparação entre o pré e pós-terapia. Eles mostraram diferença significativa através da ANOVA, em um dos testes, o TRPP (Teste de Repetição de Palavras e Pseudopalavras), em que se encontrou um efeito significativo na comparação entre os grupos, com melhores progressos na pontuação do teste para aqueles sujeitos que tiveram TAA. Considerando os sujeitos da pesquisa, caracterizados com transtorno fonológico e os resultados, observa-se um potencial de melhora muito grande desta função executiva. Neste sentido a TAA foi sensível à área de maior prejuízo das crianças com transtorno fonológico, auxiliando na sua melhora.[3]

Estudos encontrados na literatura mostram que indivíduos com transtorno fonológico apresentam prejuízos na memória de trabalho e na memória de curto prazo. Webster e Plante (1992)[43] relataram que o transtorno fonológico pode afetar a habilidade da criança em manter informações fonológicas na memória de trabalho para realizar tarefas de consciência fonológica. Vieira (2014),[44] da mesma forma, em seu estudo constatou (entre outros resultados) que o desempenho das crianças com transtorno fonológico, especificamente em memória fonológica, foi inferior quando comparado ao de crianças com desenvolvimento fonológico normal.

Diante disso, considerando o resultado significativo da pesquisa na evolução da memória de trabalho e memória de curto prazo, a presença do animal foi sensível justamente no ponto principal que é defasado.

Por fim, considerando o objetivo da pesquisa apresentada, que foi investigar as possíveis contribuições da TAA, mediada pelo cão, nas funções executivas em crianças pré-escolares e escolares com transtorno fonológico, pode-se afirmar que a TAA, além de importante, é benéfica para o estímulo e desenvolvimento das FE em crianças com transtorno fonológico. Acredita-se que os fatores positivos pontuados na pesquisa trarão resultados que vão além do estímulo da memória, mas também apresentarão reflexos no desenvolvimento oral e, posteriormente, no registro escrito e no processo de alfabetização como um todo.

CONSIDERAÇÕES FINAIS

As pesquisas acerca das funções executivas, seja de forma avaliativa seja interventiva, vêm sendo intensificadas nos últimos anos. É possível observar diversos eventos abordando o assunto e sua relação com outros processos de desenvolvimento ou outras patologias de associação.

No que se refere às IAA, ainda se percebe um movimento tímido com relação à utilização das terapias, porém, é importante que esse movimento não cesse, que continuem sendo realizadas pesquisas e que seja possível uma maior visibilidade da terapia e de seus benefícios. Em diferentes contextos, reafirmam-se, aqui, o retorno positivo e as comprovações já tidas a quem faz uso das IAA, com o cão, e também, para quem se apropria dela para estudos e pesquisas.

REFERÊNCIAS BIBLIOGRÁFICAS

1. Costa JSM. Funções executivas e desenvolvimento infantil: habilidades necessárias para a autonomia: estudo III / Organização Comitê Científico do Núcleo Ciência pela Infância. São Paulo: Fundação Maria Cecilia Souto Vidigal - FMCSV, 2016.
2. Morton JB. Funções Executivas: Síntese. In: Tremblay RE, Boivin M, Peters RDeV (Eds.). Morton JB (Ed.). tema. Enciclopédia sobre o Desenvolvimento na Primeira Infância [on-line]. Atualizada: Janeiro 2013. [Acesso em 15 Jun 2020]. Disponível em: <http://www.enciclopedia-crianca.com/funcoes-executivas/sintese>.
3. Guimarães AA. As funções executivas em crianças com transtorno fonológico que participaram da terapia assistida por animais. Dissertação de Mestrado. UFSM/RS - Universidade Federal de Santa Maria; 2020. 75 p.
4. Andrade MLF. Um estudo sobre linguagem, atenção e práticas escolares: desatenção ou ciclagem do foco atencional. Calidoscópio. 2011;9(2):116-131.
5. Andrade FHS. (Org.) Neuropsicologia hoje. São Paulo: Artes Médicas; 2004.
6. Mello CB. (Org.) Neuropsicologia do desenvolvimento. São Paulo: Memnon; 2005.
7. Sternberg RJ. Psicologia cognitiva. Porto Alegre: Artes Médicas Sul; 2000.
8. Pagliarin KC, Pereira N, Gonçalves HA, Fonseca RO. Linguagem, Atenção, Memórias e Funções Executivas: Interfaces à luz da neuropsicologia e implicações para a prática clínica. In: Lamônica DAC, Britto DBO. (Orgs). Tratado de linguagem: Perspectivas contemporâneas. São Paulo: Book Toy; 2016. p. 155-62.
9. Diego-Balaguer R, Martinez-Alvarez A, Pons F. Temporal Attention as a Scaffold for Language Development. Front Psychol. 2016;7;1-15.
10. Diamond A. Executive Functions. Annu Ver Psychol. 2013;64:135-38.
11. Levin H, Shum D, Chan R. Understanding Traumatic Brain Injury: current research and future directions. New York: Oxford University Press; 2014.
12. Gong T, Shuai L. Modeling coevolution between language and memory capacity during language origin. PLoS One. 2015;10(11):1-26.

13. Baddleley AD, Eysenck MW, Anderson MC. Memória. Porto Alegre: Artmed; 2011.
14. Rabbit P. Methodologies and models in the study of executive function. In: Rabbit P (Ed.). Methodology of frontal and executive function. East Sussex, UK: Psychology Press Publishers; 1997. p. 1-38.
15. Shallice T. Specific impairments of planning. Philosophical Transactions of the Royal Society of London, Biology. 1982;298(1089):199-209.
16. Krikorian R, Bartok J, Gay N. Tower de London: um método padrão e de desenvolvimento. Journal of Clinical and Experimental Neuropsychology, 1994;16(6):840-850.
17. Seabra AG, Dias NM. Avaliação neuropsicológica cognitiva: atenção e funções executivas. Vol 1. São Paulo: Memnon; 2012.
18. Gil R. Neuropsicologia. 2. ed. São Paulo: Neuropsicologia Hoje; 2002.
19. Rabin LA, Barr W, Burton LA. Assessment practices of clinical neuropsychologists in the United States and Canada: A survey of INS, NAN and APA Division 40 members. Arch Clin Neuropsychol. 2005;20:33-65.
20. Espy KA. The shape school: assessing executive function in preschool children. Develop Neuropsychol. 1997;13(4):495-9.
21. Espy KA, Kaufmann PM, Glisky ML, MacDiarmid MD. New procedures to assess executive functions in preschool children. Clin Neuropsychol. 2001;15(1):46-58.
22. Espy KA, Cwik MF. The development of a trial making test in young children: the TRAILS-P. Clin Neuropsychol. 2004;18(3):411-22.
23. Seabra AG, Capovilla FC. Prova de Consciência Fonológica por Produção Oral. In: Seabra A, Dias N. (Orgs.) Avaliação Neuropsicológica Cognitiva: Linguagem oral. São Paulo: Memnon; 2012. p. 117-22.
24. Fonseca RP, Salles JF, Parente MAM. Instrumento de Avaliação Neuropsicológica Breve NEUPSILIN. São Paulo: Vetor; 2009.
25. Malloy-Diniz LF, Sedo M, Fuentes D, Leite WB. Neuropsicologia das funções executivas. In: Fuentes D, Malloy-Diniz LF, Camargo CHP, Cosenza RM (Eds.). Neuropsicologia: Teoria e prática, Porto Alegre: Artmed; 2008.
26. Santana AN, Melo MRA, Minervino CASM. Instrumentos de Avaliação das Funções Executivas: Revisão Sistemática dos Últimos Cinco Anos. Avaliação Psicológica, 2019;18(1):96-107.
27. Heaton RK, Chelune GJ, Talley JL, Kay GG, Curtiss G. Teste Wisconsin de Classificação de Cartas. São Paulo: Casa do Psicólogo; 2004.
28. Netto TM, Greca DV, Ferracini R, Pereira DB, Bizzo B, Doring T, et al. Correlação entre espessura cortical frontal e desempenho de funções executivas em pacientes com infecção pelo vírus da imunodeficiência humana. Radiol Bras. 2011;44(1):7-12.
29. Pavan LS, Casarin FS, Pagliarin KC, Fonseca RP. Avaliação neuropsicológica no Acidente Vascular Cerebral: um estudo de caso. Distúrbios da Comunicação. 2015;27(4):831-839. Recuperado de: <http://revistas.pucsp.br/index.php/dic/article/viewFile/22665/18815>
30. Lopes RMF, Nascimento RFL, Esteves CS, Terroso LB, Argimon IIL. Funções executivas de idosos com depressão: Um estudo comparativo. Cuadernos de Neuropsicología. 2013;7(2):72-86.
31. Costa AS, Castro SL. Controlo inibitório em crianças medido através da tarefa de Stroop Animal. Laboratório de Psicologia. Universidade do Porto. 2010;8(1):51-62.
32. Gazzaniga MS, Ivry RB, Mangun GR. Neurociência cognitiva: a biologia da mente. Porto Alegre: Artmed; 2006.
33. Menezes A, Godoy S, Teixeira MCTV, Carreiro LRR, Seabra AG. Definições teóricas acerca das funções executivas e da atenção. In: Seabra AG, Dias NM. (Orgs) Avaliação neuropsicológica cognitiva: atenção e funções executivas. Vol. 1. São Paulo: Memnon; 2012. p. 34-41.
34. Capote PSO, Costa MPR. Terapia Assistida por Animais (TAA): aplicação no desenvolvimento psicomotor da criança com deficiência intelectual. São Carlos, SP: Editora UFSCar; 2011.
35. Dotti J. Terapia e animais. São Paulo: Noética; 2005.
36. Brasil. Câmara dos Deputados. 2012. Projeto de Lei PL 4455/2012. Disponível em: <https://www.camara. leg.br/proposicoes Web/ficha de tramitacao?id Proposicao=556084>
37. Almeida EA. Educação, atividade e terapia assistida por animais: revisão integrativa de produções científicas brasileiras. Dissertação de mestrado. São Paulo: PUC-SP; 2014.

38. Melo LF. Impacto da Intervenção Assistida por Animais nas Habilidades Sociais, Motivação e Estresse em Crianças Cursando o Ensino Fundamental: Um estudo Etológico, Neurofisiológico e Neuropsicológico. Tese (Doutorado em Ciências do Comportamento) Brasília: Universidade de Brasília; 2014, 139 p.
39. Fidler DM. A Terapia mediada por animais (Cinoterapia) como atividade desenvolvente no processo de aprendizagem de estudantes com deficiências. Dissertação (Mestrado em Educação) – Universidade Federal de Santa Maria; 2016. 99 p.
40. Dotti J. Terapia e Animais. São Paulo: Livrus; 2014.
41. Chelini MOM, Otta E. Terapia Assistida por animais. São Paulo: Manole; 2016.
42. Brelsford VL, Meints K, Gee NR, Pfeffer K. Animal Assisted Intervention in the Classroom: A Systematic Review. Internat J Environment Res Public Health. 2017;14(7):669.
43. Webster PE, Plante AS. Effects of phonological impairment on word, syllable, and phoneme segmentation and reading. Language, speech, and hearing services in schools, Washington. 1992;23(2):176-182.
44. Vieira MG. Memória de trabalho e consciência fonológica no desvio fonológico. Porto Alegre: Letrônica. 2014;7(2):652-677.

AS INTERVENÇÕES ASSISTIDAS POR CÃES COMO POSSIBILIDADE PARA O DESENVOLVIMENTO DAS FUNÇÕES EXECUTIVAS DE ATENÇÃO E MEMÓRIA

CAPÍTULO 9

Camilla Fernandes Diniz ▪ Dayane Stephanie Potgurski
Maria Beatriz Paludo Pizzolotto ▪ Luana Zimmer Sarzi
Renata Gomes Camargo

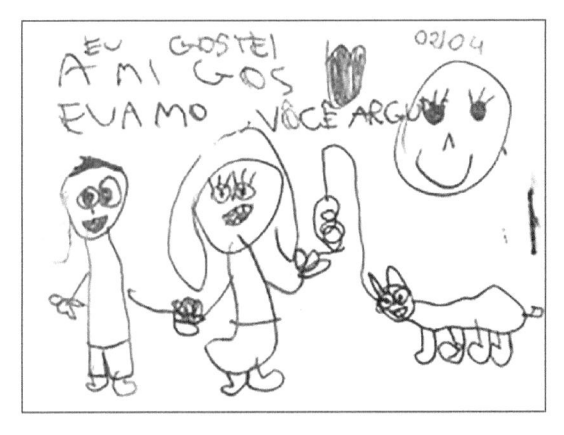

Autor: Natália, estudante do projeto (2019)

INTRODUÇÃO

Diversos processos cognitivos fazem parte das funções executivas, como a atenção seletiva, controle inibitório, planejamento, intencionalidade e efetivação das ações. São um conjunto de habilidades cognitivas que permitem aos sujeitos o engajamento e comportamentos orientados, realizando ações voluntárias, independentes, auto-organizadas e direcionadas a metas.[1] Essas funções são mobilizadas para a efetivação de diferentes atividades, para isso, desenvolvem-se de forma articulada e são exteriorizadas e internalizadas de maneira coletiva e social, portanto, devem ser exploradas e desenvolvidas mutuamente.

Reconhecida sua devida importância, também descrita no Capítulo 8, intitulado "Terapia Assistida por Animais e as Funções Executivas", torna-se indissociável da tarefa docente o ato de explorar e qualificar os processos de aprendizagem e desenvolvimento das funções executivas. Proporcionando estímulos e mediações que tenham como objetivo a qualificação da memória, atenção, o foco e consciência fonológica, aborda-se, aqui, o papel dos cães como agentes mediadores e facilitadores de proposições que tenham um fim educativo e terapêutico e que visem o desenvolvimento de forma integral das capacidades individuais, a partir das funções executivas. Paulo Freire destaca que:

> O conceito de relações, da esfera puramente humana, guarda em si, como veremos, conotações de pluralidade, de transcendência, de criticidade, de consequência e de temporalidade. As relações que o homem trava no mundo com o mundo (pessoais, impessoais, corpóreas e incorpóreas) apresentam uma ordem de características que as distinguem totalmente dos puros contatos, típicos da outra esfera animal. Entendemos que, para o homem, o mundo é uma realidade objetiva, independente dele, possível de ser conhecida. É fundamental, contudo, partirmos de que o homem, ser de relações e não só de contatos, não apenas está no mundo, mas com o mundo. (FREIRE, 2011, p. 29).[2]

A partir da internalização e da apropriação desse mundo social, "externo" ao indivíduo, é que esses processos internos de organização do pensamento humano transformam-se. Principalmente, a partir da apropriação da linguagem e construção da fala, com sua devida importância, abordada nos capítulos desta publicação referentes à linguagem verbal. A linguagem atua de forma a reorganizar a lógica de pensamento, a partir da "substituição" das funções elementares por funções superiores.[3] Para Vigotski (2003)[3] essas capacidades são denominadas Funções Psicológicas Superiores (FPS), porém, outros estudiosos[4,5] trazem a nomenclatura de Funções Executivas. Logo, ao longo do texto, serão utilizadas ambas as nomenclaturas de forma sinônima.

A atenção elementar é dirigida exclusivamente aos estímulos do meio, de forma involuntária, reduzida/limitada ao campo perceptual, como exemplos, o som mais alto, as cores mais chamativas, sendo totalmente dependente desses estímulos, enquanto a atenção superior permite autogerar o pensamento, possibilitando focar nos estímulos voluntariamente.[3] Ainda, a memória elementar opera por meio dos estímulos mais marcantes para memorizar, assim como a atenção elementar depende de um estímulo marcante do meio. Por sua vez, a memória superior é capaz de selecionar voluntariamente o que memorizar e permite ao ser humano guardar essas informações e ser capaz de resgatá-las quando for necessário. Sendo diferenciadas a partir das terminologias de Funções Psicológicas Elementares e Funções Psicológicas Superiores.[3]

O projeto, "Proposta de atividades mediadas por animais no Colégio de Aplicação a partir da Cinoterapia", desenvolve Intervenções Assistidas por Animais (IAA), Educação e Terapia Assistida por Animais mediadas com cães, para estudantes do Colégio de Aplicação, da Universidade Federal de Santa Catarina (CA/UFSC). Entre as atividades desenvolvidas, destaca-se que algumas objetivam o desenvolvimento das habilidades relacionadas às funções executivas. Os encontros realizam-se semanalmente, em que se alterna o grupo a ser atendido, ofertando encontros quinzenais aos estudantes. O planejamento das atividades a serem desenvolvidas são realizadas pela equipe de forma coletiva e transdisciplinar,[6,7] bem como o trabalho de observação seguido de registro em forma de diário de campo das atividades e seus resultados.

O público-alvo do projeto são os estudantes com alterações de linguagem oral e/ou dificuldades na leitura e escrita, do CA/UFSC. Para melhor desenvolvimento das IAA, os participantes são divididos em dois grupos, um composto por estudantes do Ensino Fundamental Anos Iniciais (1º ao 5º ano), e o outro grupo por estudantes que frequentam o Ensino Fundamental Anos Finais (6º ao 9º ano) e Ensino Médio.

As IAA promovem benefícios aos participantes, uma vez que elas permitem que o sujeito desenvolva capacidade de adaptação quanto à realização de tarefas e de comportamento. Neste sentido, sabe-se que as funções executivas, memória e atenção, bem como a linguagem e a consciência fonológica, são diretamente exploradas nas atividades realizadas com os cães, influenciando na organização do pensamento, criatividade e na relação com seus pares.[8]

A participação no projeto iniciou-se com reuniões entre a equipe do projeto e o corpo de docentes do CA/UFSC, em que realizam-se indicações de estudantes que apresentam características do público-alvo do projeto: estudantes com alterações de linguagem oral e/ou dificuldades de aprendizagem na leitura e escrita. Posteriormente, os estudantes que tenham o Termo Consentido de Livre Esclarecimento (TCLE), assinado pelos responsáveis, participam de avaliações realizadas pelas fonoaudiólogas, professores de educação especial e bolsistas do projeto.

Dentre essas atividades avaliativas, individuais e registradas em gravação, realizaram-se testes de linguagem verbal, consciência fonológica, atenção e memória. As funções executivas de atenção e memória foram avaliadas pelos seguintes testes: o Teste de Atenção por Cancelamento (TAC), o Teste de repetição de palavras e pseudopalavras, e o teste de trilhas partes A e B.[9]

Sendo assim, este capítulo tem como objetivo descrever duas atividades desenvolvidas no projeto, com foco no favorecimento e qualificação das funções executivas. Além disso, evidenciar as aproximações e as diferenças das mesmas, com os dois grupos, de crianças e de adolescentes, a fim de explorar as especificidades individuais e coletivas desses grupos e apontar os benefícios dessas para o desenvolvimento das funções executivas de atenção e memória.

Também será apresentado o processo de avaliação, de cada encontro do projeto, na perspectiva dos estudantes. Diferentemente da avaliação realizada comumente na escola, parte do processo de ensino/aprendizagem, essa avaliação não apresentou o caráter de analisar o rendimento do estudante. Essa proposta teve o intuito de dar a esses a oportunidade de apresentar sua opinião acerca da atividade mediada pelo cão. A avaliação aqui descrita é uma ferramenta que propõe aos estudantes o exercício de qualificar, por meio de desenhos ou escritas, a atividade e o encontro realizado, de forma que a equipe pudesse perceber como a proposta foi recebida por eles e como cada um dos participantes as avaliava individualmente.

FUNÇÕES EXECUTIVAS – APRECIAÇÃO DE ATIVIDADES FEITAS COM O GRUPO DE ESTUDANTES CRIANÇAS E DE ADOLESCENTES

Uma das atividades desenvolvidas durante o projeto denomina-se "Condução do Cão". Ela foi realizada em ambos os grupos com objetivos semelhantes (linguagem oral, atenção, memória, autocontrole). No entanto, sua execução levou em consideração a distinção da faixa etária dos estudantes que compõem cada grupo, crianças e adolescentes, o que sugeriu a necessidade de se pensar em adaptações que resultaram em semelhanças e diferenças observadas durante e após seu desenvolvimento.

A atividade aconteceu em dois encontros que denominaremos de momentos, ambos conduzidos de forma dinâmica. O primeiro deles, realizado com participantes dos Anos Finais (6º ao 9º ano) e Ensino Médio e o segundo momento, apenas com os estudantes dos Anos Iniciais (1º ao 5º ano) e um estudante dos Anos Finais.

Para a realização da atividade, foi organizado um circuito no pátio coberto da escola utilizando os seguintes materiais: dois cones (que poderiam ser facilmente substituídos por cadeiras, mesas ou outros objetos, para marcar e delimitar o circuito), um banco (que era um desafio de altura para o cão) e as fichas de papel que continham as ações que o cão deveria realizar, a partir dos comandos dados pelos estudantes. Para o desenvolvimento da proposta, foi necessário que o cão mediador tivesse habilidades de obediência e fosse treinado para realizar atividades com obstáculos e desafios. Dessa forma, contou-se com a participação do cão Argos, da raça American Staffordshire, que trabalha com detecção de odores específicos e foi treinado para ultrapassar obstáculos.

No primeiro momento, realizou-se o circuito organizado da seguinte maneira: cada um dos obstáculos (os cones e o banco) continha uma ficha com um comando a ser dado ao cão escrito em português, que deveriam ser aplicados em alemão pelos estudantes (língua em que o cão é adestrado para responder). Cabe destacar que, durante o desenvolvimento da atividade, os estudantes deveriam manter atenção em todos os momentos para realizar as propostas do circuito de maneira eficiente, além de resgatar na memória os comandos em alemão aprendidos nos encontros anteriores. Após a finalização do circuito, o cão recebia um estímulo positivo em forma de afagos, carinhos e elogios, e ainda, ao completar o circuito, poderia buscar o brinquedo arremessado pelo estudante.

Nessa dinâmica, os estudantes precisavam recuperar em sua memória o significado das palavras em português que correspondiam aos comandos em alemão relacionados com as ações a serem feitas pelo Argos, apresentados nos encontros anteriores a partir de outras atividades. Para que o cão respondesse aos comandos, também se fez necessário que o estudante os pronunciasse de forma audível e bem articulada, transmitindo segurança. O circuito exigia atenção e foco, já que explorava diversas habilidades.[10] Observa-se, na Figura 9-1, a exemplificação do circuito realizado pelos participantes.

No segundo momento da atividade, desenvolvida com os estudantes dos Anos Iniciais (1º ao 5º ano), também realizada com a mediação do cão Argos, iniciou-se com a explanação sobre seu desenvolvimento de formas expositiva e dialogada pelo seu tutor. Nesse dia, contou-se com uma participação especial de um estudante do grupo dos Anos Finais. Ele desempenhou o papel de condutor do cão durante o circuito (supervisionado

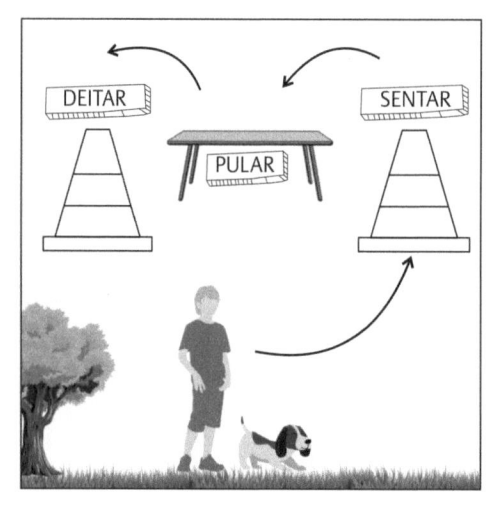

Fig. 9-1. Circuito realizado pelos estudantes. (Fonte: Elaborado pelas autoras, 2020.)

pelo adestrador/tutor do cão), de modo que pôde auxiliar e acompanhar os demais estudantes, proporcionando uma relação de benefícios mútuos.

Sabe-se que, de acordo com a teoria sociocultural,[3] os contextos são primordiais no processo de ensino e aprendizagem, e nós, seres humanos, somos constituídos por interações.[11] Entre os proveitos acarretados por essa participação especial, evidenciam-se principalmente a troca entre os pares e a integração entre os grupos. A partir disso, foram percebidos benefícios mútuos entre os grupos dos estudantes dos Anos Iniciais e do estudante dos Anos Finais que teve participação durante o desenvolvimento da atividade apresentada.

À medida que o estudante dos Anos Finais ocupava o papel de facilitador do desenvolvimento da atividade, variadas habilidades foram requeridas. Com relação aos aspectos linguísticos, se sobressai o uso das linguagens verbal e corporal de forma clara e objetiva, tom de voz audível, articulação precisa ao dar os comandos para o cão.[12,13] Ademais, a atenção em cada parte da atividade foi fundamental, para que ela fosse realizada da maneira correta pelos estudantes envolvidos e para a obtenção da resposta esperada do cão, dada pelo envolvimento do estudante em suas ações e dedicação em recuperar na memória os comandos e ações adequadas.

Por outro lado, os estudantes dos Anos Iniciais contavam não apenas com a motivação ofertada pela presença do cão, mas também em virtude da presença de seu colega, estudante assim como eles. Isso favoreceu incentivo extra, proporcionando maior atenção dedicada ao desenvolvimento correto de cada passo da atividade, bem como estabelecimento de maior envolvimento emocional, aspecto facilitador para resgate futuro das informações.

Em seguida, os dois cones foram dispostos na área externa do colégio, cada um continha uma ficha com uma palavra escrita. Cada estudante conduzia o cão até o cone em que se deveriam realizar os comandos solicitados pelo estudante-condutor. Feito isso, era retirada a ficha, primeiro com a palavra 1 que era lida em voz alta pelo estudante e, a partir da divisão silábica, a primeira ou a última sílaba da palavra era retirada, descobrindo-se, assim, qual a outra palavra que estava "escondida" dentro dela, como ilustra a Figura 9-2.

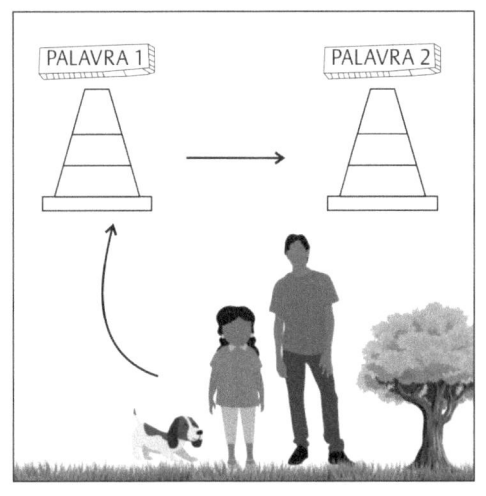

Fig. 9-2. Circuito com as palavras "escondidas". (Fonte: elaborado pelas autoras, 2020.)

Percebeu-se que essa atividade foi fundamental para a mobilização das funções executivas de atenção e memória, que estão relacionadas com outras funções executivas, como o planejamento e a volição.[5,14,15] Para que os estudantes conseguissem aplicar os comandos de maneira adequada, foi necessário que eles apresentassem postura, autoconfiança, atenção sustentada e autocontrole que são habilidades qualificadas em atividades como essa. Assim, entende-se que, a partir das definições de um objetivo, as funções executivas são capazes de organizar uma sequência de condutas como sistema gerenciador.[10]

A partir da análise de conteúdo dos registros em diários de campo das atividades, foi possível evidenciar, em relação ao grupo de estudantes dos Anos Iniciais, que houve o favorecimento das habilidades de atenção e memória, bem como da consciência fonológica, da autoconfiança e da linguagem oral. Além disso, com relação ao grupo de estudantes dos Anos Finais e Ensino Médio, os benefícios observados relacionaram-se com a qualificação das habilidades de atenção, memória e narrativa oral.[10]

Ainda, para ambos os grupos a mediação com o cão foi um estímulo essencial para a realização do circuito, as ações de acompanhar e conduzir, além da troca de afeto e carinho, possibilitaram uma relação de segurança e confiança, minimizando as suas dificuldades e potencializando as suas habilidades. Os registros das atividades desenvolvidas no projeto evidenciam as melhorias que corroboram com os seus objetivos. Fica explícito o autocontrole dos estudantes durante os momentos em que exigem atenção nas leituras de instruções e realização da atividade proposta. Consequentemente, esses benefícios são evidentes nos estudantes que apresentam dificuldades nas interações e atenção,[16] sendo minimizadas durante a condução do cão.

São diversos os efeitos positivos da mediação da atividade feita pelo cão. O fato de os estudantes serem os condutores do cachorro mobilizou a atenção para a explicação sobre os comandos e a memória para realizar o circuito e dar o comando corretamente, pois para isso foi necessário que os participantes se mantivessem colaborativos e confiantes.

A memória é uma importante função executiva, pois, além de ser responsável pela nossa identidade pessoal e por contribuir na condução em maior ou menor grau no nosso dia a dia, está relacionada com outras funções cognitivas igualmente importantes, como o estabelecimento de aprendizagens.[5,14] A partir disso, observou-se que informações sobre os comandos foram resgatadas na memória com exatidão ainda, relacionando-os em duas línguas: Português e Alemão.

A relação com o cão passa a ressignificar uma atividade, que poderia não ter a devida atenção ou engajamento dos estudantes na participação. As crianças, que apresentam alguma dificuldade na interação social, sentem-se socialmente instigadas com a presença do cão, o que o torna, além de mediador, um ser que significa e estimula o processo de aprendizagem.[17,18] Em relação ao desenvolvimento da atividade com ambos os grupos, percebeu-se o aumento da afetividade com o cão e, consequentemente, entre colegas estudantes e mediadores.

AVALIAÇÃO DAS ATIVIDADES REALIZADAS POR MEIO DO OLHAR DOS ESTUDANTES

Quando se ouve falar em avaliação, existe um estranhamento dos estudantes, pois ela está diretamente ligada ao instrumento avaliativo denominado "prova", realizada em sala de aula, que possui significado dentro do processo de ensino e aprendizagem. Porém, é necessário destacar que durante todos os encontros semanais do projeto existe a realização de uma avaliação diferente dessa mencionada.

A avaliação desenvolvida nos encontros do projeto é uma ferramenta que oferece espaço aos estudantes para apresentarem sua opinião sobre a atividade desenvolvida, propondo-se, dessa forma, o exercício de qualificar o encontro realizado. A partir disso, pode-se identificar como a proposta de atividade foi recebida pelos estudantes e como eles as avaliam individualmente, podendo expressar-se por desenhos ou escritas.

Os estudantes realizavam essa avaliação no término de cada encontro, geralmente por meio de desenhos com base em uma escala de faces, com o objetivo de expressar a sua opinião pessoal sobre como foi o encontro daquela semana: "gostei, gostei mais ou menos, não gostei", na Figura 9-3 podem-se observar as faces elaboradas pelos estudantes. No decorrer dos encontros, por sugestão dos estudantes, acrescentou-se uma nova categoria: "gostei muito", representada por uma face com um grande sorriso, evidenciando a positiva aceitação das práticas mediadas pelo cão.

Para apresentar esse processo, serão relatadas algumas avaliações produzidas pelos estudantes. Também será demonstrada, em um gráfico, a porcentagem de alunos que gostaram, gostaram mais ou menos ou não gostaram das atividades.

Durante o ano de 2019, foi realizado um total de 28 encontros do projeto com os dois grupos participantes. Entende-se que, em todas as atividades, podem ser associadas e desenvolvidas as funções executivas de atenção e memória. Porém, dentre essas, destacamos 11 atividades que tiveram como objetivo principal desenvolver essas habilidades. De acordo com a Tabela 9-1, é possível observar que, em apenas uma atividade, das 11 destacadas, não houve 100% de aceitabilidade.

Para a elaboração da Tabela 9-1, consideraram-se as avaliações dos estudantes dos Anos Iniciais e também dos Anos Finais e Ensino Médio. O número de estudantes que fizeram as

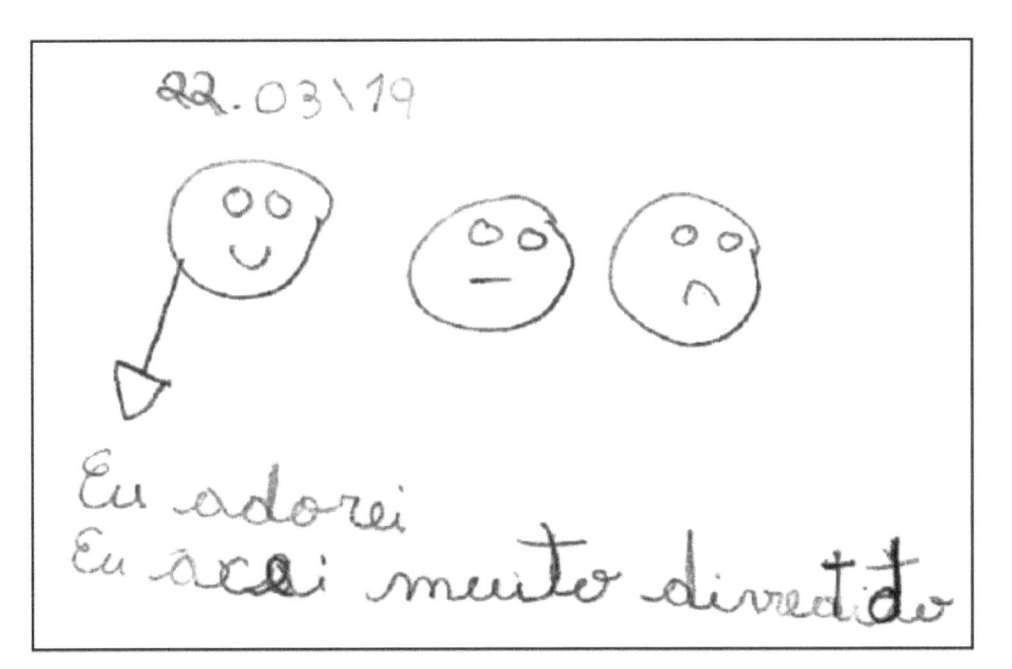

Fig. 9-3. Escala de faces feita por um dos estudantes. (Fonte: acervo do projeto, 2019.)

Tabela 9-1. Organização das Avaliações Feita pelos Estudantes

Atividade	😊 "Gostei muito"	😐 "Gostei mais ou menos"	☹ "Não gostei"
A	4	0	1
B	5	0	0
C	5	0	0
D	6	0	0
E	4	0	0
F	7	0	0
G	4	0	0
H	3	0	0
I	4	0	0
J	1	0	0
K	5	0	0

Fonte: Elaborado pelas autoras, 2020.

avaliações difere por causa da presença no respectivo encontro. Cada avaliação foi identificada como uma letra do alfabeto para facilitar o entendimento aqui apresentado.

Após o levantamento de dados e a elaboração da tabela, houve a organização desses dados em um gráfico, conforme a Figura 9-4. As atividades descritas nesse capítulo foram identificadas no quadro/gráfico como a atividades H e K, e foi possível observar que 100% dos estudantes presentes no dia da realização dessas atividades (H e K) gostaram ou gostaram muito de desenvolver o circuito com o cão terapeuta. Esses dados confirmam que a participação dos estudantes, enquanto condutores do cão, contribuiu de for-

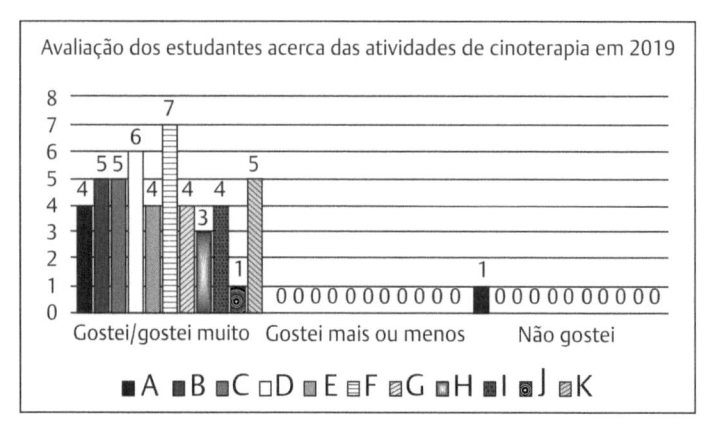

Fig. 9-4. Dados apresentados conforme Tabela 9-1. (Fonte: elaborado pelas autoras, 2020.)

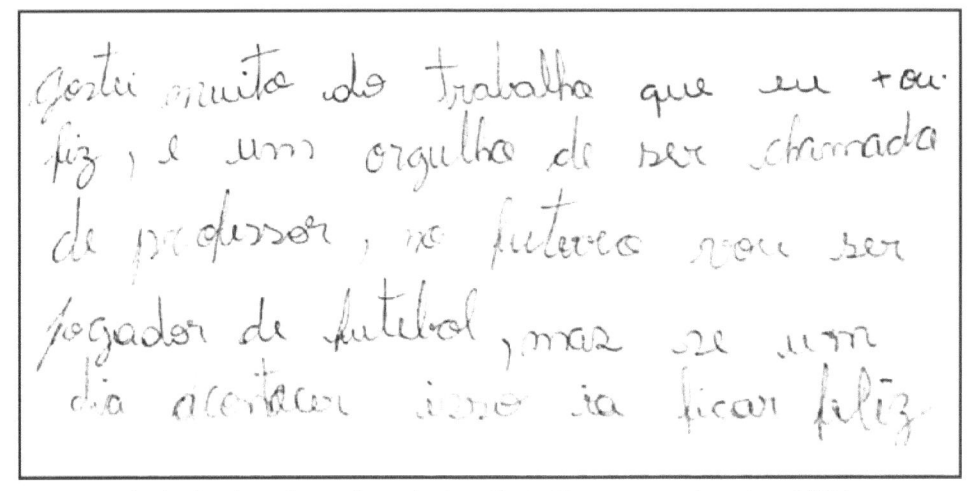

> *Gostei muito do trabalho que eu tou fiz, e um orgulho de ser chamada de professor, no futuro vou ser jogador de futebol, mas se um dia acontecer isso ia ficar feliz.*

Fig. 9-5. Avaliação descrita pelo estudante dos Anos Finais. (Fonte: acervo do projeto, 2019.)

ma significativa para alcançar os objetivos almejados inicialmente, resultando na ampla aceitabilidade da atividade.

Durante o desenvolvimento da atividade com os dois grupos, foi possível perceber o quanto a condução do cão pelos estudantes significou e qualificou a atividade. Evidenciou-se que, por meio da aplicação dos comandos e levando o cão até os obstáculos a serem ultrapassados pelo animal, os estudantes apresentaram engajamento positivo, como a leitura propositiva dos comandos do cão e das palavras solicitadas durante o percurso, maior autoconfiança, postura de liderança, apresentação de tom de voz adequado para o contexto e maior tempo de atenção sustentada.

Destaca-se a avaliação elaborada pelo estudante dos Anos Finais (Fig. 9-5) que teve participação fundamental durante a atividade desenvolvida com o grupo dos Anos Iniciais, conforme já exploradas no capítulo. É possível observar como a relação com os pares favorece não somente o aprendizado, mas também a autoestima e desenvolvimento positivo do estudante, enquanto ajudava os colegas menores.

Por fim, entende-se que a avaliação descrita pelos estudantes contribui de forma significativa para o planejamento, elaboração e qualificação das atividades desenvolvidas no projeto. Além disso, existe uma desconstrução de que toda avaliação, deve ser uma prova, ou seja, mostrando para os estudantes, que nem toda avaliação tem um caráter de avaliar o próprio estudante, pois neste caso serve para ouvi-los, no intuito de qualificar as atividades.

CONSIDERAÇÕES FINAIS

Levando-se em consideração os aspectos apresentados no capítulo, conclui-se que as IAA corroboram para o desenvolvimento das Funções Executivas. Com base nos registros em diário de campo apresentados e analisados neste capítulo, é possível afirmar que a partir das experiências práticas proporcionadas pelo projeto de IAA mediadas com o cão no CA/UFSC, que essa mediação é capaz de favorecer e qualificar o desenvolvimento, tanto das funções executivas, quanto a relação dos estudantes com o conteúdo específico das atividades, sendo possível contemplar de forma mútua o desenvolvimento de atenção e da memória.

As dinâmicas diversas das ações planejadas para os estudantes do projeto apresentam um grande potencial, principalmente no que diz respeito à mediação com o cão, que pode acontecer tanto em atividades que exigem destreza corporal, circuitos, quanto nas atividades de leitura e escrita. Sendo assim, a simples presença e companhia do cão na realização das propostas é um fator de estímulo e confiança, que possibilita relações de ajuda entre os pares, sendo favorecidos em suas potencialidades e minimizadas suas dificuldades.

Com base nas avaliações das atividades realizadas pelos estudantes, também é possível reconhecer que eles se sentem motivados e engajados na realização dessas, como pode-se observar na Figura 9-5, em que o estudante demonstra autoestima e bem-estar, após participar do encontro como tutor do cão na atividade. Tal motivação é essencial para os processos de ensino e aprendizagem, bem como para as relações coletivas e interpessoais que o projeto proporciona, onde os estudantes sentem-se seguros para compartilhar seus saberes e dificuldades e, de forma coletiva, realizar e se beneficiar das IAA oferecidas.

REFERÊNCIAS BIBLIOGRÁFICAS

1. Dias NM. Avaliação neuropsicológica das funções executivas: Tendências desenvolvimentais e evidências de validade de instrumentos. Dissertação de Mestrado Programa de Pós-Graduação em Distúrbios do Desenvolvimento. São Paulo: Universidade Presbiteriana Mackenzie, 2009.
2. Freire PA Educação como prática da liberdade. Rio de Janeiro: Paz e Terra; 2011.
3. Vigotski SL. A Formação Social da Mente: O Desenvolvimento dos Processos Psicológicos Superiores. São Paulo: Martins Fontes; 2003.
4. Hamdan AC, Pereira APA. Avaliação neuropsicológica das funções executivas: considerações metodológicas. Psicologia Reflexiva Critica, Porto Alegre, 2009;22(3):386-393. [Acesso em 29 Jun 2020]. Disponível em: <http://www.scielo.br/scielo.php?script=sci_arttext&pid=S0102-79722009000300009&lng=en&nrm=iso>.
5. Mota M. Uma introdução ao estudo cognitivo da memória a curto prazo: da teoria dos múltiplos armazenadores a memória de trabalho. Estudos de psicologia (Campinas). 2000;17(3):15-21. [Acesso em 29 Jun 2020]. Disponível em: http://www.scielo.br/scielo.php?script=sci_arttext&pid=S0103-166X2000000300002&lng=en&nrm=iso>.
6. Diniz CF, Potgurski DS, Weber FCS, Camargo RG, Sarzi LZ. Cinoterapia: práticas transdisciplinares em Educação e Fonoaudiologia. In: Monteiro SAS (Org.). A educação no Brasil e no mundo. Ponta Grossa: Editora Atena, 2020, p. 39-48. [Acesso em 10 Set 2020]. Disponível em: <https://www.atenaeditora.com.br/post-ebook/2942>.
7. Potgurski DS, Sarzi LZ, Camargo RG. Cinoterapia: práticas transdisciplinares para a qualificação do atendimento em educação especial. Colóquio internacional de educação especial e inclusão escolar, 2019, Florianópolis. Anais eletrônicos. Campinas, Galoá, 2019. [Acesso em 23 Out 2020]. Disponível em: <https://proceedings.science/cintedes-2019/papers/cinoterapia--praticas-transdisciplinares-para-a-qualificacao-do-atendimento-em-educacao-especial>.
8. Fidler DM. A educação mediada por animais como atividade desenvolvente no processo de aprendizagem de estudantes com deficiência. Dissertação (Mestrado em Educação) Santa Maria: Universidade Federal de Santa Maria, 2016.
9. Seabra AG, Dias NM. (Orgs). Avaliação neuropsicológica cognitiva: atenção e funções executivas. v. 1. São Paulo: Memnon; 2012.
10. Mourão Junior CA, Melo LBR. Integração de três conceitos: função executiva, memória de trabalho e aprendizado. Psic Teor Pesq. 2011;27(3):309-314. [Acesso em 05 Mai 2021]. Disponível em: <http://www.scielo.br/scielo.php?script=sci_arttext&pid=S0102-37722011000300006&lng=en&nrm=iso>.
11. Pérez Gómez AI. Educação na era digital: a escola educativa. Tradução: Marisa Guedes; revisão técnica: Bartira Costa Neves. Porto Alegre: Penso; 2015. 192 p.

12. San Joaquín MPZ. Terapia asistida por animales de conpañia. Bienestar para el ser humano. Temas de Hoy; 2002. p. 143-149.
13. Juliano RS, Jayme VDS, Fioravanti MCS, Paulo NM, Athayde IB. Terapia Assistida por Animais (TAA): Uma Prática Multidisciplinar para o Benefício da Saúde Humana, 2007. [Acesso em 20 Out 2020]. Disponível em: <http://www.vet.ufg.br/Bioetica/Arquivos%20PDF/Terapia%20assistida%20%por%20animais.pdf>.
14. Junior CAM, Faria NC. Memória. Psicologia: Reflexão e Crítica. Dez 2015;28(4):780-788. [Acesso em 13 Mai 2020]. Disponível em: <http://www.scielo.br/scielo.php?script=sci_arttext&pid=S0102-79722015000400017&lng=en&nrm=iso>.
15. Menezes A, Godoy S, Teixeira MC, Carreiro LR, Seabra AG. Definições teóricas acerca das Funções Executivas e da atenção. In: Seabra AG, Dias NM. (Eds.). Avaliação neuropsicológica cognitiva: Atenção e funções executivas. São Paulo: Memnon; 2012. p. 22-30.
16. Berget B, Ekeberg O, Pedersen I, Braastad BO. Animal-assisted therapy with farm animals for persons with psychiatric disorders: effects on anxiety and depression, a randomized controlled trial. Occupational Therapy in Mental Health 2011;27:50-64.
17. Prothmann AC, Ettrich C, Prothmann S. Preferência e capacidade de resposta a pessoas, cães e objetos em crianças com autismo. Anthrozoös: Um Jornal Multidisciplinar das Interações de Pessoas e Animais. 2009;22(2):161-171.
18. Celani G. Seres humanos, animais e objetos inanimados: como são as pessoas com autismo? Autismo. 2002;6:93-102.

INTERVENÇÕES ASSISTIDAS POR ANIMAIS INSERIDAS NA CLÍNICA FONOAUDIOLÓGICA E NO AMBIENTE HOSPITALAR

CAPÍTULO 10

Luísa Machado Dalcin ▪ Carolina Lisbôa Mezzomo

"Os olhos de um animal têm o poder de falar mais do que uma grande linguagem"
Martin Buber

INTRODUÇÃO

A interação entre os animais e os seres humanos já é descrita na história há muito tempo. Inicialmente, esse relacionamento se deu a partir da utilização do animal para auxiliar no trabalho e, hoje, auxiliam como mediadores em distintos tratamentos, promovendo muitos benefícios aos pacientes.

As Intervenções Assistidas por Animais (IAA) mediadas pelo cão podem ser utilizadas com pessoas de qualquer faixa etária e que apresentem alguma comorbidade ou não. Além disso, o cão pode ser inserido em diversos ambientes, como escolas, casas de repouso, centros psiquiátricos, clínicas de atendimento de fisioterapia, de fonoaudiologia, de psicologia, de odontologia, de educação especial, de psicopedagogia e também em hospitais.

Dando enfoque para a inserção do cão em clínicas fonoaudiológicas e em ambientes hospitalares, muitos estudos citam grandes benefícios da relação homem-animal nesses espaços. Nos hospitais verifica-se seu benefício na vida dos pacientes como melhora nos níveis de pressão arterial, diminuição da ansiedade, redução dos níveis de dor, maior controle do estresse, aumento na sensibilidade, maior relaxamento em relação ao clima pesado nesses ambientes, melhora na comunicação e na interação entre enfermos e equipe de saúde.[1,2] Já na clínica fonoaudiológica verifica-se, principalmente, melhora na comunicação verbal dos pacientes, além de uma elevação na autoconfiança e na autoestima, melhora na interação social e maior concentração na execução das atividades, melhorando assim a aprendizagem.[3]

Em ambos os ambientes, clínico e hospitalar, podemos encontrar tanto a Terapia Assistida por Animais (TAA) quanto a Atividade Assistida por Animais (AAA) mediada pelo cão, sendo que esses dois modelos de inserção do animal obrigatoriamente necessitam da presença do condutor do mesmo. Entretanto, o que diferencia a definição da ação é quanto à presença/participação ou não do profissional de saúde na execução da atividade.

Um exemplo dessa diferença, na clínica fonoaudiológica, é que quando a tarefa é disposta para atender os pacientes que aguardam o atendimento na sala de espera é definida como AAA mediada pelo cão, visto que não necessita da presença do profissional de saúde. O mesmo ocorre, no ambiente hospitalar, quando o animal é levado a uma sala de recreação para fazer uma atividade com um grupo específico de pacientes. Já quando a ação é realizada dentro da sala de atendimento ou à beira do leito com a presença do Fonoaudiólogo define-se como TAA mediada pelo cão. Desse modo, é possível a inserção dos dois modelos tanto no ambiente clínico, quanto no ambiente hospitalar, visando abranger um maior número de pacientes que podem-se beneficiar com essas ações.

Mesmo apresentando comprovação científica de que a relação entre paciente e cão promove muitos benefícios tanto para a saúde fisiológica, quanto para a saúde emocional e mental, o que leva a uma maior colaboração e evolução durante o tratamento, a inserção do cão em alguns locais, principalmente em hospitais, ainda encontra obstáculos. Embora ainda não se tenha certeza do porque isso ocorre, presume-se que muitas pessoas julgam o cão como um animal sujo e transmissor de infecções, sendo inadequado para estar presente em um ambiente repleto de pessoas doentes. Com isso, supõe-se que haja também um desconhecimento por parte da população em geral sobre as IAA mediadas pelo cão.

Desse modo, o presente capítulo irá abordar a percepção e aceitabilidade da população em relação à inserção das IAA mediadas pelo cão na clínica fonoaudiológica e no ambiente hospitalar. Também serão relatadas as dificuldades encontradas para a inserção do cão nesses ambientes, além de elucidar como o contato homem-animal pode auxiliar na evolução dos pacientes. Uma breve exposição será feita sobre como essa intervenção ocorre em outros países e se encontram a mesma dificuldade para inserção do cão em alguns locais.

OBSTÁCULOS ENCONTRADOS PARA INSERÇÃO DAS IAA MEDIADAS PELO CÃO EM DIFERENTES AMBIENTES

Segundo a literatura existente sobre as IAA, sabe-se que os primeiros relatos em que os animais participaram como mediadores de um processo terapêutico foi registrado, em 1792, na Inglaterra.[4] Além desse marco, outro importante fato já relatado ocorreu, na década de 1960, quando o norte-americano, Boris Levinson, divulgou várias pesquisas sobre os possíveis benefícios que poderíamos obter com a assistência do animal na sessão de terapia, os quais contribuíram para a disseminação de mais conhecimento sobre o assunto.[5]

A utilização das IAA foi se espalhando pelo mundo e, no Brasil, chegou na década de 1950, por meio da insistência e persistência da médica psiquiatra, Nise da Silveira, que utilizou cães e gatos nas intervenções com seus pacientes esquizofrênicos, sendo que nesse período passou por muita discriminação pelos outros profissionais de saúde por utilizar desse método terapêutico. Além dessa inspiradora médica, também tivemos outra precursora das IAA, que foi a Dra. Hannelore Fucks, psicóloga e médica veterinária, que criou a Associação Brasileira de Zooterapia (Abrazoo) e coordena o Programa *Pet Smile*, que possui como objetivo melhorar o desenvolvimento e desempenho da autoconfiança e das habilidades motoras das crianças.[6]

Com a chegada desse método terapêutico, aos poucos, com o passar dos anos, os profissionais de saúde e da educação começaram a inserir o animal nos ambientes clínico, hospitalar e escolar. Entretanto, ainda hoje, o número de pessoas que trabalha com esse método é bastante reduzido e em diversos ambientes continua encontrando barreiras para a inserção do animal. Supõe-se que esses obstáculos ocorram pelo preconceito e pouco conhecimento desses profissionais e da população em geral sobre as IAA e todo processo existente para que um animal possa ser inserido nesses ambientes. Sobre isso me refiro aos cuidados que se têm, principalmente, com a saúde e higiene do animal para que a probabilidade de alguma transmissão de doença seja reduzida ao máximo. Para isso, existe a necessidade de divulgarmos mais sobre essas intervenções e todos os procedimentos que são aplicados antes do contato com o animal, sendo essencial que as pesquisas nessa área continuem a ser realizadas e publicadas.

Existem, atualmente, no Brasil, alguns projetos que trabalham com a inserção do animal, principalmente, com os cães. Dentre esses locais a atenção especial direciona-se para o hospital Albert Einstein, em São Paulo, que é um hospital de referência para os brasileiros, e também para o hospital Mãe de Deus, em Porto Alegre, sendo que ambos utilizam as intervenções com animais nas suas unidades para auxiliar no tratamento dos seus pacientes. Esses hospitais possuem uma certificação internacional, conhecida como Certificação *Planetree*, que outorga a inserção de animais dentro do ambiente hospitalar reconhecendo o atendimento humanizado à saúde. Além disso, existem outros programas como, por exemplo, o Projeto "Pelo Próximo", no Rio de Janeiro, e da Associação Patas do Bem – Animais de Terapia, em Florianópolis, Santa Catarina.

Como relatado, no Brasil, existem diversos programas que utilizam as IAA, porém muitos locais ainda impedem a entrada do animal, ao contrário de outros países que essa restrição é menos intensa. Isso ocorre, porque nesses países os hospitais que possuem o auxílio do cão nos atendimentos aos seus pacientes já verificaram que essa relação traz diversos benefícios para a evolução do quadro de saúde e menor tempo de internação. Com isso, os hospitais que ainda não possuem essas intervenções começam a buscar a inserção das IAA, seguindo o exemplo daqueles que já realizam. Entretanto, no nosso país, o que parece predominar é o preconceito da presença do animal dentro de um ambiente com pessoas enfermas. Isso ocorre, possivelmente, por causa de um julgamento de que o cão é um animal sujo, que pode transmitir doenças e ferir alguém.

Desse modo, é nosso dever como profissionais de saúde continuar pesquisando, disseminando o conhecimento e reduzindo o preconceito sobre a intervenção com animais para que, cada vez mais, esse método passe a ser utilizado em todos os ambientes que se propõem.

TAA MEDIADA PELO CÃO NO AMBIENTE CLÍNICO FONOAUDIOLÓGICO

O tema referente a este item do capítulo abrangeu a pesquisa de trabalho de conclusão de curso de Dalcin (2016),[7] em que o objetivo principal foi analisar e refletir sobre o conhecimento dos pais e terapeutas de pacientes em tratamento no Serviço de Atendimento Fonoaudiológico (SAF), na clínica-escola do curso de Fonoaudiologia, da Universidade Federal de Santa Maria (UFSM), nos setores de fala e linguagem em relação à TAA medida pelo cão. Além disso, com esse estudo visamos instigar a reflexão e reduzir a falta de informações e o preconceito existentes em relação à presença do animal nas sessões de terapia fonoaudiológica.

A pesquisa foi conduzida de acordo com os preceitos éticos em pesquisa em seres humanos, sendo aprovada pelo Comitê de Ética em Pesquisa da UFSM e possuindo autorização institucional do SAF. A amostra da pesquisa foi de 50 pais/responsáveis e 30 terapeutas de crianças atendidas nos setores referidos, no ano de 2016.

Para que os pais/responsáveis fossem inseridos na pesquisa, primeiramente, seus filhos deveriam estar realizando terapia fonoaudiológica em um dos setores participantes da pesquisa, a fim de cumprir com os preceitos éticos da pesquisa, deveriam assinar o Termo de Consentimento Livre e Esclarecido (TCLE), para enfim poder responder ao questionário.

Já para a inserção das terapeutas era fundamental que estivessem realizando as disciplinas de estágio supervisionado em Fala ou Linguagens Oral e Escrita. Após, deveriam assinar o TCLE e preencher as questões propostas pelo questionário.

Foram elaborados dois questionários, um para os pais/responsáveis, e outro para as terapeutas, que continham perguntas relacionadas com a investigação do conhecimento dos participantes em relação à inserção do cão na terapia. Esses questionários foram elaborados pelas autoras do presente capítulo, com base na literatura existente sobre IAA, já que não existia nenhum instrumento prévio validado sobre o assunto na área.

Os participantes foram autorizados a levar o questionário para responder em casa e incentivados a tirar dúvidas com as pesquisadoras, se fosse necessário. Após essa etapa, durante a análise dos dados, foi possível constatar que os aspectos que foram significativos, segundo os pais entrevistados, a maioria já tinha ouvido falar em TAA mediada pelo cão, apesar de possuírem uma percepção limitada quanto aos cuidados e processos realizados para a inserção do animal na clínica. Além disso, a grande maioria também relatou que o filho possuía contato com algum animal em casa. Entretanto, poucos entrevistados referiram que seus filhos participaram de sessões de terapia com a presença do cão.

Hoje já sabemos que o contato diário com um animal em casa traz benefícios, principalmente, para o desenvolvimento e formação das crianças, redução do estresse dos adultos e diminuição de problemas de saúde dos idosos, ou seja, de modo geral auxilia no bem-estar de toda a família. Além disso, segundo o Doutor Dennis Turner, professor de medicina veterinária da Universidade de Zurique e presidente da IAHAIO (Associação Internacional das Organizações para a Interação Homem-Animal), a qualidade de vida das pessoas sofre influência quando dispõem da companhia de cães e gatos.[8]

Quanto aos resultados observados em relação às terapeutas averiguou-se que apenas cinco acadêmicas tiveram a oportunidade de trabalhar com o cão no período desses estágios supervisionados. Isso ocorreu porque a presença do animal em sessão era realizada apenas uma vez na semana no período dos estágios e acabava por abranger apenas as terapeutas que atendiam no respectivo dia. Entretanto, a grande maioria possuía conhecimento da TAA mediada pelo cão e relatou possuir interesse em utilizar esse método terapêutico na vida profissional.

Outro ponto observado tanto pelos pais/responsáveis quanto pelas terapeutas foi que a maioria relatou que a presença do cão na sessão de terapia poderia trazer benefícios ao paciente. Dentre os aspectos beneficiados que mais se destacaram foram que "relaxa a criança", "a criança fica mais atenta" e "a criança tenta se comunicar mais". Além disso, os entrevistados cujos filhos participaram de terapia com a presença do cão e as terapeutas que praticaram a TAA mediada pelo cão nas sessões de terapia, todos sem exceção relataram que trouxe benefício para o paciente. Dentre as opções apresentadas o mais citado foi que a criança tem mais vontade de se comunicar, além de estar mais feliz.

Existem alguns estudos realizados que comprovaram que famílias que possuem animais em casa dispõem de redução nos gastos com saúde, quando comparados àquelas que não possuem animais. Isso ocorre porque, segundo alguns pesquisadores, o contato e convívio com os animais podem reduzir os problemas cardiovasculares, o nível de pressão sanguínea em hipertensos e o estresse. Além disso, pode elevar a autoestima e favorecer na interação social,[8] visto que, principalmente as crianças, tendem a confiar e conversar com os animais,[9] melhorando a comunicação e promovendo o desenvolvimento de companheirismo e respeito[10] entre os indivíduos. Desse modo, a interação com o animal tende a deixar as pessoas mais felizes e autoconfiantes. Isso é muito importante quando o indivíduo se encontra em tratamento pois, assim, poderá ter uma melhor adesão terapêutica acarretando uma evolução de forma mais rápida.

Um caso importante foi relatado por Domingues (2007)[11] sobre um menino com quatro anos de idade e presença de sintomas de disfluência – episódios de bloqueio e repetições na fala –, que pouco interagia com as pessoas no ambiente clínico. Entretanto, quando entrava na sala de atendimento passava a conversar mais com a terapeuta. Esse paciente dizia estar triste por gaguejar e nas suas sessões de terapia passou a desfrutar da presença do cão. Com essa inserção do animal foi possível verificar diversas mudanças significativas, como: o aumento na interação e comunicação com as outras pessoas, independentemente do local, a fala ficou mais fluente e melhorou sua autonomia. Além desse caso, que teve uma evolução melhor com a utilização da TAA mediada pelo cão, existem outros distúrbios citados por Roma (2016)[12] como os comportamentais ou emocionais que também acometem a habilidade de interação com as outras pessoas e, nesses casos, a presença do cão nas sessões auxilia na evolução do tratamento.

Outro ponto bem importante a ser relatado, referente à pesquisa de TCC de Dalcin (2016),[7] foi a observação, nos dias que havia os estágios supervisionados em Fala e/ou Linguagem Oral e Escrita, de muita alegria e leveza no ambiente, justamente por serem momentos que contávamos com a presença do cão na clínica-escola. O que mais verificamos foi a intervenção que o cão conseguia realizar desde a entrada no prédio – com seguranças e secretárias, na sala de espera com os pais e crianças que aguardavam pelo atendimento, nos corredores com as terapeutas acadêmicas e professoras até chegar na sala de atendimento. Desse modo, observou-se que apenas a presença do cão no ambiente clínico já promovia melhora na interação e comunicação entre as pessoas, além de deixar o local com um clima mais alegre e leve e as sessões de terapia mais produtivas.

Entretanto, apesar de todos os benefícios relatados e observados com a TAA mediada pelo cão ainda existem restrições quanto à presença do animal no ambiente clínico. Acredita-se que a falta de conhecimento sobre o assunto e o preconceito, quanto à aceitação do animal nesse ambiente em relação, principalmente, à higienização do animal e por ser um possível transmissor de doenças, são fatores essenciais que fazem com que esse método terapêutico seja pouco utilizado no Brasil. O relacionamento entre homens e animais vem sendo reconhecido e tem incentivado muitas pesquisas nessa área e, por meio desses estudos é que a importância e repercussão das IAA mediadas pelo cão irá ganhar espaço no tratamento dos pacientes.[13]

Desse modo, essa pesquisa contribuiu para a disseminação de conhecimento sobre a TAA mediada pelo cão no ambiente clínico, além de analisar e refletir sobre a percepção dos pais/responsáveis e terapeutas sobre esse assunto.

AAA E TAA MEDIADA PELO CÃO NO AMBIENTE HOSPITALAR

O tema referente a este item do capítulo abrangeu a pesquisa de mestrado de Dalcin (2019)[14] no Programa de Pós-Graduação em Distúrbios da Comunicação Humana, na UFSM. Esse trabalho tinha por objetivo investigar e analisar a percepção e a aceitação dos servidores e dos pacientes internados, no Hospital Universitário de Santa Maria (HUSM), ou de seus responsáveis em relação à AAA/TAA mediada por cães.

A pesquisa foi conduzida de acordo com os preceitos éticos de pesquisa em seres humanos, sendo aprovada pelo Comitê de Ética em Pesquisa da UFSM. A amostra contou com 74 usuários que estavam internados há 30 dias ou mais (39 desses participantes que responderam ao questionário eram pacientes, e 35 eram pais/responsáveis) e 132 funcionários da UFSM, ativos lotados no HUSM. Desses servidores participaram enfermeiros, técnicos em enfermagem, médicos, assistentes em administração, farmacêuticos bioquímicos, técnicos em radiologia, auxiliares de enfermagem e outras especialidades. Além disso, esse estudo não abrangeu nenhuma faixa etária específica.

Como critério referente ao tempo de internação dos usuários, este foi com base em três aspectos: o primeiro deles foi relacionado com a definição dada pelo Ministério da Saúde para a Permanência Hospitalar Prolongada (PHP) que abrange o paciente que permanece por um período igual ou superior a 30 dias internado em uma mesma instituição.[15] Além disso, consideraram-se também outros estudos no ambiente hospitalar e, por último, por pressupor que aqueles que estavam há mais tempo internados iriam se beneficiar mais com a AAA/TAA mediada pelo cão do que aqueles com internação breve.

Os critérios de inclusão para os pacientes hospitalizados foram: estar internado há 30 dias ou mais no HUSM, ter condições de saúde para responder às questões e assinar o TCLE. Nos casos de o paciente ser criança, ela deveria concordar com o Termo de Assentimento, e seu responsável deveria assinar o TCLE. Nesses casos, as respostas para as questões deveriam ser marcadas em concordância com a criança.

Quando o internado era bebê ou criança sem linguagem totalmente desenvolvida, as perguntas eram respondidas por meio da compreensão dos pais/responsáveis. O mesmo ocorreu com aqueles pacientes sem condições de saúde (traqueostomizado ou sedado, por exemplo) para responder ao questionário, sendo então preenchido pelo cuidador e/ou responsável. Dessa forma, o único motivo considerado empecilho para a participação do sujeito foi a recusa do mesmo e estar internado a menos de 30 dias.

Quanto aos critérios de inclusão dos servidores, os mesmos deveriam ser funcionários do HUSM (contratados pela UFSM), aceitar o TCLE e responder ao questionário *on-line*. E o critério de exclusão seria a recusa do servidor em participar da pesquisa.

O questionário aplicado nessa pesquisa foi elaborado pelas autoras com embasamento em um estudo americano[16] que utilizou questionários, a respeito da AAA, à equipe de saúde de um hospital e também aos pais das crianças internadas. Para alcançarmos o objetivo dessa pesquisa foi necessário expandirmos o questionário e, para isso, acessamos a literatura sobre AAA e TAA para a complementação das questões. Esse questionário, por fim, continha questões para análise do conhecimento e outras para verificar a aceitabilidade da AAA/TAA mediada por cães no ambiente hospitalar. Após a produção final do questionário, o mesmo passou por análise de especialistas em IAA e foi validado.

A coleta dos dados dos pacientes internados no HUSM foi realizada por meio da aplicação do questionário à beira do leito, após uma verificação semanal no sistema do HUSM para a seleção dos pacientes que poderiam ser incluídos na pesquisa. Entretanto, a coleta dos dados dos servidores do hospital foi efetuada de forma diferenciada, visto que o questionário era *on-line* e, para isso realizamos uma parceria com o Centro de Processamento de Dados (CPD) da UFSM, que encaminhou por e-mail o convite aos servidores para participação na pesquisa, juntamente com o TCLE e o questionário *on-line*.

Após a coleta e análise estatística dos dados foi possível verificar como significante que a maioria dos usuários e dos servidores relatou possuir contato com algum animal em casa, sendo principalmente cães e gatos. A maioria também acredita que a AAA/TAA pode trazer benefícios para o enfermo. Os usuários dizem ter sentido falta do contato com o seu animal de estimação no período de internação e os servidores que iriam gostar de poder ter contato com o animal dentro do ambiente hospitalar.

Dentre os principais benefícios que os participantes dizem acreditar que a AAA/TAA mediada pelo cão pode proporcionar estão: redução da pressão arterial e dos níveis de dor, maior desenvolvimento da comunicação, melhora nos bem-estares físico e emocional, promoção de conforto e maior segurança. Esses benefícios, segundo Clerici (2009),[17] são fidedignos, visto que as pessoas apresentam uma melhora física indiscutível por causa de uma imensa melhora psicológica. Isso ocorre porque o corpo libera endorfina, responsável pela sensação de bem-estar e relaxamento, e com isso ocorre uma redução do cortisol (hormônio do estresse) acarretando uma melhora na pressão arterial. Em razão dessa regularização hormonal, esse processo acaba promovendo melhora na autoestima, no sistema imunológico e na interação social com outros pacientes e com a equipe de saúde o que favorece na evolução do quadro do paciente, reduzindo o uso de medicamento e o tempo de internação.

Alguns dos servidores mais velhos (quatro servidores) e com mais instrução (23 servidores) julgaram o animal como sujo, que pode ferir alguém ou transmitir doenças ao contrário da maioria dos usuários. Existe uma grande parte da população que possui objeção e preconceito quanto à inserção do cão em determinados ambientes, principalmente em hospitais. Entretanto, se o animal possuir vacinação em dia e uma boa saúde não tem como ele propagar nenhum tipo de doença.[18]

No ambiente hospitalar o cuidado com o animal é intenso, sendo que o mesmo deve ser adestrado, possuir atestado veterinário, demonstrando que se encontra saudável e com carteira de vacinação em dia, além de passar por higienização antes do contato com o paciente, e utilizar guia, justamente para evitar episódios de risco. Além disso, sempre deve estar acompanhado pelo seu tutor durante as visitas dentro do hospital.[19] Outro ponto essencial para a utilização da inserção do cão é preciso de uma autorização do médico responsável, liberando a visita para determinado paciente.[20]

Para que exista prevenção no controle no nível de infecção é fundamental que a Comissão de Controle de Infecção Hospitalar instale métodos e regras de segurança que abranjam todos os envolvidos no processo da AAA mediada pelo cão para que diminuam as possíveis contaminações.[21] Essa informação corrobora com um estudo que compara os parâmetros de infecção no ambiente hospitalar entre as alas que contaram com a presença do animal e as que não utilizaram o mesmo nas intervenções terapêuticas e foi encontrada equivalência no nível de infecção nesses locais.[16] Dessa forma, se o hospital adotar todos os cuidados necessários e imprescindíveis para a inserção do animal dentro das unidades hospitalares será muito difícil ocorrer aumento dos índices de infecção.

O questionário continha uma questão subjetiva, que perguntava por que julgavam interessante/importante a inserção da AAA/TAA mediada pelo cão no HUSM. Por meio dela, foi possível verificar que os usuários acham importante porque "hospitais não têm nada para fazer"; "cães e gatos trazem um bem-estar e alegria para as pessoas"; "para distrair as pessoas acamadas e sozinhas"; "melhora a comunicação com as outras pessoas"; "esquece a dor", demonstrando a importância dessa prática para a saúde, além de alegrar e distrair os pacientes.

Em relação às respostas fornecidas pelos servidores sobre a importância da AAA/TAA mediada pelo cão no HUSM registraram-se as seguintes afirmações: "acredito que traria benefícios ainda imensuráveis, especialmente, para as crianças e pacientes crônicos"; "com certeza, temos muitas crianças internadas no HUSM e adultos que gostam de cachorro, creio que aumentaria autoestima e imunidade dos pacientes e, consequentemente, diminuiria os dias de internação"; "a presença dos cães traz benefícios aos pacientes e aos funcionários; é um momento de descontração e de alívio da tensão diária; o ambiente hospitalar é pesado e desgastante; os animais trazem outro sentido e também uma atividade que ajuda a inserir mais". Também houve oito relatos contrários à inserção do animal no

HUSM, como: "Não podemos substituir pessoas por animais no tratamento de pacientes"; "Acredito que o ambiente hospitalar não é adequado para a presença de animais. Nem todas as pessoas aceitam. Os animais não têm controle sobre suas necessidades fisiológicas. O animal pode ser vetor de microrganismos patogênicos".

Como conclusão, verificamos que, na concepção dos sujeitos que participaram da pesquisa, existem mais pontos positivos para a inserção do animal no ambiente hospitalar do que pontos negativos. Porém, ainda há preconceito e pouco conhecimento sobre o assunto por toda a população, incluindo profissionais de saúde. Sabe-se que o fator conhecimento é essencial para que a AAA/TAA mediada pelo cão consiga alcançar cada vez mais ambientes e, para isso, é primordial que as pesquisas continuem para aumentar a disseminação de informações sobre o assunto e reduzir o preconceito existente.

CONSIDERAÇÕES FINAIS

No decorrer deste capítulo foi possível verificar que a maioria dos participantes das pesquisas citadas relata aceitar as IAA mediadas pelo cão, tanto no ambiente clínico fonoaudiológico, como também no ambiente hospitalar. Também acreditam que essa intervenção traz inúmeros benefícios para a pessoa em tratamento como para aqueles que estão presentes no seu entorno. Esses benefícios que a relação homem-animal pode proporcionar têm sido comprovados e relatados em inúmeros outros estudos, demonstrando o auxílio na melhora da comunicação e interação entre as pessoas, a melhora da saúde geral, fortalecimento da autoestima e autoconfiança que são fundamentais para manter a qualidade de vida.

Em relação ao conhecimento sobre o assunto foi possível observar que este ainda parece ser superficial, ou seja, não possuindo clareza sobre todos os processos realizados para que o animal seja inserido nesses ambientes. Apesar disto, julgam ser de extrema importância a inserção do cão para auxiliar na evolução do quadro clínico dos pacientes.

Acredita-se que pelo pouco ou nenhum conhecimento sobre os cuidados e processos aplicados para se realizar as IAA mediadas pelo cão dentro de qualquer ambiente seja os obstáculos que, muitas vezes, encontramos para a realização deste trabalho tão benéfico para as pessoas.

Desse modo, é essencial que as pesquisas com IAA mediadas pelo cão continuem sendo realizadas e divulgadas para que se atinja cada vez mais um maior número de pessoas. É de suma importância que os pesquisadores busquem divulgar os resultados de suas pesquisas nos meios de comunicação e nos meios digitais. Consequentemente, o conhecimento sobre o assunto irá se disseminar, e os preconceitos e barreiras começarão a diminuir, possibilitando a entrada do animal em ambientes ainda não contemplado por essa prática. Acredita-se que um maior número de pessoas será beneficiado, promovendo redução no uso de medicamentos e no tempo de internação daqueles pacientes hospitalizados, e os que se encontram em tratamento na clínica fonoaudiológica terão uma evolução mais acentuada, podendo reduzir o tempo de terapias.

REFERÊNCIAS BIBLIOGRÁFICAS

1. Reed R, Ferrer L, Villegas N. Curadores naturais: uma revisão da terapia e atividades assistidas por animais como tratamento complementar de doenças crônicas. Revista Latino-Americana de Enfermagem. 2012 Maio/Jun;20(3).
2. Crippa A, Isidoro T, Feijó AGS. Utilização da Atividade Assistida por Animais na Odontopediatria. Revista da SORBI. 2014;2(1):56-63.

3. Instituto de Valorização da Vida Animal. Projeto criança e cão em ação. Campinas, São Paulo, 2004. [Acesso em 22 Nov 2020]. Disponível em: <https://docplayer.com.br/7023094-Projeto-crianca-e-cao-em-acao.html>.
4. Pereira MJF, Pereira L, Ferreira ML. Os benefícios da terapia assistida por animais: uma revisão bibliográfica. Saúde Coletiva, Editora Bolina; 2007 Abr/Mai;4(4):62-6.
5. Oliveira GN. Cinoterapia: benefícios de interação entre crianças e cães. 2007. [Acesso em 22 Nov 2020]. Disponível em: <http://www.redepsi.com.br/2007/06/23/cinoterapia-benef-cios-da-intera-o-entre-crian-as-e-c-es/>.
6. Flores LN. Os benefícios da interação homem-animal e o papel do médico veterinário. Monografia (Especialização em Clínica Médica de Pequenos Animais) – Departamento de Ciências Animais, Universidade Federal Rural do Semiárido, Porto Alegre; 2009.
7. Dalcin LM. Conhecimento de pais e terapeutas sobre a Terapia Assistida por Animais, utilizando o cão (Cinoterapia). Trabalho de Conclusão de Curso em Fonoaudiologia – Centro de Ciências da Saúde, Universidade Federal de Santa Maria, Santa Maria; 2016.
8. Pletsch P. Terapia com animais. Disponível em: http://www.equogenfidelis.org.br/files/artigos/TERAPIA_COM_ANIMAIS.pdf. acessado em 23/11/2011. TERAPIA COM ANIMAIS: Entrevista: "animais são a cura do século XXI". Capturado em 20 ago. 2010. Online. Disponível na Internet: http://www.arcabrasil.org.br/animais/interacao/terapia2.htm
9. Serpell JA. Creatures of the unconscious: companion animals and adaptation in chronically ill children. West J Nurs Res. 2000;24(6):63-80.
10. Endres CFS, Pezzi FAZ, Knob IH, Emmel R, Endres LT, Vogt GL. Projeto cinoterapia: contribuições para o desenvolvimento cognitivo, afetivo e social das crianças na escola de educação infantil. In: Salão do conhecimento, XVIII Jornada de Pesquisa, UNIJUÍ; 2013.
11. Domingues CM. Terapia fonoaudiológica assistida por cães: estudo de casos clínicos. Dissertação (Mestrado em Fonoaudiologia) – Centro de Ciências da Saúde, Pontifícia Universidade Católica de São Paulo (PUC-SP), São Paulo; 2007.
12. Roma RPS. A relação entre o terapeuta, o condutor e o cão no contexto da terapia assistida por animais. In: Chelini MOM, Otta E (Org.). Terapia Assistida por Animais. Primeira edição. São Paulo: Editora Manole; 2016. p. 131-35.
13. Faraco CB, Pizzinato A, Csordas MC, Moreira MC, Zavaschi MLS, Santos T, et al. Terapia mediada por animais e saúde mental: um programa no Centro de Atenção Psicossocial da Infância e Adolescência em Porto Alegre – TAA Parte III. Saúde Coletiva. 2009;6(34):231-36.
14. Dalcin LM. O conhecimento e a aceitabilidade de usuários e servidores do Hospital Universitário de Santa Maria em relação à inserção da Atividade Assistida por Animais mediada por cães. Dissertação (Mestrado em Distúrbios da Comunicação Humana) – Centro de Ciências da Saúde, Universidade Federal de Santa Maria, Santa Maria, 2019.
15. Ministério da Saúde. Secretaria de Assistência à Saúde. Departamento de Sistemas e Redes Assistenciais. Padronização da nomenclatura do censo hospitalar. Brasília, 2002.
16. Caprilli S, Messeri A. Animal-assisted activity at A. Meyer Children's Hospital: a pilot study. eCAM. 2006 Jun;3(3):379-83.
17. Clerici LGW. Zooterapia com cães: um estudo bibliográfico. Monografia (Curso de Psicologia) - Centro de Ciências da Saúde, Universidade do Vale do Itajaí, Itajaí; 2009.
18. Becker M, Morton D. O Poder Curativo dos Bichos: como aproveitar a incrível capacidade dos bichos de manter as pessoas felizes e saudáveis. Rio de Janeiro: Bertrand Brasil; 2003.
19. Chelini MOM, Otta E. Terapia Assistida por Animais. São Paulo: Manole; 2016.
20. Visita de Animais Ajuda na Recuperação de Pacientes Internados. Setor Saúde. Federação dos Hospitais e Estabelecimentos de Saúde do Rio Grande do Sul. Gestão e Qualidade. 2015 Jan. [Acesso em 22 Nov 2020]. Disponível em: <https://setorsaude.com.br/visita-de-animais-ajuda-na-recuperacao-de-pacientes-internados/>.
21. US Department of Health and Human Service Centers for Disease Control and Prevention (CDC). Guidelines for Environmental Infection Control in Healthcare Facilities. Recommendations of CDC and the Healthcare Infection Control Pratics Advisory Committee (HICPAC). Atlanta: Centers for Disease Control, 2003. [Acesso em 22 Nov 2020]. Disponível em: <https://www.cdc.gov/infectioncontrol/pdf/guidelines/environmental-guidelines-P.pdf>.

A ESCOLA PARA ALÉM DA SALA DE AULA

CAPÍTULO 11

Maria Beatriz Paludo Pizzolotto ▪ Vítor Almeida Silva
Camilla Fernandes Diniz ▪ Luana Zimmer Sarzi
Renata Gomes Camargo

> *Partamos da experiência de aprender, de conhecer, por parte de quem se prepara para a tarefa docente, que envolve necessariamente estudar [...] há sempre algo diferente a fazer na nossa cotidianidade educativa, quer dela participemos como aprendizes, e portanto ensinantes, ou como ensinantes e, por isso, aprendizes também.*
> Paulo Freire

BREVE CONTEXTUALIZAÇÃO HISTÓRICA DA EDUCAÇÃO NO BRASIL – A CONSTRUÇÃO DA ESCOLA

A história da instituição escolar no Brasil evidencia a sua consolidação enquanto instituição dominante na oferta de educação formal. Para compreender essa construção é de fundamental importância ter em vista quais são as forças motrizes, que fomentam e moldam a educação nesse país, como a relação da escola com a sociedade se transformou ao longo do tempo, na premissa de educar as massas, contextualizado no abismo socioeconômico brasileiro, nas esferas política, econômica e social.

Para tal, precisamos estar cientes que o sistema educacional é uma organização que compreende as outras vertentes da sociedade, ou seja, não tem nem início e nem fim nela mesma. É uma história que incorpora outras histórias, principalmente, quando se fala de uma organização tecnocrática que se apresenta quando temos pares da elite organizacional lançando estruturas e planos de ensino de forma vertical, ou seja, quando a grande maioria dos agentes envolvidos no sistema educacional tem que obedecer a uma burocracia já existente, com pouca, ou quase nenhuma, participação dos indivíduos que se utilizam desse sistema de forma direta.[1]

Este sistema educacional é delimitado por aspectos que antecedem o âmbito escolar e tem seu início em nosso território com a invasão portuguesa. Tendo a noção de que exercícios de aculturação – de uma sociedade que se organizava de formas distintas se comparada a padrões europeus – eram de fundamental importância para a manutenção de seu domínio, logo os invasores trataram de materializar as condições para esse processo.[2] Assim sendo, fundamentados em teóricos evolucionistas, os invasores enxergaram a necessidade de catequizar e guinar as sociedades aqui existentes para seus padrões, com um forte interesse de dominação, exploração e manutenção da colonização portuguesa.[3]

Em virtude dessa necessidade, a corte portuguesa enviou para cá, já no início do século XVI, os jesuítas, padres e missionários de orientação católica, que tinham por finalidade transmitir os conhecimentos da catolicidade e de língua portuguesa para a população indígena, sedimentando assim a colonização lusitana em território brasileiro.[1] Em 1808, a família real que desembarcou no Rio de Janeiro-RJ trouxe na bagagem importantes mudanças para o cotidiano brasileiro. Com o contraste encontrado por aqui, se comparado à rotina europeia, logo sentiram a necessidade de trazer consigo reformas econômicas e a criação de instituições educacionais e culturais.[4]

É possível observar as forças políticas e econômicas que caracterizavam o sistema escolar na época, principalmente, quando observamos sistemas educacionais distintos para indígenas e portugueses. Assim se iniciou o sistema educacional no Brasil colônia, tendo poucas modificações até a chegada da corte real em solos sul-americanos.

Com isso, o desenvolvimento da educação tornou-se cada vez mais intenso principalmente devido ao anseio, por parte da corte, pela formação dos herdeiros do trono real e dos filhos das elites aqui consolidadas, já que a adesão ao ensino pelas classes marginalizadas ainda era extremamente rara. Foram fundadas diversas bibliotecas, teatros, museus e escolas, atos que ilustram que a preocupação com o ensino em território brasileiro acompanha os interesses da elite econômica vigente,[4] fato esse que permeia a escola brasileira nos demais momentos históricos, apresentados na sequência.

Já no final do século XIX e início do século XX temos uma guinada internacional no que diz respeito às teorias sociológicas disponíveis, utilizando como fator propulsor a revolução burguesa, o positivismo de Comte e principalmente os discursos liberais que ganharam cada vez mais terreno, tendo forte influência em sociedades que antes se estruturam com suas bases fielmente arraigadas na igreja católica, e tendo seus desdobramentos nas instituições escolares.[1] Junto a isso é possível observar o capitalismo de forma mais avançada, com formas de produção cada vez mais tecnológicas e promovendo uma sociedade mais complexa, onde a centralidade do desenvolvimento e sobrevivência de seus indivíduos se encontram e dependem do trabalho.[5]

Tendo isso em vista, é notável que a educação também teria seu percurso para se adaptar e formar cidadãos aptos a serem produtivos economicamente em uma sociedade capitalista, observando-se aqui uma clara diferença de educação para os países do norte do globo terrestre e dos chamados periféricos. Sabendo disso, Getúlio Vargas – que chega ao poder depois da Revolução de 30, e lá permanece até 1945 – lança um plano de reconstrução nacional, e, nele engloba a educação que, a partir daqui, seria regida e ministrada pelo Ministério da Instrução e Saúde Pública, que posteriormente se dividiria em dois, Ministério da Saúde e Ministério da Educação.[1]

Essa mudança leva a uma sistematização e burocratização da educação brasileira em âmbito nacional, sendo criadas organizações responsáveis por essa padronização, como, por exemplo, o Conselho Federal da Educação. É importante aqui compreender o cunho que essa sistematização abraça. Do lado econômico, a educação na era Vargas se propunha a formar mão de obra trabalhadora para operar nas grandes empresas que começaram a se instalar em solo brasileiro, instaurando nas redes públicas uma formação profissionalizante, combinado com o processo de industrialização e urbanização, que se encontrava fortemente pujante na época.

Já com a deposição de Vargas, em 1945, o período democrático brasileiro foi ganhando cada vez mais agentes importantes no que diz respeito à educação. Aconteceram vários movimentos de educação popular e de alfabetização adulta, entre eles, vale ressaltar o Plano Nacional de Alfabetização, idealizado e aplicado por Paulo Freire, em janeiro de 1964. Esse plano propunha levar a alfabetização a locais marginalizados da república brasileira.

Com o processo de democratização cada vez mais vigente e com eleição de João Goulart, em 1961, a educação e a política nacional tinham tudo para assumir um caráter mais democrático e acessível. Eis que, em abril de 1964, o Brasil sofreria uma intervenção por parte de seus militares, comungados com elites americanas, com a desculpa de frear os ideais comunistas por aqui.

O ponto mais marcante da Ditadura Militar para a educação básica brasileira foi a fomentação por parte do estado do ensino profissionalizante, também incumbido do apoio dos economistas, que alertavam para a necessidade de uma mão de obra trabalhadora qualificada no chão das empresas. Entre outras medidas a dissolução da União Nacional dos Estudantes, a maior padronização de ensino para delimitar até onde iria o conhecimento popular, em detrimento da manutenção dos ideais militares ditatoriais foram algumas das outras apresentadas nesse contexto histórico. A escola e as universidades nunca foram tão controladas como nesse período, isso se estendeu para outros âmbitos sociais.

Em 1985, com o fim da ditadura, a redemocratização do país também apresentou desafios para a educação. Com uma margem de ação mais ampla, já que a disputa de ideias se torna algo constitucional, os agentes que moldam a educação, tendo um campo de debate seguro nesse momento, podem colocar mais ferrenhamente suas percepções sobre a didática liberal e o que ela gera como fim para a sociedade, ganhando força, assim, teorias mais progressistas no âmbito educacional.

Essas foram as estruturas que moldaram a escola brasileira como conhecemos, a forte institucionalização realizada por Vargas, as críticas progressistas de Paulo Freire, a autoridade do professor fomentada pela ditadura e, até hoje, colhemos frutos dessas histórias como heranças deixadas de outros tempos e outras discussões. A escola atual está em um processo de assimilação de críticas, tanto no que diz respeito à sua organização para a inclusão, como também no que diz respeito à sua função social.

Nesse novo milênio, com novos problemas a enfrentar, percebe-se cada vez mais a necessidade de se criarem propostas e estratégias na escola para conseguir lançar uma resposta qualitativa para os novos problemas sociais, assim como conseguir fazer com que as novas gerações se sintam motivadas e vejam a necessidade de participar do ambiente escolar com afinco e responsabilidade. O fato é que a crise identitária e funcional possibilita a discussão do que queremos a partir daqui, de que rumo tomaremos agora no processo histórico escolar, e por fim, qual papel social que a escola desempenha num mundo onde o acesso à informação é rápido, raso e mais globalizado.[6]

A FUNÇÃO SOCIAL DA ESCOLA E AS CONTRADIÇÕES DA PRÁTICA

A função da escola passa pela constituição de um espaço de socialização e elaboração de conhecimentos, em que o estudante é o sujeito central e seu desenvolvimento pleno deve ser garantido, dentro das contradições que esse espaço apresenta. Por isso, a importância de contextualizar o sistema educacional brasileiro, para que possamos, com propriedade, defender os diversos benefícios das Intervenções Assistidas por Animais (IAA) com o cão neste espaço, que compreende a Educação e a Terapia Assistida por Animais (EAA e TAA).

Estas contradições da escola são pautas de diversas discussões dentro da educação, que é reiterada nas obras de diversos autores, aqui cabe destacar o professor Paulo Freire.[7] O autor defende uma prática docente transformadora, para recuperar e reintegrar os sujeitos nas relações de ensino e aprendizagem, em todas as suas obras, criticando com muita maestria o esvaziamento de sentidos dessa relação, a precarização e o distanciamento dos sujeitos professor-aluno.

Em contrapartida, neste capítulo, defende-se o favorecimento das funções sociais da escola a partir de novas práticas de atendimento, como, por exemplo, as IAA com cães, que integram o cachorro nas abordagens educacional e terapêutica e a escola como terreno fértil para proposições emancipatórias, que desenvolvam a autonomia e o bem-estar dos estudantes. Entende-se, então, a importância da mediação no processo de aprendizagem e desenvolvimento dos estudantes e o papel do trabalho docente a partir das intervenções com o cão. Essas práticas refletem o comprometimento com a formação de cidadãos autônomos, de pensamento crítico, potencializados em suas possibilidades e minimizadas as suas dificuldades, por meio de um atendimento educacional que transforma o espaço e as relações nele estabelecidas.

A escola que ensina a "somar as sílabas" para formar as palavras precisa ensinar aos estudantes a importância de expressarem, por meio da escrita, as suas ideias, sentimentos e vontades. A dificuldade no trabalho docente, muitas vezes, está na carência em seu horizonte da função social dos conhecimentos historicamente adquiridos pela humanidade. A perda na qualidade de relações que estabelecemos com o que aprendemos pode favorecer relações de opressão e de não uso desse conhecimento, que serve apenas para as provas, trabalhos, mas não é usado e resgatado no dia a dia do estudante.[8]

O estudante deve formar as palavras com a compreensão do enorme papel que a aquisição da linguagem escrita desempenha no desenvolvimento cultural da criança, inclusive o mecanismo de leitura.[8] Essa é a tarefa docente, a reflexão proposta acerca da grande problemática da função social da escola na sociedade e as dificuldades que a instituição escolar encontra no cumprimento, ao menos em parte, da formação do indivíduo, uma vez que, por vezes, sua estrutura rígida limita o espaço de produção e socialização de conhecimentos.[9]

Para tanto, nessa discussão se faz necessário resgatar a função social da escola, no cenário brasileiro de abismos sociais e discursos meritocráticos, que implicam diretamente na tarefa docente e, consequentemente, nas relações sociais estabelecidas na escola, como a competitividade entre alunos, as relações de poder e hierarquia, que interferem na responsabilidade social, de formação integral do sujeito. De acordo com Guadalupe (2011):[9]

> *Professores e estudantes encontram posto o significado social da escola, independentemente das relações que venham a estabelecer com esse significado. Isto quer dizer que a relação entre os sujeitos e o significado não é direta e imediata, ela exige mediações que possibilitem a atribuição de sentido pessoal, por parte dos sujeitos, ao significado, expressão de práticas sociais cristalizadas. [...] O projeto burguês de educação é fortemente marcado com o elemento de racionalização da vida econômica, da produção, do tempo e do corpo dos trabalhadores. A estes, um modelo de escola destinado às atividades mais básicas do conhecimento – ler, escrever e contar – em contraposição à escola de caráter mais geral, clássica e científica destinada às elites dirigentes. Essa dualidade não atravessa a história de modo linear. É na existência das contradições que se forjam as necessidades sociais e suas possibilidades de superação.[9]*

As IAA com cães contemplam a função social da escola, uma vez que a sua prática promove e potencializa o desenvolvimento das funções executivas, como memória seletiva e atenção voluntária.[10,11] Além disso, favorecem o desenvolvimento de habilidades e novas aquisições na linguagem verbal, seja na fala, leitura e escrita, mas, principalmente, porque promovem essa mediação rica em afeto e cuidado, que por vezes é pouco consistente nas relações escolares.

Quanto aos ganhos mais amplos para os estudantes que têm acesso a este tipo de atividades tem-se, ainda, a qualificação das interações e da autoestima, que também tem efeitos positivos sobre as aprendizagens.[12] Os estudantes são os sujeitos centrais das práticas de IAA, a partir do papel mediador e pedagógico que o cão representa nas relações entre os professores, bolsistas e alunos durante as atividades que até poderiam ser realizadas sem a presença do cão, mas que atingem outros patamares nos processos de ensino-aprendizagem a partir dessa mediação, pois o cachorro age como um agente facilitador que incentiva a participação e interesse.

Por exemplo, uma atividade de separação de sílabas, a partir de um "jogo" para encontrar as palavras, pode ser realizada de forma convencional, porém, quando planejada e executada a partir da mediação do cão, com ações que também envolvem dar comandos, esperar a resposta do cão, realizar juntos o circuito, encontrar a palavra, ler para o cão, a atividade passa a trazer uma série de benefícios no que se refere à atenção, à memória, ao afeto, à motivação e engajamento em sua realização. As atividades, nessa perspectiva, acabam sendo acolhedoras aos mais inibidos em uma relação recíproca, em que o cão está presente durante toda a atividade.

Estes benefícios incidem tanto no desenvolvimento da linguagem verbal em si, quanto nas aprendizagens escolares, ambas são aprimoradas pela aplicação dos saberes relacionados com a educação e aqueles voltados ao campo de estudo da fonoaudiologia. Logo, a transdisciplinaridade das ações é um fator preponderante frente a essa aprimoração.[12]

POSSIBILIDADES DE (DES)CONSTRUÇÃO DA ESCOLA A PARTIR DAS IAA MEDIADAS COM CÃES

As concepções apresentadas nos subtítulos anteriores admitem a escola como parte integrante da rotina dos estudantes e um lugar de muita familiaridade, onde eles possuem vínculos sociais e afetivos estabelecidos. Assim, expandem-se as possibilidades no atendimento pedagógico quando reconhecidos o contexto da instituição e a importância de resgatar essa responsabilidade de oferta e garantia do desenvolvimento pleno dos estudantes.

Neste sentido, considera-se a potencialidade da práxis voltada à transformação da educação, no sentido de qualificar a experiência educacional nos processos de aprendizagem e desenvolvimento, a partir das IAA, mediadas pelo cão. Caracterizado como uma ação de pesquisa e extensão no Colégio de Aplicação da Universidade Federal de Santa Catarina (CA/UFSC), o projeto "Proposta de atividades mediadas por animais no Colégio de Aplicação a partir da Cinoterapia" reconhece a escola como um lugar fértil para a proposição de ações a partir da mediação do cão.

No contexto do projeto são ofertadas IAA mediadas com cães, com atividades que compreendem TAA e EAA somando-se às ações propostas na escola, como as reuniões com as famílias/responsáveis, os encontros formativos tanto da equipe, quanto dos estudantes. O fato é que, enquanto instituição, a escola descaracteriza a ideia de um "tratamento" fonoaudiológico ou de peculiaridade pela presença do cão, o que facilita a proposição de projetos e ações que tenham como objetivo a qualificação do atendimento educacional e também dos processos de aprendizagem e desenvolvimento dos estudantes, para além dos "dias letivos".

Serão demonstradas nos próximos subtítulos que são inúmeras as possibilidades de ocupar as estruturas do colégio, para ofertar as IAA, mediadas pelo cão. Ao longo dos sete anos de atuação do projeto de pesquisa e extensão "Proposta de atividades mediadas por animais no Colégio de Aplicação, a partir da Cinoterapia", no Colégio de Aplicação da Universidade Federal de Santa Catarina (CA/UFSC), toda a estrutura e recursos/materiais da escola foram explorados, tanto as salas de aula convencionais, os pátios externos e internos do colégio, a sala do Atendimento Educacional Especializado (AEE) e os laboratórios, mas podendo ser adaptadas a qualquer estrutura.

Por meio das mediações, na interação com os cães coterapeutas, a relação dos participantes com esse espaço foi transformada. Desde a redistribuição dos móveis da sala de aula, para a execução das atividades, até a integração de estudantes de diferentes turmas, portanto com especificidades e individualidades distintas. O certo é que os resultados das avaliações pré e pós-desenvolvimento do projeto mostram que esse tipo de atividade é especialmente promissor no ambiente escolar.

Preparar o ambiente para o encontro é parte do planejamento das propostas, e os espaços e recursos passam por adaptações, tornando-se um grande atrativo para os estudantes, já que, em vez de encontrar uma sala de aula com todas as cadeiras alinhadas ao quadro, encontram um espaço diferente, com as mesas dispostas em círculos, cadeiras afastadas e a presença do cão. O que se propõe aqui é a democratização e divulgação do debate acerca da potencialidade da escola e dos benefícios das IAA, em qualquer contexto de "infraestrutura".

Mostra-se relevante não só discutir os resultados das atividades de intervenções assistidas por animais, mediadas pelo cão, para os estudantes do CA/UFSC, mas também apresentar as IAA como uma possibilidade de prática pedagógica transdisciplinar. Isso porque, essa forma de intervenção, além de qualificar o processo de ensino aprendizagem, permite aos participantes condições propícias e mediações que enriquecem os processos individuais de aprendizagem e desenvolvimento, promovendo também a saúde e bem-estar, potencializando o espaço escolar, com profissionais qualificados da área da saúde e educação, como fonoaudiólogas, psicopedagogas e professoras em uma perspectiva de indissociabilidade de saúde e educação.

CRIANDO SENTIDOS COM A CINOTERAPIA – A ESCOLA COMO UM LUGAR PROPÍCIO AO DESENVOLVIMENTO DAS IAA

O projeto de pesquisa e extensão "Proposta de atividades mediadas por animais no Colégio de Aplicação, a partir da Cinoterapia", teve seu início no ano de 2015 e, desde então, segue desenvolvendo com os estudantes (crianças e adolescentes) atividades caracterizadas como IAA. Essas atividades visam minimizar certas dificuldades como alterações de linguagem (fala, leitura e escrita), déficit de aprendizagem, bem como favorecer as funções executivas de atenção e memória, a consciência fonológica e a autoestima. Esse projeto de pesquisa e extensão foi constituído no CA/UFSC a partir do conhecimento dos benefícios das IAA mediadas pelo cão, advindos do trabalho já desenvolvido na Universidade Federal de Santa Maria (UFSM). Durante a trajetória do projeto, em Santa Catarina, cerca de 130 estudantes foram indicados para a proposta pelos seus professores, sendo a maioria deles avaliados pela equipe. Os alunos selecionados participaram de encontros coletivos e semanais, no CA/UFSC.

Os estudantes do CA/UFSC que apresentam alterações na linguagem verbal (fala, leitura e escrita) e déficits de atenção e/ou aprendizagem, atualmente, são o público--alvo das ações oferecidas pelo projeto. Os estudantes participantes são indicados pelos seus professores, esse diálogo inicial é importante tanto no fortalecimento da rede de docentes, quanto para a elaboração dos objetivos para cada estudante a serem trabalhados no grupo.

Para a efetivação da prática, os estudantes são divididos em dois grupos: os estudantes dos Anos Iniciais do Ensino Fundamental (1º a 5º ano) e os estudantes dos Anos Finais do Ensino Fundamental (6º a 9º ano) e Ensino Médio. Os encontros ocorrem com periodicidade quinzenal, alternando semanalmente a participação dos grupos.

O projeto é composto por uma equipe multidisciplinar, que integra adestrador de cães, Fonoaudióloga, Psicopedagoga, Professoras da Educação Especial, Matemática e estudantes da graduação de Fonoaudiologia, Pedagogia e Ciências Sociais e a presença indispensável dos cães terapeutas acompanhados sempre de seus condutores/tutores. As atividades do projeto contaram com a mediação de diversos cães terapeutas, dentre estes, o Argos, de cinco anos da raça American Staffordshire, que, além de trabalhar na detecção de odor específico, participa do projeto há dois anos; Rescue, cão da raça Labrador, treinado para busca e o Teobaldo, da raça pequinês, de sete anos.

A mediação proporcionada pelos cães nas atividades é a propriedade central do projeto, mas cada cão tem suas especificidades e características, tanto da raça, quanto do perfil comportamental. Essas diferenças e semelhanças são visualizadas pela equipe e exploradas no planejamento e desenvolvimento das atividades.

A diversidade de características físicas, comportamentais e temperamentais, descrita por Horowitz,[13] é muito evidente nos cães mediadores. Por trabalhar na detecção, com o Argos é possível propor atividades de busca, como caça ao tesouro, esconde-esconde, e ,pela sua habilidade e treinamento, ao responder comandos é interessante explorar suas habilidades em circuitos.

O Teobaldo, assim como todo cão mediador, apresenta um comportamento muito dócil e é paciente com os carinhos e eventuais apertões. Estimulado, ele realiza as atividades como escolher pessoas, fichas e objetos e, por ser de pequeno porte, pode ficar transitando em cima das mesas e no colo dos estudantes.

Este aspecto coletivo de atendimento possibilita troca entre os pares e diálogo entre os estudantes de turmas diferentes, o que potencializa as mediações interpessoais, que, reconhecidos enquanto parte do coletivo, estabelecem relações mútuas de companheirismo, de ajuda e de acolhimento. Por exemplo, os estudantes mais desinibidos auxiliam os estudantes com mais dificuldades na socialização, os alunos com mais facilidade de memorização lembram os comandos ao cão, de forma a potencializar suas capacidades, à medida que o grupo estabelece essa relação horizontal, de troca de conhecimento, possibilitando que todos participem ativamente das atividades.

Na escola, eles também atuam coletivamente ajudando mutuamente, no entanto, o trabalho com o cão amplia as relações de coletividade e afetividade entre os participantes, como descreveremos a seguir. Além do trabalho coletivo de planejamento, feito pela equipe transdisciplinar, que possibilita a proposição de atividades que contém em si objetivos dentro de diversas áreas, como linguagem, pragmática e matemática, trabalhados de forma conjunta.

OS AMBIENTES DA ESCOLA EXPLORADOS A PARTIR DAS PRÁTICAS DE EAA MEDIADAS PELO CÃO

Os Ambientes da Escola – A Sala de Aula

Um exemplo de atividade desenvolvida em sala de aula com caráter desconstrutivo de uma sala de aula convencional foi a atividade realizada com cão coterapeuta Teobaldo, da raça pequinês. As cadeiras da sala de aula foram dispostas uma de frente para a outra, formando uma grande mesa, onde os participantes se organizaram, sentados ao redor, conforme a Figura 11-1. Uma das características desse cão é ele ser de porte pequeno, e essa característica permitiu que o cão ficasse sob as mesas.

Inicialmente, cada criança sentou-se em sua cadeira, e recebeu petiscos (do cão), para que deixasse em sua respectiva mesa. O cão iria escolher qual petisco comer primeiro, de tal forma que a criança que ficasse sem o petisco iria iniciar a atividade, e assim sucessivamente.

A atividade em questão exigia que os estudantes desenvolvessem uma história oral contendo todos os objetos e animais (que obtiveram nos encontros anteriores), cada um inserindo um trecho. Os alunos mostraram-se empolgados e organizados na atividade, além de apresentarem muita criatividade na sua realização. Essa atividade teve como objetivo principal favorecer a atenção e memória, além de favorecer a linguagem verbal. A sua realização evidenciou como a sala de aula poderia modificar-se com a presença do cão. Não somente as mesas, mas também o contexto de uma atividade de contação de histórias, que também poderia ser feita em uma aula curricular, possivelmente não teria tanto envolvimento emocional e atenção dos estudantes.

Os Ambientes da Escola – o Pátio/Galpão

Nessa proposta, a atividade foi dividida em dois encontros, com o objetivo de favorecer as habilidades de consciência fonológica de palavras com *onset* complexo (encontro consonantal). A sugestão de a atividade acontecer ao ar livre se deu pela característica dessa em exigir expressões corporais no jogo de mímica e destreza corporal na busca com o cão. Contudo, o local da atividade pode ser adequado quanto às possibilidades, podendo ser realizada no pátio externo, no parquinho, quadra ou em um espaço coberto conhecido como galpão.

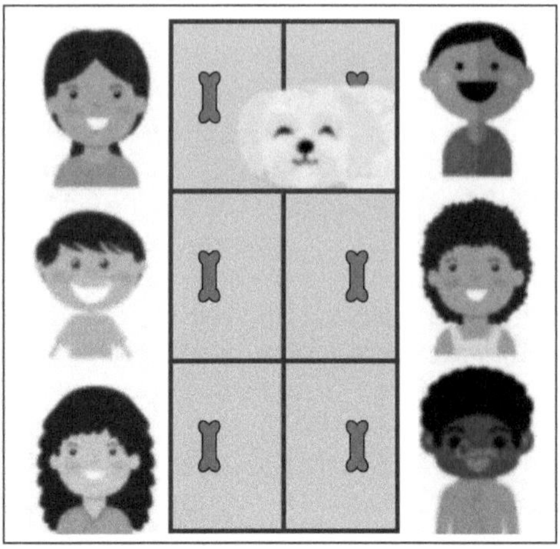

Fig. 11-1. Ilustração da disposição das carteiras e materiais, durante a realização da atividade. (Fonte: Elaborada pelos autores, 2020.)

Para a primeira etapa dessa atividade foram utilizadas fichas com nomes de animais, que foram exploradas coletivamente, sendo identificado cada um dos animais e seus respectivos sons, da seguinte forma: cada um dos estudantes apresentou para os colegas o som desses animais, os demais colegas, a partir da apresentação individual, deveriam trazer palavras que continham aquele som. Todos realizaram a experiência dos pares surdo/sonoro colocando a mão no pescoço para sentir a vibração desses sons. Para instigar a produção do som, especialmente daqueles que representam os *onsets* complexos (br--pr-cr) propusemos duas brincadeiras: fazer o som quando a professora apontava para o estudante, sem parar ("pr" de forma contínua e rápida); e uma produção mais lenta, de forma a pronunciar a estrutura silábica simples CVCV "parapara", acelerando até, gradativamente, chegar à estrutura complexa CCV com "pr".

Na segunda etapa da atividade, o espaço e a destreza corporal foram explorados de forma mais direta, a partir desses exercícios de linguagem. O cão Rescue da raça labrador, que antes apenas acompanhava e mediava as relações interpessoais e coletivas, passou a ser o agente central nesse momento da proposta.

Os estudantes deveriam esconder-se no espaço e chamar a atenção do cão a partir de um som dos animais (por exemplo: grilo "cricri cricri"), o cão deveria encontrá-los, latir algumas vezes e aguardar pelo estudante que deveria jogar o brinquedo para o cão buscar, enquanto outro aluno preparava-se para realizar essa atividade. No momento final da atividade pudemos discutir e pensar nas palavras que continham em si esses sons, como "alecrim". Essas propostas empolgaram bastante os estudantes, que foram muito participativos. Esse aspecto pode ser evidenciado em um trecho do relato feito pela equipe no diário de campo: *"Uma das estudantes, ao final da atividade explicou a diferença dos sons pela vibração; com o exercício "parapara" e com a prática da figuração estava bastante instigada às tentativas de produção dos encontros consonantais, repetindo por diversas vezes os sons, sozinha e em conjunto com os colegas. A professora mostrou como é o movimento da língua para a produção do "r", e ela esforçava-se para tentar produzir o som, a partir do modelo dado, conseguiu muitas vezes produzir, por exemplo, "pl" – "pr" e raras vezes a produção se aproximou de "pr e br"; ditou "bru" para a palavra "bruxa", sendo que na tentativa com a palavra "branca", anteriormente ao exercício com o modelo tinha ditado "ba"."* (Fig. 11-2)

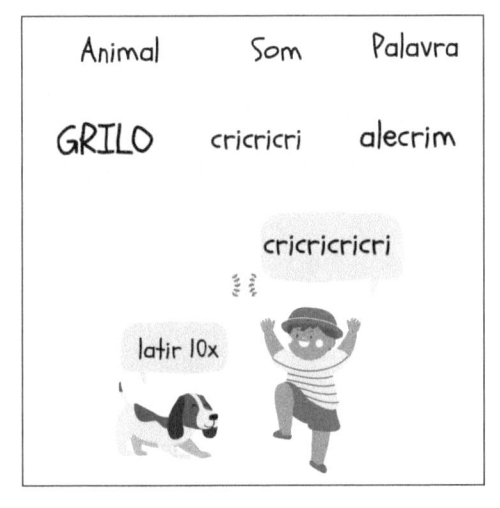

Fig. 11-2. Ilustração das duas etapas da atividade. (Fonte: Elaborada pelos autores, 2020.)

Os Ambientes da Escola – Laboratório de Linguagem

O CA/UFSC é conhecido por sua infraestrutura que conta com diversas salas e laboratórios, a qual a maioria das escolas públicas não possuem. Neste tópico será destacado o Laboratório de Linguagem, mas, além disso, será sugerido outros ambientes comuns das escolas públicas em que podem ser realizadas atividades pedagógicas conforme realizou-se neste laboratório.

Primeiramente, devemos entender como é composto o Laboratório de Linguagem. Ele é uma sala de aula "reformulada" para a perspectiva de desenvolvimento da linguagem. Nela contém mesas compridas, diferente das mesas de salas de aulas convencionais e há um espaço com um tapete e almofadas, no qual é possível se sentar e tornar o lugar mais aconchegante. Possui estantes com livros de literaturas, um quadro branco e um projetor. Entretanto, essa atividade não depende de um espaço específico como este, é possível transformar e repensar os espaços comuns da escola. A ação descrita aqui teve como objetivo trabalhar a criatividade, habilidade de memória, desenvolver troca de ideias, estimular a autoconfiança e linguagem oral através do desenvolvimento das relações pessoais.

A atividade foi realizada com base no jogo "Papo Teen"[14] que possui 100 cartas, que trazem temas para os participantes mostrarem o que pensam sobre a vida, as pessoas, música e sobre outros aspectos importantes, que seriam demonstrados por desenho ou mímica, com objetivo de o próprio grupo acertar e acumular pontos com o tempo cronometrado. O jogo desenvolve a criatividade, estimula a memória, auxilia na troca de ideias, aprimora a autoconfiança e o desenvolvimento da linguagem oral. No início da atividade um dos alunos conduziu o cão até a sala e ficou com o mesmo no colo, demonstrando atitudes de afeto e carinho.

Durante todo o desenvolvimento dessa prática, o estudante manteve o cão apoiado nas suas pernas, soltando-o na hora de fazer a sua tarefa, tanto do cão, quanto do próprio estudante. Para a atividade, espalharam-se as cartas no tapete, onde todos os participantes estavam confortavelmente sentados, colocando uma ração em cima de cada uma das cartas do baralho, as quais o cão era o responsável por escolher. Essa atividade pode ser desenvolvida em outros espaços da escola. São exemplos desses espaços o pátio próximo às árvores e, na própria sala de aula, ou biblioteca. Nos dois últimos casos citados, bastaria afastar as mesas e cadeiras, colocar um tapete e algumas almofadas para se criar um novo ambiente para a atividade, descaracterizando o ambiente formal e comum da sala de aula, conforme a Figura 11-3.

PARA ALÉM DOS ESPAÇOS, O ESTUDANTE COMO SUJEITO CENTRAL NO PROCESSO DE APRENDIZAGEM NAS IAA

As reflexões feitas no capítulo apresentam inicialmente algumas dimensões políticas e seus reflexos educacionais, abrangendo o direito de cidadania, do exercício da criticidade e do respeito à ordem democrática. Portanto, para garantir esses direitos, se faz necessário analisar as práticas educativas e projetos pedagógicos com criticidade e perspectivas que possibilitem falar em direito e cidadania. Devem-se considerar as crianças e adolescentes como sujeitos ativos de direitos, o que envolve a garantia e o direito à aprendizagem e ao seu desenvolvimento de forma integral.

Embasa-se no pressuposto do princípio político presente na diretriz que orienta as ações desde a Educação Infantil.[15] O ambiente educativo deve ser palco de momentos de cooperação e autonomia, que proporcionem aos estudantes a oportunidade de realizar suas escolhas, aprender os conteúdos programáticos e ter o direito de se posicionar e de

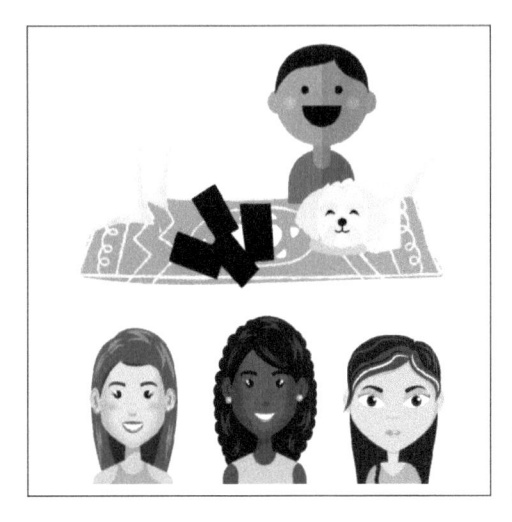

Fig. 11-3. Ilustração do ambiente durante a proposta. (Fonte: Elaborada pelos autores, 2020.)

opinar frente ao coletivo e se assumindo enquanto sujeito ativo e se reconhecendo, singular, em seu coletivo.

A escola tem essa tarefa de ampliar e garantir que nela se possam criar experiências significativas e culturais, que valorizem a criança e o meio onde está inserida. A educação envolve novas experiências, ideias, emoções, informação e conhecimento que possibilitem aos seus sujeitos espaços para que possam se expressar, conversar, interagir e consolidar novas aprendizagens.

Cabe ao docente o trabalho contínuo, de pensar práticas que promovam o desenvolvimento e aprendizagem nas instituições escolares, compreendendo as suas funções sociais e tendo a criança como o sujeito central, que pensa, sente, e é. A Cinoterapia é uma possibilidade real e que traz benefícios significativos aos participantes, e aqui é defendida como uma prática extracurricular que corresponde a essa afirmação dos pressupostos da função social da escola e da tarefa histórica deste lugar.

A apresentação das atividades realizadas de forma transdisciplinar é fruto da diversidade dos componentes da equipe do projeto, o que garante um compartilhamento de conhecimentos de áreas distintas, trocas enriquecidas no planejamento e discussão que possibilitam a qualificação das práticas e produções no projeto. O caminho da transdisciplinaridade nas IAA complementa as especificidades de cada uma das áreas, de educação, de saúde, de bem-estar animal, na prática tornam-se indissociáveis.

REFERÊNCIAS BIBLIOGRÁFICAS

1. Kohlrausch S. Juventudes e ensino médio: competências para quê? [Tese de Doutorado] São Leopoldo, 2014.
2. Costa S. Dois Atlânticos: teoria social, antirracismo, cosmopolitismo. Editora UFMG; 2006.
3. Martins C. O que é política educacional. São Paulo: Brasiliense; 1993.
4. Camargos A. Educação no Brasil: da Colônia ao Início da República. RBEC 2018;17:129-139.
5. Bordalo KB. O trabalho na concepção de Marx. In: X Congresso Nacional de Educação-EDUCERE 2013.
6. Libâneo JC. O dualismo perverso da escola pública brasileira: escola do conhecimento para os ricos, escola do acolhimento social para os pobres. Educação e Pesquisa. 2012;38(1):13-28.

7. Freire P. Professora sim, tia não. Cartas a quem ousa ensinar. 10, ed. Editora Olho D'Água; 1992. p. 27-38.
8. Mello SA. O processo de aquisição da escrita na educação infantil: Contribuições de Vigotski. In: Goulart AL, Mello SA. Linguagens infantis: outras formas de leitura. Campinas: Autores Associados; 2005. p. 23-40.
9. Mendonça SGL. A crise de sentidos e significados na escola: a contribuição do olhar sociológico. Campinas: Cad Cedes. 2011;31(85):341-357.
10. Hamdan AC, Pereira APA. Avaliação neuropsicológica das funções executivas: considerações metodológicas. Psicologia Reflexiva Critica, Porto Alegre. 2009;22(3):386-393.
11. Mota M. Uma introdução ao estudo cognitivo da memória a curto prazo: da teoria dos múltiplos armazenadores a memória de trabalho. Estudos de psicologia Campinas. 2000;17(3):15-21. [Acesso em 29 Jun 2020]. Disponível em: <http://www.scielo.br/scielo.php?script=sci_arttext&pid=S0103-166X2000000300002&lng=en&nrm=iso>.
12. Potgurski DS, Sarzi LZ, Camargo RG. Cinoterapia: Práticas Transdisciplinares para a Qualificação do Atendimento em Educação Especial. In: Colóquio Internacional de Educação Especial e Inclusão Escolar, 2019, Florianópolis. Anais eletrônicos. Campinas, Galoá, 2019. [Acesso em 29 Jun/2020]. Disponível em: <https://proceedings.science/cintedes-2019/papers/cinoterapia--praticas-transdisciplinares-para-a-qualificacao-do-atendimento-em-educacao-especial>.
13. Horowitz A. A cabeça do cachorro. Editora Best Seller; 2010.
14. Tadeu P. Papo Teen. Editora Matrix; 2010.
15. Brasil. Ministério da Educação. Secretaria de Educação Básica. Diretrizes curriculares nacionais para a educação infantil / Secretaria de Educação Básica. – Brasília: MEC, SEB; 2010.

DEPOIMENTOS DOS CONDUTORES DOS CÃES

DEPOIMENTO DO CONDUTOR ANDERSON ROBERTO SOARES PORTO

No final de 2015, recebemos o convite para participar do projeto de Cinoterapia no Colégio de Aplicação da Universidade Federal de Santa Catarina (UFSC). Néscio na condução, incipiente na atividade de educação infantil e leigo em terapias em geral, a oportunidade mostrou-se como um desafio em nossa vida. Nesta época, eu era um Cabo Bombeiro Militar, lotado no Grupamento de Busca e Salvamento, o quartel do GBS, em Florianópolis. O cão GEBA do GBS, um típico labrador *retriever*, de pelagem preta, patas grandes, rabo roliço e peitoral arqueado, com o comportamento agitado, porém, dócil e afetuoso, estava em fase de preparação inicial na função de um cão de trabalho, na atividade de faro, na função de buscas de pessoas perdidas. Eu até ostentava um certo ar de autoridade na atividade de busca terrestre. De outro lado, no entanto, no papel de guia, essa era minha primeira experiência com cães. Sim, a primeira de todas, pois foi meu primeiro *pet*.

Sempre busquei apoiar minha experiência prática com os conhecimentos teóricos. Desta vez não foi diferente. E uma das primeiras lições importantes, observada em um dos livros do famoso adestrador mexicano, César Milan, foi que a mistura entre crianças e labradores pode ser tanto saudável, quanto explosiva. Ambos possuem aquela vontade infinita de brincar, sempre correndo, querem estar juntos, observar o que não conhecem, explorar tudo que for possível e, acima de tudo, possuem uma disposição para levar a felicidade para qualquer um que queira recebê-la. O excesso de energia exige cautela no manejo dessa mistura.

Nossa primeira missão prática no âmbito da Cinoterapia foi o encontro inicial com os pais de um grupo de crianças selecionadas para participarem do projeto. Era necessário explicar que se tratava de um cão de treino, de uma raça mundialmente reconhecida pela afetuosidade na relação com os humanos. Talvez por envolver uma questão básica de ter segurança nas atividades, talvez por estar na fase de conquista da confiança dos pais, foi quando uma das crianças nos perguntou, no encontro inicial entre colaboradores do projeto sobre a questão da mordida, respondemos com a sinceridade infantil que sim. "Sim, labrador morde!"

De antemão sabíamos que uma simples explicação do tipo "labrador não morde" podia gerar mais confusão do que levar luz para o entendimento, afinal, para que servem os dentes, então? Foi assim que me meti na maior das enrascadas durante o projeto de Cinoterapia. Lembro bem dos olhos arregalados de alguns, do rubor em minha face, do clima quase de tensão que tomou a sala. Nenhum pai vai autorizar a participação de sua criança numa atividade que envolve risco de mordida, passou rapidamente na minha mente, pronto, começamos mal. Só que a atmosfera de pureza, o interesse genuíno, o brilho nos olhos das crianças que sentadas nos colos de seus pais escondiam uma euforia por conhecer e participar de uma atividade escolar com cachorros foi bem mais forte do que o medo. E quando explicamos que a mordida é parte do ser, que é necessário para roer um osso, coçar e arrancar pulgas e mesmo provar para outros labradores quem é o macho alfa, tive a nítida impressão de que realmente poderia contribuir na educação daquelas crianças.

Serei eternamente grato pela oportunidade. Não apenas pela atividade em si, mas da forma como ocorreu. Tive total liberdade de propor e preparar os encontros, adaptar minhas necessidades profissionais ao projeto. Além disso, algo que me marcou foi o desafio de ter poucas ou nenhuma referência, nenhum exemplo próximo para nos espelhar ou apenas evitar os equívocos já cometidos por outros que trilharam o mesmo caminho antes. Nossos condicionantes eram os ingredientes da educação, um filhote de labrador em fase de treinamento e cativar o interesse das crianças durante uma hora, a cada duas semanas, durante alguns meses do ano letivo de 2016.

As professoras, Renata e Luana, nos orientavam e ofereciam a direção indicada para que as atividades fossem exitosas. A equipe ainda contava com o cão RESCUE e o condutor Soldado Noé. Decidíamos em conjunto como seriam as atividades. Temas e propostas fluíam naturalmente como uma chuva de ideias. Os encontros iniciais possuíam temas obrigatórios e ao mesmo tempo interessantes, como, por exemplo, como o cruzamento de uma fêmea marrom com um macho branco gerou sete cães pretos. Outro tema fascinante, até mesmo para os adultos, é entender como os cães de faro são capazes de encontrar as pessoas perdidas no meio das florestas. Formas de realizar a interação criança-cães não faltavam.

Aproveitamos para explicar, em um dos primeiros encontros, sobre os cuidados básicos de saúde e higiene com os animais de estimação. Uma das tarefas diárias era sempre deixar o ambiente com um pote de água por perto. Mostramos a caderneta com diversos registros de vacinação veterinária. Em um dos encontros apresentei a radiografia da região posterior, com foco na região coxofemoral. O raio-X oferecia a oportunidade de falar sobre muita coisa legal, desde a questão se o rabo tem osso ou não, até sobre a prevenção contra a displasia (disfunção na articulação, comum entre labradores).

Minha estratégia para proporcionar uma atividade sob controle era a seguinte. Antes de levar o GEBA para a Cinoterapia eu gastava todo seu excesso de energia. Íamos à praia, corríamos pela areia, jogava uma bolinha diversas vezes na água e ele se realizava nadando para buscar uma "presa" e me trazer de volta. Outra tática comum a todo adestramento é o petisco. Foi muito edificante ensinar para as crianças a somente dar o petisco quando o GEBA comportava-se de acordo com o esperado ou quando respondia aos comandos básicos "senta", "deita", "toca aí". A melhor parte, sem dúvida, foi quando conseguíamos aliar a atividade de busca com a Cinoterapia.

Tivemos a oportunidade de demonstrar as técnicas de treinamento do faro, realizando a simulação dos treinos. A figuração consistia basicamente em uma vítima estimular sonora e visualmente o GEBA, que ainda preso, ficava sedento por encontrar a vítima. O figurante corria e se escondia. Ao comando de "busca", soltávamos o GEBA, ele corria quase desesperadamente para encontrar o figurante. Nem sempre as coisas aconteceram como esperávamos do ponto de vista do treino, mas recordo com muita satisfação da empolgação de todos, das professoras e das crianças que davam pulinhos e gritos de euforia, minha animação e a do GEBA que sempre estava disposto a repetir toda a brincadeira. Aqueles momentos representaram muito mais do que treinos, terapias, foram momentos de uma intensa vivência para todos nós.

O emprego de cães de busca na cidade de Florianópolis não teve continuidade por diversos fatores. GEBA nunca falhou onde foi empregado, desenvolveu uma obediência acima da média para a raça dos labradores, seu faro nunca deixou uma vítima nos treinos por ser encontrada. Contudo, sabemos que o binômio Cabo Porto e cão GEBA deixou boas lembranças. Como prova de que nossa participação foi um sucesso, recordo do dia em que, após o encontro quinzenal, após os pais terem buscado seus filhos, conversávamos com as professoras. Eu citava sobre um dos participantes, que ele era um dos mais novos da turma, e muito educado, ele levantava a mão e fazia perguntas sobre a atividade do dia. Depois que comentei sobre essa criança, as professoras falaram que ele era uma das maiores preocupações delas, que era muito calado e não participava das aulas ordinárias.

Ter participado do projeto de Cinoterapia, ter sido pioneiro na atividade no Colégio de Aplicação da UFSC e, acima de tudo, ter sido parte da educação de algumas crianças e proporcionado momentos de marcante alegria deixou uma sensação de realização pessoal. Saber que o projeto ainda existe e que outros tutores levaram seus peludos às crianças para que elas não apenas melhorarem o processo de aprendizagem, mas poderem experimentar um pouco de tudo que os cães podem nos oferecer é a maior gratificação que tenho da fase em que fui cinotécnico*. Quem acredita no potencial destes bichos sabe que só faltam falar. Por isso, inventei um dos comandos de obediência com a frase "qual é o teu nome". Quando alguém perguntava para mim qual era o nome do cachorro eu astutamente respondia: pergunta para ele. Desconfiados, incrédulos, curiosos, quando a frase era dita, ele latia alto "au, au", então eu traduzia e dizia GEBA. Hoje se pudesse traduzir seu latido sobre a cinoterapia com certeza seria algo como "saudade" e "missão cumprida".

DEPOIMENTO DO CONDUTOR NOÉ MEDEIROS BATISTA

Formei-me Cinotécnico pelo Corpo de Bombeiros Militar de Santa Catarina, no ano de 2014. Nessa época, eu conduzia a Labradora CHOCOLATE. Em 2015, ela teve 7 filhotes com o FRED, eram 5 machos e 2 fêmeas, foi quando nasceu o RESCUE e o GEBA (conduzido pelo Sargento BM Porto). Nós fizemos uma seleção entre toda ninhada para tirar os dois melhores cães de busca. E logo depois, fomos convidados pelas Professoras Renata e Luana para participarmos do projeto de Cinoterapia com os(as) estudantes do Colégio de Aplicação. Desde o começo foi sempre uma experiência muito gratificante e de muito aprendizado, pois no início não sabíamos como poderíamos ajudar/contribuir com o projeto, mas tínhamos confiança nas professoras, e com a orientação delas fomos desenvolvendo juntos as atividades que nossos cães poderiam desempenhar em prol dos objetivos do projeto. Para os cães era uma experiência ótima, pois eles podiam treinar e brincar ao mesmo tempo, além de desenvolver as habilidades de busca, de faro (através da técnica do venteio) e de socialização nas atividades com os estudantes.

Dentre as atividades que meus cães realizavam eu percebi que a figuração era a que proporcionava maior desenvolvimento para os(as) estudantes, pois elas tinham que se soltar, criando e fazendo sons que imitavam animais, desta maneira, estimulavam diversas

---

*. Cinotécnico Bombeiro Militar: Bombeiro Militar capacitado para trabalhar de forma técnica, após curso de formação, como tutor de um cão de busca, formando um binômio bombeiro-cão, com conhecimentos básicos sobre faro canino, primeiros socorros de animais, manutenção e saúde canina, busca de restos mortais, figuração entre outros tópicos.

formas de expressão e também percebi que influenciava na autoestima de alguns(mas) estudantes que eram mais tímidos(as). Mas a atividade que os(as) estudantes mais gostavam com certeza era a de busca, gostavam de dar o pagamento (brinquedo) para o cão quando ele os(as) encontrava, nesta atividade os(as) estudantes se escondiam sem o cão ver e ele os(as) achava, depois tinham que contar dez latidos dele para poder dar o pagamento, era sempre uma euforia para brincar com o cão.

A interação com os(as) estudantes sempre foi muito tranquila, creio que porque eram estudantes de turmas diferentes e também por se tratar de uma atividade prazerosa para eles(as). Não me lembro de situação negativa, muito pelo contrário, lembro bem que as professoras respeitavam o tempo de cada estudante e isso com certeza contribuiu para que eles(as) tivessem vontade de voltar nos próximos dias. E nós, sempre fomos muito bem tratados, os(as) estudantes recebiam a gente já no pátio com muita alegria e entusiasmo, era muito gratificante.

Os benefícios que a Cinoterapia trouxe para os cães foram inúmeros, às vezes eles ficavam com muita energia acumulada e quando vinham para o colégio era o momento de gastar toda aquela energia acumulada durante o dia, lembro bem que tinha dias em que o RESCUE chegava em casa e só tomava água e ía direto para o canil descansar. E para os(as) estudantes os benefícios não poderiam ser melhores, como já citei anteriormente. Percebi uma melhora na autoestima, na comunicação, no desenvolvimento cognitivo, nas formas de expressão, na socialização e até mesmo na ansiedade.

O Colégio de Aplicação é um espaço privilegiado para ações mediadas por cães, pois disponibiliza de uma área muito grande, com muita variação de flora, dá para trabalhar desde áreas com campo aberto, arbustos, árvores, até áreas "urbanas" onde o cão pode lidar com obstáculos diversos, como: escadas, muros, portas etc.

Para mim foi difícil quando não pude mais participar do projeto, pois eu moro muito longe em um apartamento, e meus cães ficam na casa dos meus pais com um terreno bem grande, então em todos os encontros eu tinha que ir até a casa dos meus pais, pegar o cão, forrar o carro com lençóis, levar para o Colégio, depois deixava o cão na casa dos meus pais, tirava os lençóis, e voltava para minha residência. Só no deslocamento eu percorria 30 km para ir e 30 km para voltar, dava em torno de 90 minutos no total, ida e volta, sem trânsito. E com o passar do tempo eu fui me envolvendo com outros projetos e interesses pessoais, dentro e fora da minha profissão/carreira, e foi quando percebi que não conseguiria mais dar conta de tudo.

Sinto saudades de participar do projeto de Cinoterapia, eu gostei tanto, que o usei no meu estágio em séries iniciais do Curso de Pedagogia da UFSC, e todas as minhas professoras elogiaram muito, mas dei os créditos para as professoras Renata e Luana, que conduziram as aulas e conectaram as atividades que os cães poderiam proporcionar com os objetivos do Projeto de Cinoterapia do Colégio de Aplicação. Sou muito grato por ter participado da história desse projeto tão importante no desenvolvimento dos(as) estudantes, e desejo que esse projeto de pesquisa e extensão continue a incorporar as atividades extracurriculares do Colégio de Aplicação para sempre, melhorando/aprimorando cada vez mais e contribuindo para o desenvolvimento dos estudantes.

DEPOIMENTO DO CONDUTOR JÚLIO CÉSAR SALDANHA GONÇALVES

Um dia, certamente não por acaso, conheci um colega cinotécnico do Corpo de Bombeiros Militar, que realizou uma visita ao Canil Central da Polícia Civil/SC, onde trabalho. Na oportunidade ele me relatou, visivelmente entusiasmado, que fazia parte de um projeto de extensão do Colégio de Aplicação da UFSC – *a Cinoterapia, com crianças e adolescentes matriculados naquela Instituição*, da qual participava com seu cão.

De pronto vislumbrei a possibilidade de atuar como voluntário e, depois de algum tempo, fui apresentado às professoras que coordenavam as atividades pedagógicas. Na data combinada para a "estreia" compareci no Colégio de Aplicação, ansioso, juntamente com meu parceiro Johnny, um cão da raça Labrador Retriever e demos início a uma prazerosa experiência na Cinoterapia.

No primeiro dia eu e Johnny chegamos bem no horário do encerramento das aulas do período vespertino. O resultado não poderia ser outro: dezenas de crianças cercaram Johnny, em meio a um grande alvoroço e alegria, típicos da infância.

Johnny ficou um pouco assustado, pois nunca tinha sido cercado por tanta gente! Se eu soltasse a guia talvez o grandão, com seus 28 kg, teria corrido. Entretanto, logo acabou cedendo aos vários abraços e foi relaxando em meio à criançada. Depois de alguns minutos entramos na sala de aula e fomos apresentados aos alunos do projeto.

A experiência foi fantástica. Aos poucos fui compreendendo o papel de mediador Johnny, uma vez que a presença do cão em sala de aula proporcionava singular "leveza" às atividades pedagógicas programadas e desenvolvidas em cada encontro.

Pude perceber que as brincadeiras em sala, a caça ao tesouro no jardim e as demais atividades mediadas por Johnny permitiam que as professoras estimulassem, com maior facilidade, o desenvolvimento das linguagens oral e escrita, da memória e da atenção das crianças. Mas não só essas competências eram estimuladas, pois valores, como tolerância, respeito às diferenças, paciência, saber ouvir e tantos outros, foram constantemente trabalhados pelas professoras, com o auxílio da ludicidade proporcionada pelo cão.

Agradeço imensamente pela oportunidade de ter participado do projeto e tenho absoluta certeza de que o Johnny foi muito feliz em meio às crianças. Aliás, para o Johnny a felicidade é de fácil alcance: basta uma bolinha de tênis e alguns abraços.

DEPOIMENTO DO CONDUTOR ODILON OLIVEIRA CUNHA

Meu nome é Odilon Oliveira Cunha, tenho trinta e nove anos, sou adestrador há vinte anos. Trabalho com Cães de busca e resgate, guarda e proteção, detecção e cão assistente.

Sou tutor do cão Argos de seis anos da raça American Staffordshire, Argos é treinado e usado na detecção de odor específico e há dois anos fazemos parte do projeto de Cinoterapia na UFSC como cão assistente e/ou cão terapeuta.

Adotei o Argos quando ele tinha sessenta e cinco dias e desde filhote observei que, além de um excelente comportamento, ele tinha uma ótima disposição com os brinquedos, por isso investi no treinamento de detecção. No decorrer dos treinamentos observei que Argos tinha um ótimo temperamento e excelente foco em qualquer atividade que fosse feita com ele, por isso eu tive vontade e curiosidade de prepará-lo também para participar com ele em projetos sociais como cão assistente e/ou cão terapeuta.

Argos se destacou muito tanto na parte de detecção, quanto por ter um temperamento tranquilo, resolvi participar de algumas certificações feitas pelo Conselho Brasileiro do Cão Funcional (CBCF) que faz parte da Confederação Brasileira de Cinofilia (CBKC). Hoje o Argos por ser de uma raça que não é usada como cão farejador e cão assistente, ele é o único cão no Brasil certificado como cão de detecção e cão assistente.

Desde então fazer parte do projeto da Cinoterapia na UFSC tem sido uma experiência incrível principalmente por ver a evolução dos alunos na aprendizagem, no aperfeiçoamento da fala, na escrita, na leitura, na memória e na qualificação da autoestima e tudo isso com a ajuda do cão como principal mediador. No início fiquei um pouco preocupado com a aceitação do meu cão Argos já que infelizmente até hoje existe um preconceito com a raça American Staffordshire, mas fui surpreendido com tanto carinho com ele já no primeiro instante que chegamos.

Alguns alunos tinham um pouco de insegurança no começo. Porém, no decorrer das aulas e das atividades feitas eles foram cada vez mais pegando confiança e interagindo com o cão, até mesmo conduzindo ele nas atividades e dando comandos a ele.

Era incrível ver que a cada aula que era feita tinha uma mudança significativa no aprendizado, no comportamento e também no foco nas aulas e nas atividades criadas pelas professoras. Onde uma das atividades era a "forca" em que os alunos falavam letras para formar palavras e quem confirmava se tinha ou não a letra era o Cão Argos, latindo se tivesse a letra e ficando em silêncio se não tivesse a letra, a reação dos alunos era a melhor, outra atividade também como a Caça ao Tesouro, nessa os alunos conduziam o cão Argos com a técnica de faro para descobrir onde estava o tesouro que poderia ter palavras para formar frases ou brinquedos em forma de animais para eles emitirem o som de cada referido animal encontrado pelo cão.

Mais uma das atividades que me chamava a atenção era uma que montávamos uma pista em que os alunos tinham que ver os comandos em português nos cones no começo de cada tarefa e lembrar e dar os comandos em alemão para o Argos. Nessa atividade era nítido ver a evolução na condução (coordenação motora) e na memória já que tinham que lembrar de cada comando que o cão obedecia somente em alemão, como o comando Junto (*FUSS*), Senta (*SITZ*), Deita (*PLATZ*), Aqui (*HIER*), Pula (*HOPP*), Pega (*PACKEN*), Larga (*AUS*). Nessa atividade quase perdi meu posto para um aluno o João (risos), ele se destacou tanto que ele ensinava os outros colegas a como conduzir e interagir com o cão.

A terapia assistida por cães é um valioso instrumento que também ajuda no tratamento de doenças, no suporte de pessoas acamadas e hospitalizadas, indivíduos com doenças psiquiátricas, idosos e crianças com necessidades específicas, incluindo com deficiência física ou intelectuais. Fico muito feliz e honrado em poder participar e ajudar nesse projeto incrível em que mobilizamos o cão como principal mediador das atividades, a terapia assistida por cães.

SESSÃO DE FOTOS

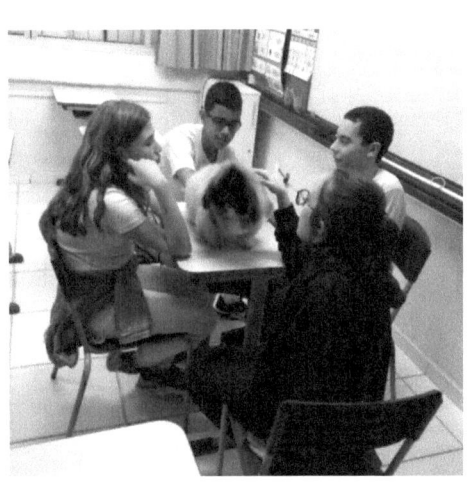

Fig. 1. Estudantes dos Anos Finais na sala de aula realizando uma atividade com o cão Teo. (Fonte: acervo do projeto, 2019.)

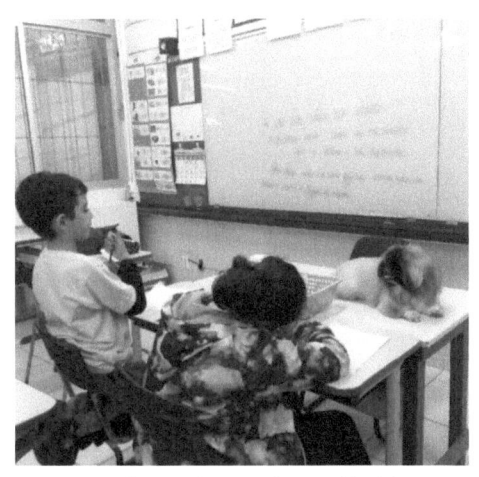

Fig. 2. Em sala de aula. Criando uma história com a ajuda do cão Teo. (Fonte: acervo do projeto, 2019.)

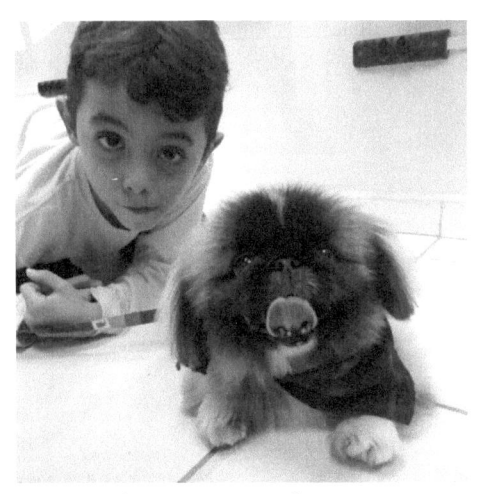

Fig. 3. Estudante participante do projeto na UFSC posando para a foto com seu amigo Teo. (Fonte: acervo do projeto, 2019.)

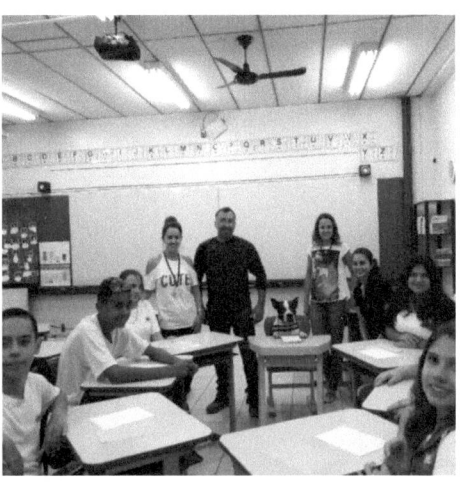

Fig. 4. O cão Argos e sua turma realizando uma atividade de perguntas e respostas. (Fonte: acervo do projeto, 2019.)

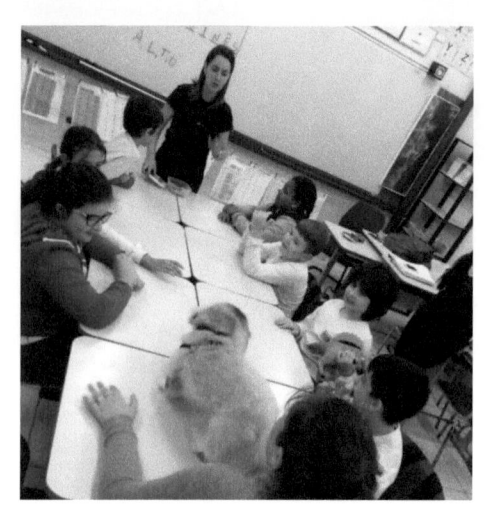

Fig. 5. Criando uma história coletiva. O cão Teo escolhendo qual estudante daria continuidade à história. (Fonte: acervo do projeto, 2019.)

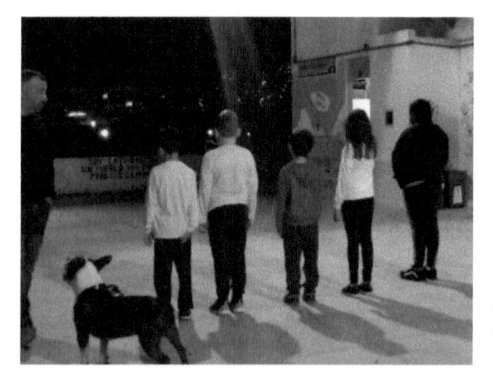

Fig. 6. Atividade realizada na área externa do Colégio de Aplicação/UFSC. Estudantes aguardando esconder um "tesouro" para procurar com a ajuda do cão Argos. (Fonte: acervo do projeto, 2019.)

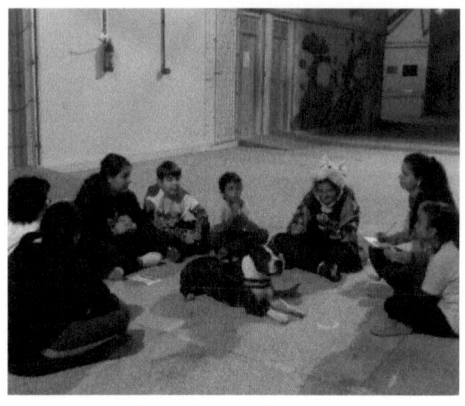

Fig. 7. Atividade mediada pelo cão Argos para trabalhar com rimas. (Fonte: acervo do projeto, 2019.)

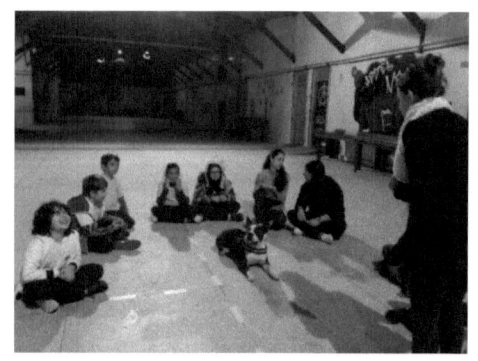

Fig. 8. Estudantes dos Anos Iniciais atentos à explicação da professora. (Fonte: acervo do projeto, 2019.)

SESSÃO DE FOTOS **137**

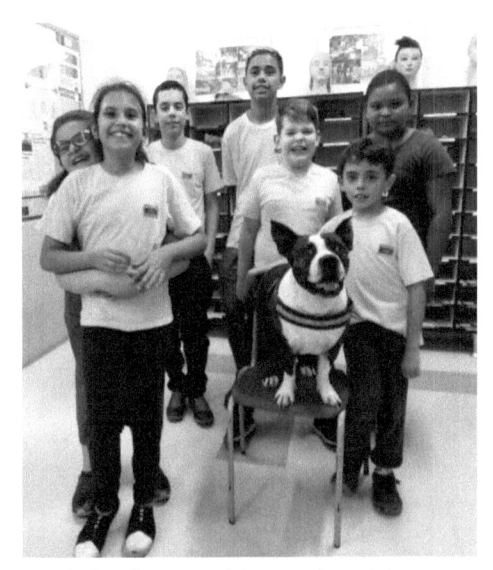

Fig. 9. Estudantes participantes do projeto na confraternização de final de ano. (Fonte: acervo do projeto, 2019.)

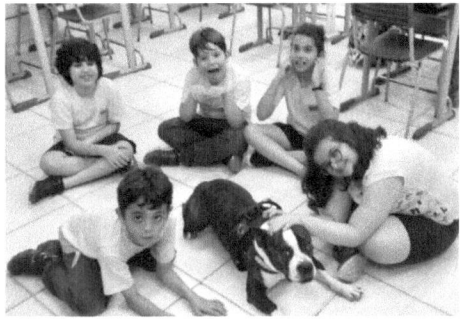

Fig. 10. Em sala de aula. Posando para a foto com o amigo Argos após uma atividade sobre sílabas. (Fonte: acervo do projeto, 2019.)

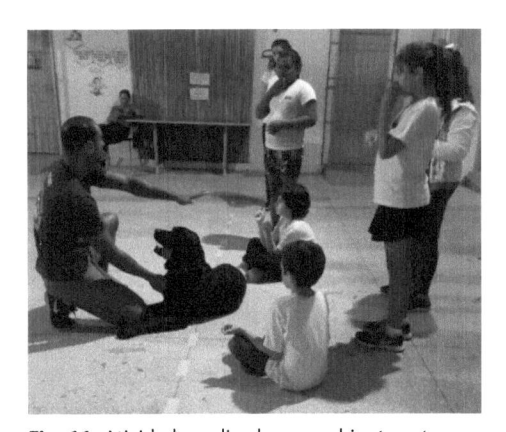

Fig. 11. Atividade realizada em ambiente externo no Colégio de Aplicação. Atentos ouvindo as orientações do condutor do cão. (Fonte: acervo do projeto, 2019.)

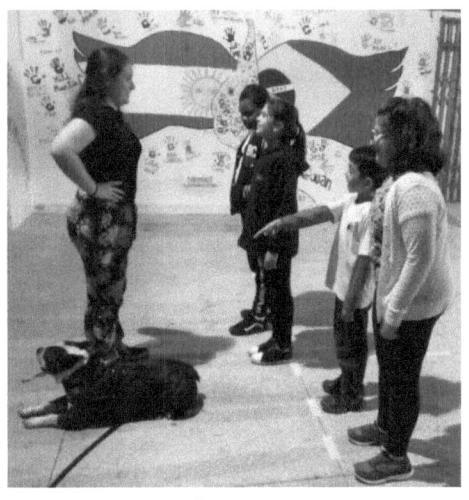

Fig. 12. Estudantes observam atentamente as instruções para a atividade com o cão Argos. (Fonte: acervo do projeto, 2019.)

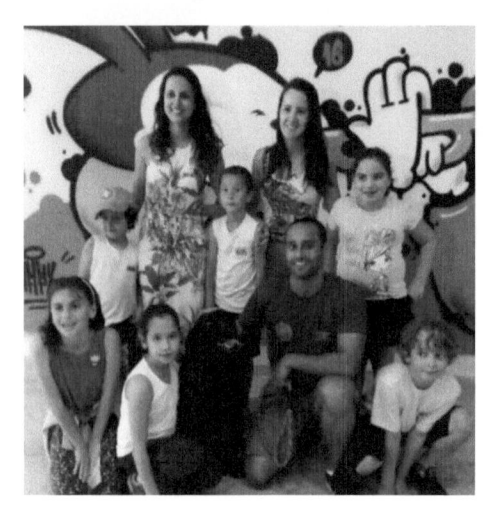

Fig. 13. Grupo de estudantes participantes do projeto na confraternização de final de ano. (Fonte: acervo do projeto, 2016.)

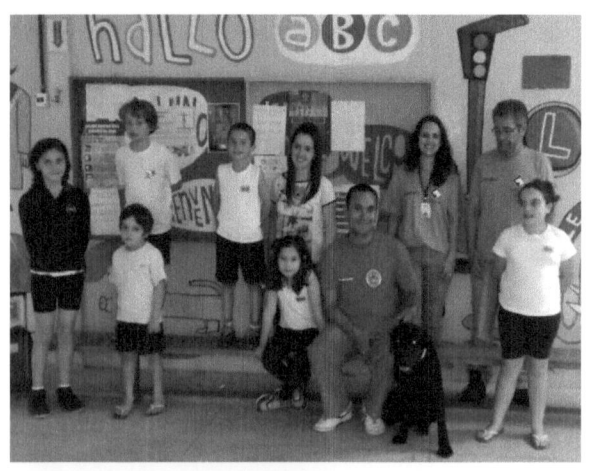

Fig. 14. Registro da visita especial do professor Dartanhan ao projeto. Um dia de atividades com muita diversão e aprendizagens. (Fonte: acervo do projeto, 2015.)

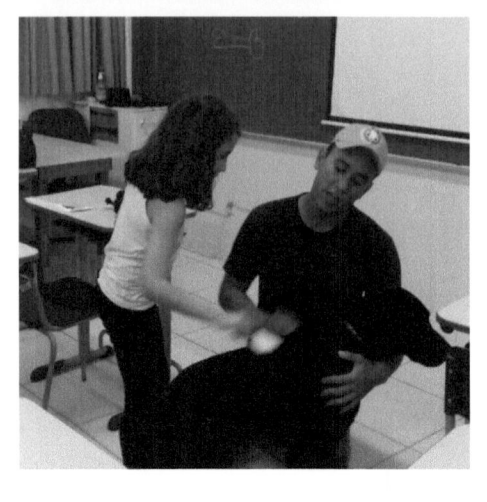

Fig. 15. Aprendendo um pouco mais sobre a saúde do animal com o cão Geba. (Fonte: acervo do projeto, 2015.)

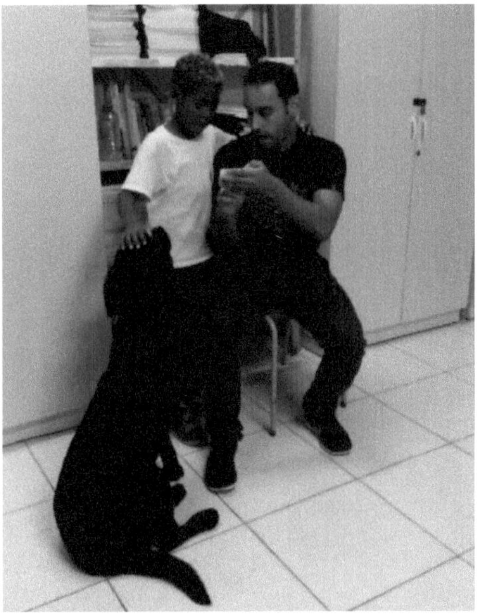

SESSÃO DE FOTOS 139

Fig. 16. Lendo com a ajuda do amigo Noé e do cão Rescue. (Fonte: acervo do projeto, 2015.)

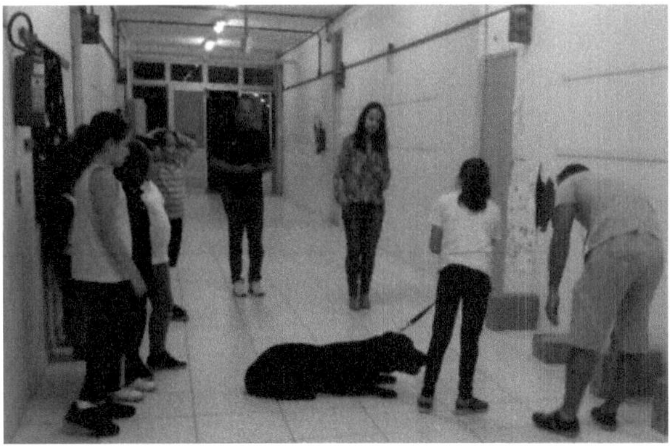

Fig. 17. Atividade de caça ao tesouro com o cão Jhonny. No corredor da escola, encontrando a caixa com os objetos. (Fonte: acervo do projeto, 2018.)

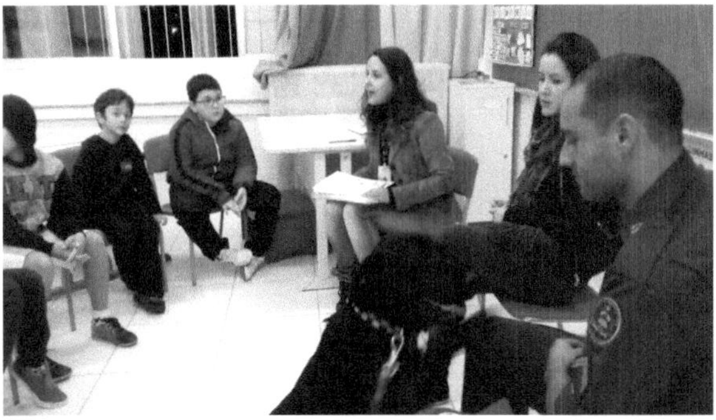

Fig. 18. Atividade em sala de aula, para conhecer a "família canina" do cão Rescue. (Fonte: acervo do projeto, 2017.)

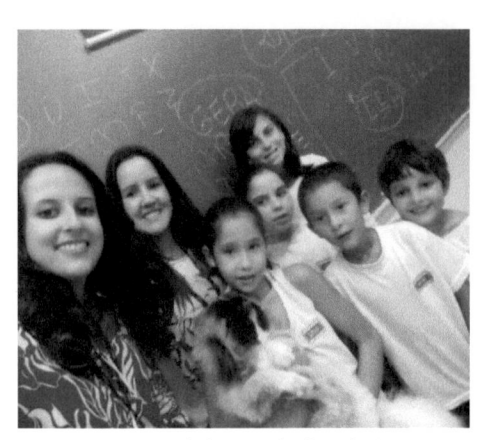

Fig. 19. Após atividade em sala de aula. (Fonte: acervo do projeto, 2016.)

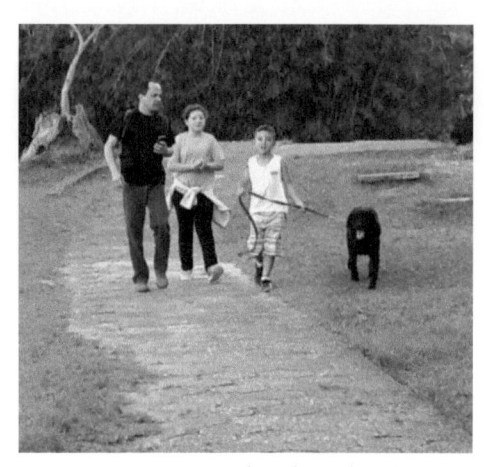

Fig. 20. Na área externa do Colégio de Aplicação/UFSC. Estudantes aprendendo a conduzir o cão Jhonny. (Fonte: acervo do projeto, 2017.)

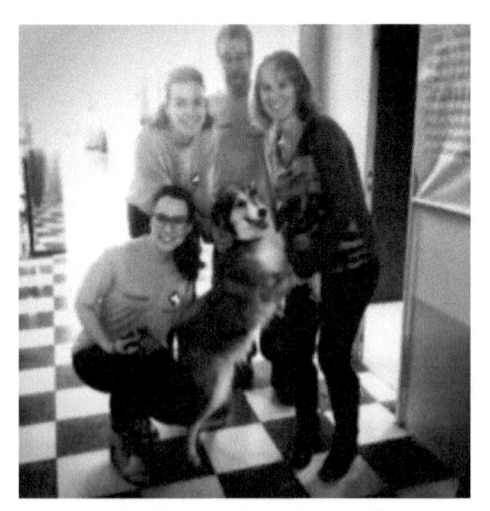

Fig. 21. Parte da equipe do projeto na clínica-escola da UFSM. Com participação da Foxy Lady no estágio supervisionado em Linguagens Oral e Escrita. (Fonte: Acervo do projeto, 2015.)

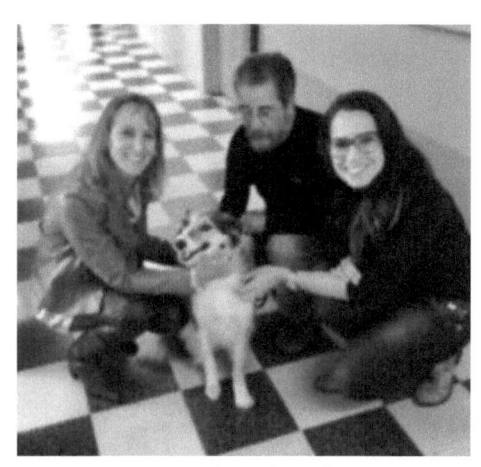

Fig. 22. Participação da Border Collie Foxy Lady. (Fonte: Acervo do projeto, 2015.)

SESSÃO DE FOTOS 141

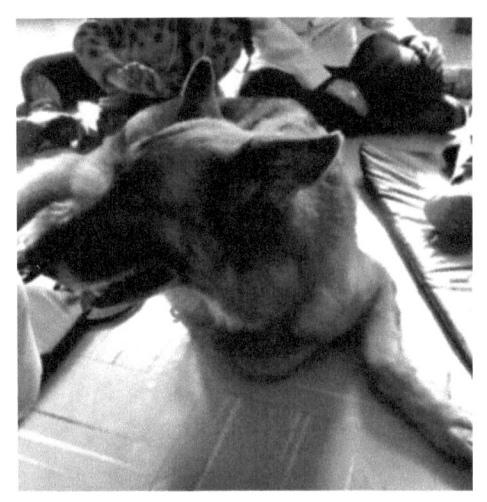

Fig. 23. Cilla da Pedra presente no atendimento em grupo de crianças no estágio supervisionado em Linguagens Oral e Escrita. (Fonte: Acervo do projeto, 2014.)

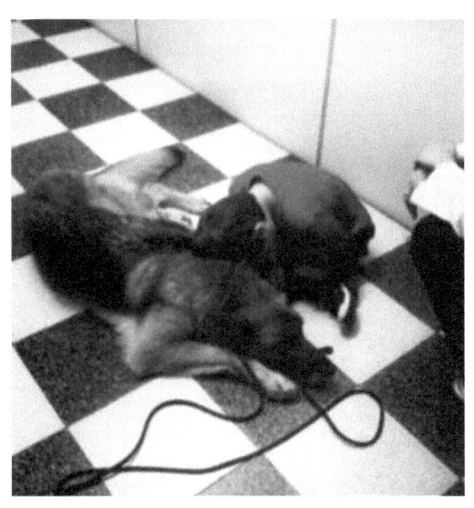

Fig. 24. Minutos antes o paciente estava em uma crise de agitação e agressividade e acalmou-se com a presença da cadela Cilla da Pedra. (Fonte: Acervo do projeto. Estágio de Linguagem na clínica-escola da UFSM, 2013.)

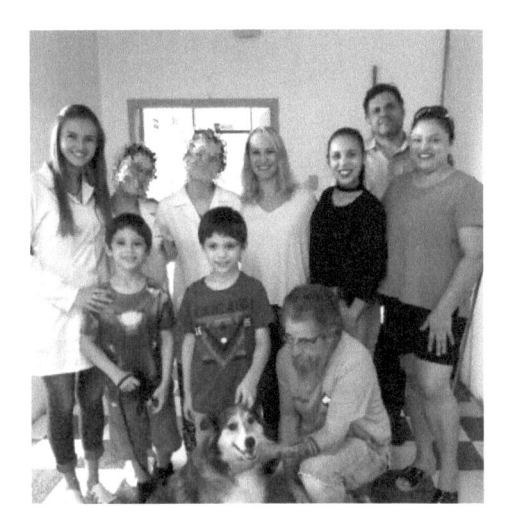

Fig. 25. Finalização da Terapia Fonoaudiológica associada à TAA mediada pelo cão, na UFSM. Na foto estão os pacientes e seus familiares, Foxy com seu condutor Dartanhan, a terapeuta, a orientadora e demais participantes acadêmicas. (Fonte: acervo do projeto, 2018.)

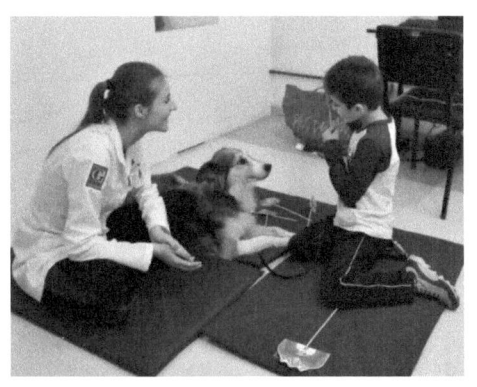

Fig. 26. Paciente contando uma história para Foxy na terapia fonoaudiológica na UFSM. (Fonte: acervo do projeto, 2018.)

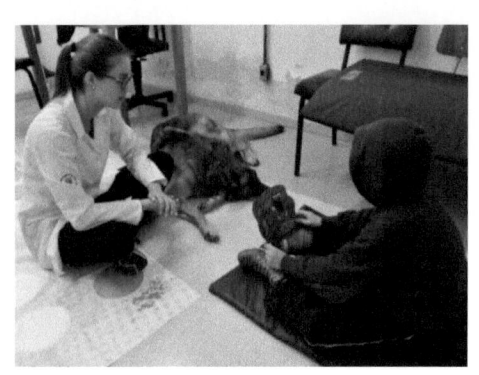

Fig. 27. Paciente retraído, se escondendo com o capuz e murmurando, com receio de contar a história para Cilla em voz alta e falar errado. Cilla percebeu e depois se aproximou e latiu suavemente para o paciente, que tirou o capuz e contou a história em voz alta com ajuda da terapeuta. (Fonte: acervo do projeto, 2018.)

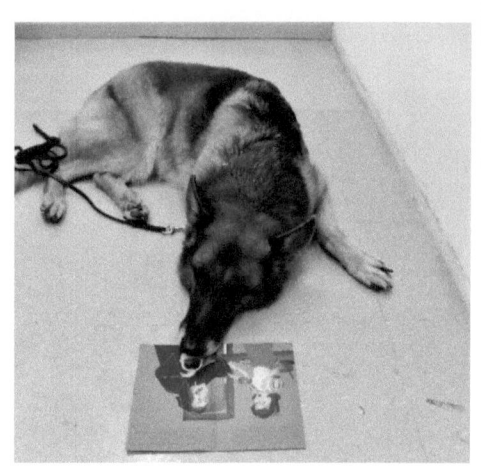

Fig. 28. Cadela Cilla da Pedra participando de contação de história na terapia fonoaudiológica. (Fonte: Acervo pessoal Prof. Dartanhan Baldez Figueiredo, 2016.)

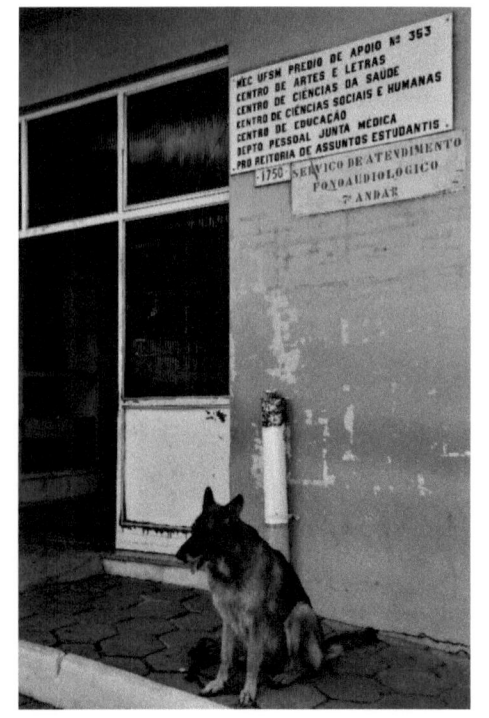

Fig. 29. Cadela Cilla da Pedra momentos antes de participar da terapia no Serviço de Atendimento Fonoaudiológico. (Fonte: Acervo pessoal Prof. Dartanhan Baldez Figueiredo.)

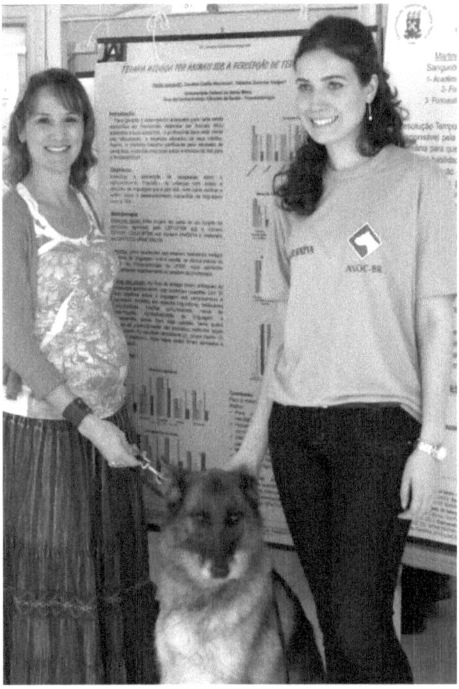

SESSÃO DE FOTOS   **143**

Fig. 30. Cadela Cilla da Pedra acompanha pesquisadora na apresentação de trabalho em evento científico. (Fonte: Acervo pessoal Dartanhan Baldez Figueiredo, 2015.)

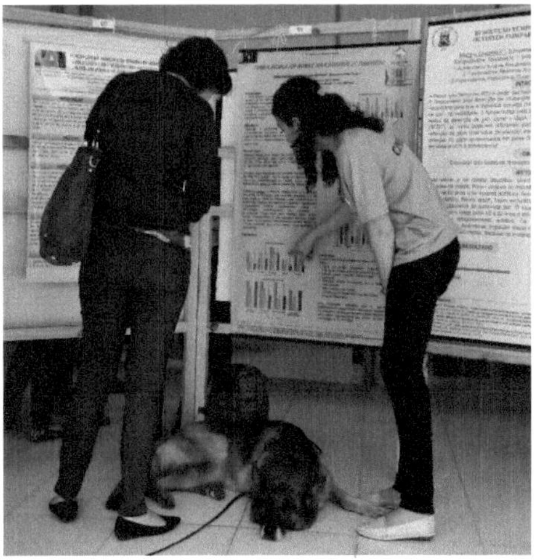

Fig. 31. Cadela Cilla da Pedra acompanha pesquisadora na apresentação de trabalho em evento científico. (Fonte: Acervo pessoal Dartanhan Baldez Figueiredo, 2015.)

ÍNDICE REMISSIVO

Entradas acompanhadas por um *f* ou um *t* em itálico indicam figuras e tabelas, respectivamente.

A

AAA (Atividade Assistida por Animais), 11, 17, 41
   avaliação, 100
      por meio do olhar dos estudantes, 100
         organização, 102*t*
      mediada pelo cão, 111
         no ambiente hospitalar, 111
AEE (Atendimento Educacional Especializado)
   cão no, 17
Ambiente(s) da Escola
   explorados na EAA, 124
      galpão, 124
      laboratório de linguagem, 126
      pátio, 124
      sala de aula, 124
Atenção
   caracterização sobre, 86
   e subtipos, 86
   FE de, 95-104
      desenvolvimento das, 95-104
         IAA com cães no, 95-104
AVOC-BR (Associação de Voluntários com Cães de Busca e Resgate), 1

C

CA/UFSC (Colégio Aplicação da Universidade Federal de Santa Catarina)
   trajetória das IAA no, 1-9
      mediadas pelo cão, 1-9
Cão(ães)
   condutores dos, 7, 129-134
      depoimentos dos, 129-134
         Anderson Roberto Soares Porto, 129
         Júlio César Saldanha Gonçalves, 132
         Noé Medeiros Batista, 131
         Odilon Oliveira Cunha, 133
   parceria com os, 7
      importância da, 7
IAA mediadas pelo, 1-9, 11-20, 51-63, 95-104
   conceitos, 11-20
      AAA, 17
      aspectos gerais, 12
      breve histórico, 12
      diferenciação, 14
      EAA, 16
      TAA, 15
   condutores dos cães, 7
      importância da parceria com, 7
   desdobramentos, 3
      do projeto inicial, 3
   efeito, 3
   favorecimento por, 51-63
      da linguagem verbal, 51-63
   no desenvolvimento das FE, 95-104
      de atenção, 95-104
      de memória, 95-104
   saberes, 11-20
      projetos no Brasil, 18
      trabalhos transdisciplinares, 18
   trajetória da, 1-9
      desafios da, 8
      na fonoaudiologia da UFSM, 1-9
      no CA/ UFSC, 1-9
no AEE, 17
participação do, 25-37
   nas IAA, 25-37
TAA mediada pelo, 39-49, 65-72, 109, 111
   de gêmeos univitelinos, 39-49

com alteração de linguagem oral, 39-49
  anamnese, 42
  avaliação da linguagem, 43
  caso clínico, 41
  processo terapêutico, 43
  triagem fonoaudiológica, 42
no ambiente, 109, 111
  clínico fonoaudiológico, 109
  hospitalar, 111
no tratamento, 65-72
  das alterações de linguagem oral, 67
  dos transtornos fonológicos, 65-72
    além, 71
    estudos de casos, 68
CCS (Centro de Ciências da Saúde), 1
CEP (Comitê de Ética em Pesquisa com Seres Humanos), 2
CEUA (Comitê de Ética no Uso de Animais), 2
Cinoterapia
  atividades a partir da, 3
    no CA/UFSC, 3
      projeto proposta, 3
  criando sentidos com a, 122
    escola, 122
      no desenvolvimento das IAA, 122
CONCEA (Conselho Nacional de Controle de Experimentação Animal), 12
Condutor(es)
  dos cães, 7, 129-134
    depoimentos dos, 129-134
      Anderson Roberto Soares Porto, 129
      Júlio César Saldanha Gonçalves, 132
      Noé Medeiros Batista, 131
      Odilon Oliveira Cunha, 133
    parceria com os, 7
      importância da, 7
Construção de Frase(s)
  e seus sentidos, 46
    níveis, 46
      semântico, 46
      sintático, 46

D

Depoimento(s)
  dos condutores, 129-134
    dos cães, 129-134
      Anderson Roberto Soares Porto, 129
      Júlio César Saldanha Gonçalves, 132
      Noé Medeiros Batista, 131
      Odilon Oliveira Cunha, 133
Desenvolvimento
  alterações do, 89
    IAA nas, 89
      FE e, 89

das FE, 95-104
  IAA com cães, 95-104
    de atenção, 95-104
    de memória, 95-104

E

EAA (Educação Assistida por Animais), 11, 16
  mediada pelo cão, 124
    práticas de, 124
      ambientes da escola explorados a partir das, 124
Educação
  no Brasil, 117
    contextualização histórica da, 117
    a construção da escola, 117
Escola
  para além da sala de aula, 117-127
    a construção da, 117
    ambientes explorados da, 124
      práticas de EAA com cães e, 124
    educação no Brasil, 117
      contextualização histórica da, 117
    estudante como sujeito central, 126
      no processo de aprendizagem nas IAA, 126
    função social da, 119
      contradições da prática, 119
    IAA com cães e, 121
      construção, 121
      desconstrução, 121
    no desenvolvimento das IAA, 122
      criando sentidos com a cinoterapia, 122
Estudante
  como sujeito central, 126
    no processo de aprendizagem, 126
      nas IAA, 126

F

Fala
  sons da, 43
    sistemas contrastivos de, 43
      nível fonológico, 43
FE (Funções Executivas)
  atividades com grupos, 97
    de estudantes, 97
      adolescentes, 97
      crianças, 97
  desenvolvimento das, 95-104
    IAA com cães no, 95-104
      de atenção, 95-104
      de memória, 95-104

e IAA, 89
  nas alterações, 89
    do desenvolvimento, 89
TAA e as, 85-92
  apresentação, 85
  avaliação, 86, 87f
    processo de, 86
    testes de, 87f
  breve caracterização, 86
    sobre atenção, 86
    sobre memória, 86
Função Social
  da escola, 119
    contradições da prática, 119

I

IAA (Intervenções Assistidas por Animais), 41
  FE e, 89
    nas alterações, 89
      do desenvolvimento, 89
  mediada pelo cão, 1-9, 11-20, 51-63, 95-104, 121
    conceitos, 11-20
      AAA, 17
      aspectos gerais, 12
      breve histórico, 12
      diferenciação, 14
      EAA, 16
      TAA, 15
    condutores dos cães, 7
      importância da parceria com, 7
    desdobramentos, 3
      do projeto inicial, 3
    efeito, 3
    favorecimento por, 51-63
      da linguagem verbal, 51-63
    no desenvolvimento das FE, 95-104
      de atenção, 95-104
      de memória, 95-104
    possibilidade das escolas a partir da, 121
      construção, 121
      desconstrução, 121
    saberes, 11-20
      projetos no Brasil, 18
      trabalhos transdisciplinares, 18
    trajetória da, 1-9
      desafios da, 8
      na fonoaudiologia da UFSM, 1-9
      no CA/ UFSC, 1-9
  na clínica fonoaudiológica, 107-114
    TAA, 109
      mediada pelo cão, 109

  no ambiente hospitalar, 107-114
    AAA, 111
      mediada pelo cão, 111
      obstáculos encontrados, 108
    TAA, 111
      mediada pelo cão, 111
  participação do cão, 25-37
II SINTAA (II Simpósio Internacional de Atividade, Terapia e Educação Assistida por Animais), 2

L

Linguagem
  oral, 39-49
    gêmeos univitelinos com alteração de, 39-49
    TAA mediada pelo cão de, 39-49
  usos da, 44
    nível pragmático, 44
  verbal, 51-63
    IAA com cães na, 51-63
      atividades, 52
      desenvolvimento, 51
      favorecimento, 51-63
        validação dos benefícios, 60

M

Memória
  caracterização sobre, 86
    e subtipos, 86
  FE de, 95-104
    desenvolvimento das, 95-104
    IAA com cães no, 95-104
MVF (Média dos Valores da Frase)
  avaliação pela, 47t
    da semântica, 47t
    da sintaxe, 47t

P

PEATE (Potencial Evocado Auditivo de Tronco Encefálico), 43
Projeto(s)
  de IAA mediadas por cães, 18
    no Brasil, 18
      exemplos de, 18

R

REATAA (II Encontro da Rede Nacional de Atividade, Terapia e Educação Assistida por Animais), 2

S

Sala de Aula
  escola para além da, 117-127
    a construção da, 117
    ambientes explorados da, 124
      práticas de EAA com cães e, 124
    educação no Brasil, 117
      contextualização histórica da, 117
    estudante como sujeito central, 126
      no processo de aprendizagem
        nas IAA, 126
    função social da, 119
      contradições da prática, 119
    IAA com cães e, 121
      construção, 121
      desconstrução, 121
    no desenvolvimento das IAA, 122
      criando sentidos com a cinoterapia, 122
Semântica
  avaliação da, 47*t*
  pela MVF, 47*t*
Sintaxe
  avaliação da, 47*t*
  pela MVF, 47*t*
Sistema(s)
  contrastivos, 43
    de sons da fala, 43
      nível fonológico, 43
Som(ns)
  da fala, 43
    sistemas contrastivos de, 43
      nível fonológico, 43

T

TAA (Terapia Assistida por Animais), 3, 11, 15
  e as FE, 85-92
    apresentação, 85
    avaliação, 86, 87*f*
      processo de, 86
      testes de, 87*f*
    breve caracterização, 86
      sobre atenção, 86
      sobre memória, 86
    e IAA, 89
      nas alterações do desenvolvimento, 89
  mediada pelo cão, 39-49, 65-72, 109, 111
    de gêmeos univitelinos, 39-49
      com alteração de linguagem oral, 39-49
        anamnese, 42
        avaliação da linguagem, 43
        caso clínico, 41
        processo terapêutico, 43
        triagem fonoaudiológica, 42
    no ambiente, 109, 111
      clínico fonoaudiológico, 109
      hospitalar, 111
    no tratamento, 65-72
      das alterações de linguagem oral, 67
      dos transtornos fonológicos, 65-72
        além, 71
        estudos de casos, 68
TAN (Triagem Auditiva Neonatal), 43
Trabalho(s)
  transdisciplinares, 18
    de IAA mediadas por cães, 18
    importância dos, 18
Transtorno(s)
  Fonológico(s), 65-72
    e TAA com cães, 75-
      apresentação do caso, 76
      relações possíveis, 75-
      terapia convencional e, 79
        características, 79
        reflexões, 79
    tratamento dos, 65-72
      TAA com cães no, 65-72
        além, 71
        estudos de casos, 68
        nas alterações de linguagem oral, 67

U

UFSM (Universidade Federal de Santa Maria), 25
  fonoaudiologia da, 1-9
    trajetória das IAA na, 1-9
      mediadas pelo cão, 1-9

V

Vocabulário
  nível, 48
    lexical, 48